歯科臨床と診療補助シリーズ ❷

歯科保存学と診療補助

監修
粟理 十三雄

著
五十嵐 勝　新海航一

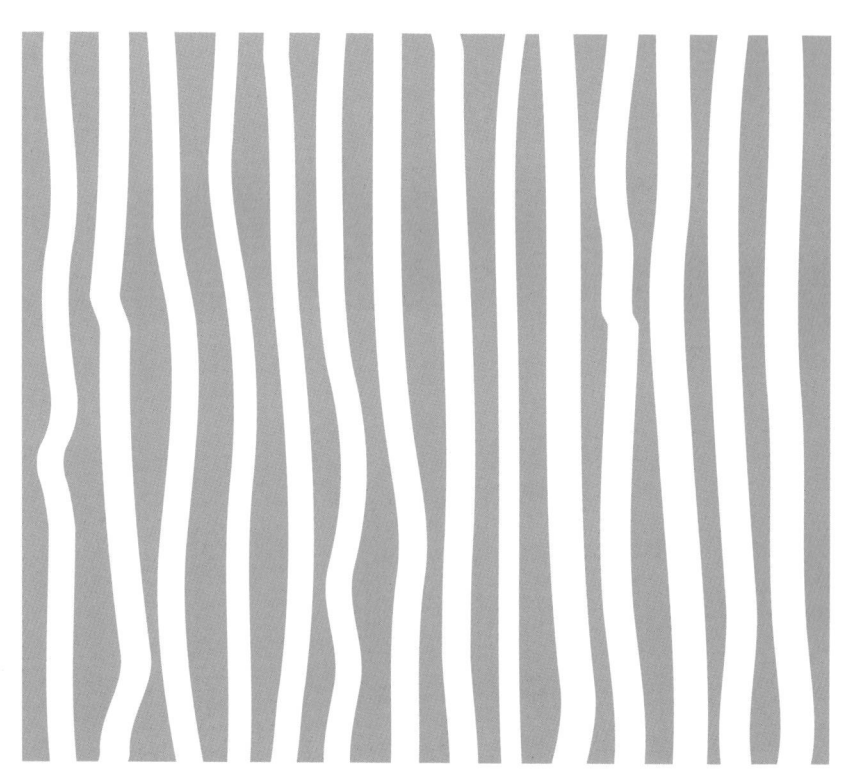

クインテッセンス出版株式会社

監修者の序

　本邦における歯科衛生士教育は昭和24年(1949)に開始され，すでに50余年を経過した．その間，昭和58年(1983)には教育内容の全面的な改正に伴い，修業年限が2年以上に改められた．さらに平成元年(1989)6月には歯科衛生士法の一部改正により，業務内容に新たに保健指導が加わって，従前にも増して包括的な知識と技術の習得が求められることになった．次いで平成11年(1999)5月には，厚生省「歯科衛生士の資質の向上に関する検討会」より，主要業務である「歯科予防処置」「歯科診療補助」「歯科保健指導」に関する技能習得だけではなく，その基礎となる理論体系ならびに学問体系を将来的に構築することなど教育内容の見直しも含め，修業年限も現行の2年を3年に延長することなどについての意見書が出された．

　これらの趨勢と時代の要請を勘案すれば，歯科衛生士の修業年限が3年制へと移行することは至当であると思われる．本シリーズでは，このような動向を踏まえて，歯科衛生士試験の出題科目「歯科臨床大要」の各項目とその治療時の診療補助を各分冊に纏め，簡明かつビジュアルに編纂した．各分冊の大項目，中項目は，歯科衛生士試験出題基準に準拠しており，試験学習を兼ねた実技シリーズとなっている．また歯科臨床における記述は，診療補助を前提とした基礎的な学理と連携するように配されており，各分冊では歯科衛生士の診療補助業務について，共同動作，術式，患者対応，材料，薬品，器具の取り扱い等，実際の診療時の写真を多数掲載して，確実にそれらの技能を習得できるように詳述してある．

　本シリーズの著者は，いずれも日本歯科大学新潟歯学部附属病院で臨床の第一線に携わっており，また日本歯科大学新潟短期大学歯科衛生学科ならびに専攻科においても歯科衛生士の養成にあたっている．超高齢社会の到来とともに，国民の医療に対するニーズがますます高まっている折から，歯科医師とともに歯科保健医療を支える歯科衛生士の資質向上のためにも，本シリーズが有効に活用されることを願ってやまない．

2001年1月

東理　十三雄

序　文

　歯科保存学は保存修復学と歯内治療学の二つの大きな学問に分けられ，歯科疾患の代表である齲蝕を取り扱う分野である．すなわち，保存修復学は齲蝕などを代表とする歯の硬組織欠損に対しての修復を行う学問であり，歯内治療学は齲蝕などに引き続いて起きる歯髄や根尖歯周組織の疾患に対する予防と治療を行う学問である．いずれも歯の機能を回復し，歯を健康な状態に戻して口腔内に保存することを目的としており，臨床歯科医学の基礎となっている重要な位置づけがされている．

　歯科の治療技術は日々新しい材料が開発され，それに伴い着実に治療成績の向上が得られている．特に材料系では1年といわず，半年あるいはそれ以下で新規材料が発表されることもある．近年では接着をベースにした修復治療の発展に伴い，材料のみならず従来の基本的な修復方法までも変革されようとしている．しかし，基本となる考え方や理論は不変で，それらを理解し，正しく適応することによって良好な予後を得ることができる．常に新技術への理解と適応のために努力をすることはいつの時代でも欠くべきことのできない臨床家の姿勢である．

　歯科衛生士をめざして日頃研鑽を積んでいる学生にとって，歯科医療に関する知識を学んだ結果，それらを説明し，実践できるまで育て上げることが歯科衛生士教育の始まりである．「歯科臨床と診療補助」シリーズの発刊は，必要な知識の整理を行い実際の治療時に診療補助のための実技内容を組み込み，簡明でビジュアルな解説書となるよう心がけて記述されている．これらをもとに基礎的な歯科医学知識を実際の臨床に関連づけ，診療補助の際に的確な動作を実施できることを期待している．本書の記載内容もできるだけイラストや写真などを用いて，簡明でわかりやすい内容となるように努力したつもりである．また，項目の内容は歯科衛生士試験出題基準に準拠し，試験対策にも活用できるように配慮している．保存診療の基本的内容を理解し，診療補助の基本的実技を修得するための教科書として役立つものと信じている．授業そして臨床実習で大いに本書を利用していただきたい．

　なお，本書の編集ならびに出版に際し，ご尽力を賜ったクインテッセンス出版株式会社小野克弘氏はじめ制作スタッフの方々に深甚なる謝意を表します．

2001年1月

五十嵐　勝
新海　航一

目　次

Ⅰ. 保存修復学

第1章　歯の硬組織疾患／2

1-1. 齲蝕 ……………………………………………………………… 2
　　A. 齲蝕の成因 ……………………………………………………… 2
　　B. 齲蝕の好発部位 ………………………………………………… 2
　　C. 齲蝕の分類 ……………………………………………………… 3

1-2. その他の硬組織疾患 …………………………………………… 6
　　A. 咬耗症 …………………………………………………………… 6
　　B. 摩耗症 …………………………………………………………… 6
　　C. 侵蝕症 …………………………………………………………… 6
　　D. エナメル質形成不全 …………………………………………… 6
　　E. 変色歯 …………………………………………………………… 7

第2章　窩洞／8

2-1. 窩洞の分類 ……………………………………………………… 8
　　A. Blackによる窩洞分類 ………………………………………… 8
　　B. 歯面の数による分類 …………………………………………… 8
　　C. 歯面の名称による分類 ………………………………………… 8
　　D. 窩洞の形態による分類 ………………………………………… 9
　　E. 歯面の解剖学的形態による分類 ……………………………… 9
　　F. 修復材料による分類 …………………………………………… 9

2-2. 窩洞の構成と各部の名称 ……………………………………… 9
　　A. 窩壁の名称 ……………………………………………………… 9
　　B. 隅角の名称 ……………………………………………………… 9

2-3. 窩洞の具備すべき条件 ………………………………………… 9
　　A. 窩洞外形 ………………………………………………………… 10
　　B. 保持形態 ………………………………………………………… 10
　　C. 抵抗形態 ………………………………………………………… 10
　　D. 便宜形態 ………………………………………………………… 11

　　　　E．窩縁形態 …………………………………………………………………………11
　　　　F．窩洞の清掃 ………………………………………………………………………11

第3章　保存修復のための前準備/12
　3-1．防湿法 ………………………………………………………………………………12
　　　　A．ラバーダム防湿法 ………………………………………………………………12
　　　　B．簡易防湿法 ………………………………………………………………………17
　3-2．歯間分離法 …………………………………………………………………………17
　　　　A．即時分離法 ………………………………………………………………………17
　　　　B．緩徐分離法 ………………………………………………………………………18
　3-3．歯肉排除法 …………………………………………………………………………18
　　　　A．即時歯肉排除法 …………………………………………………………………18
　　　　B．緩徐歯肉排除法 …………………………………………………………………20
　3-4．隔壁法 ………………………………………………………………………………20
　　　　A．隔壁材の種類と用途 ……………………………………………………………20

第4章　窩洞形成/22
　4-1．切削器具の種類と準備 ……………………………………………………………22
　　　　A．回転用切削器具 …………………………………………………………………22
　4-2．歯髄保護 ……………………………………………………………………………24
　　　　A．修復による歯髄刺激の原因 ……………………………………………………24
　　　　B．歯髄保護対策 ……………………………………………………………………25
　4-3．窩洞形成時の診療補助 ……………………………………………………………26
　　　　A．介助者の位置と姿勢 ……………………………………………………………26
　　　　B．ライティング ……………………………………………………………………27
　　　　C．フォーハンドシステムにおける介助の基本的動作 ………………………27

第5章　各種修復方法と診療補助/29
　5-1．成形修復 ……………………………………………………………………………29
　　　　A．コンポジットレジン修復 ………………………………………………………29
　　　　B．アマルガム修復 …………………………………………………………………43
　　　　C．グラスアイオノマーセメント修復 ……………………………………………50
　5-2．鋳造修復 ……………………………………………………………………………55
　5-3．合着用セメントおよび接着性レジンセメント …………………………………71
　5-4．ラミネートベニア修復 ……………………………………………………………74

5-5．その他の修復 …………………………………………………………78

II．歯内治療学

第1章　歯髄および根尖性歯周組織疾患／84
　　1-1．歯髄炎 ……………………………………………………………………84
　　　　A．疼痛 …………………………………………………………………84
　　　　B．種類 …………………………………………………………………85
　　1-2．根尖性歯周炎 ……………………………………………………………90
　　　　A．疼痛 …………………………………………………………………90
　　　　B．腫脹 …………………………………………………………………90
　　　　C．種類 …………………………………………………………………90

第2章　歯内治療の概要／94
　　2-1．歯髄の保存治療 …………………………………………………………94
　　　　A．薬剤の種類と所要性質 ……………………………………………94
　　　　B．歯髄鎮痛消炎療法 …………………………………………………94
　　　　C．覆髄法（歯髄覆罩法）………………………………………………95
　　2-2．歯髄の除去療法 …………………………………………………………96
　　　　A．歯髄切断法 …………………………………………………………96
　　　　B．抜髄法 ………………………………………………………………97
　　2-3．根管充填法 ………………………………………………………………98
　　2-4．器具 ………………………………………………………………………98
　　　　A．抜髄針，根管探針 …………………………………………………98
　　　　B．リーマー・ファイル ………………………………………………99
　　　　C．ピーソーリーマー …………………………………………………101
　　　　D．スプレッダー ………………………………………………………102
　　　　E．プラガー ……………………………………………………………102
　　　　F．ヒートキャリアー …………………………………………………102
　　　　G．スパイラルルートフィラー ………………………………………102
　　2-5．材料薬品 …………………………………………………………………102
　　　　A．次亜塩素酸ナトリウム ……………………………………………102
　　　　B．過酸化水素水 ………………………………………………………103
　　　　C．EDTA；Ethylen Diamin Tetra Acetic Acid ……………………103
　　　　D．フェノールとその誘導体 …………………………………………103

  E．ホルマリンクレゾール………………………………………………………103
  F．ガッタパーチャポイント……………………………………………………103
  G．ホルムアルデヒド製剤………………………………………………………104
  H．水酸化カルシウム製剤………………………………………………………104
  I．亜鉛華ユージノール製剤……………………………………………………104
 2-6．感染根管治療法……………………………………………………………………104
  A．急性根尖性歯周炎……………………………………………………………105
  B．慢性根尖性歯周炎……………………………………………………………105
  C．感染根管の補助療法…………………………………………………………106
  D．細菌検査………………………………………………………………………107
 2-7．外科的歯内治療……………………………………………………………………107
  A．膿瘍切開………………………………………………………………………107
  B．根尖搔爬………………………………………………………………………108
  C．根尖切除………………………………………………………………………108
  D．歯根切断法……………………………………………………………………108
  E．歯根分離法（ルートセパレーション）……………………………………108
  F．歯牙分割一部保存療法（ヘミセクション）………………………………109
  G．歯内骨内インプラント………………………………………………………109
  H．再植・移植……………………………………………………………………109

第3章　歯髄処置／110

 3-1．歯髄処置用薬剤・材料の準備……………………………………………………110
  A．歯髄の鎮痛消炎剤……………………………………………………………110
  B．間接覆髄剤（材）……………………………………………………………111
  C．直接覆髄剤（材）……………………………………………………………112
  D．暫間的間接覆髄剤……………………………………………………………113
  E．生活断髄剤……………………………………………………………………114
  F．歯髄失活剤……………………………………………………………………114
  G．局所麻酔剤……………………………………………………………………114
 3-2．電気歯髄診断器の取り扱い………………………………………………………115
  A．原理……………………………………………………………………………115
  B．使用方法………………………………………………………………………115

第4章　根管処置／117

 4-1．根管治療用器具の種類と取り扱い………………………………………………117

　　　　　A．種類……………………………………………………………117
　　　　　B．器具の取り扱い…………………………………………………123
　　4-2．根管治療用薬剤の種類と取り扱い……………………………………123
　　　　　A．種類……………………………………………………………123
　　4-3．エックス線写真の準備…………………………………………………123
　　　　　A．前準備…………………………………………………………124
　　　　　B．撮影方法………………………………………………………126
　　4-4．電気的根管長測定器の取り扱い………………………………………127
　　　　　A．種類……………………………………………………………127
　　　　　B．使用方法………………………………………………………128
　　4-5．根管充填剤(材)の種類と取り扱い……………………………………128
　　　　　A．種類……………………………………………………………128
　　　　　B．方法……………………………………………………………129
　　4-6．根管充填用器具の取り扱い……………………………………………131
　　　　　A．種類……………………………………………………………131
　　　　　B．術式……………………………………………………………132

索　引………………………………………………………………………………133

Ⅰ. 保存修復学

保存修復学とは：
　齲蝕を除去して，あるいは外傷やその他の理由で生じた歯の硬組織欠損を，人工的な材料を用いて修復し，その機能や審美性をどのように回復するか，そしてどのように長期間維持させるかを考究する学問である．

保存修復の目的：
　1）歯の解剖学的形態を回復して，咀嚼や発音機能を回復すること．
　2）歯の硬組織疾患の進行を抑制して，歯髄を保護すること．
　3）歯の咬合や隣接面関係を回復あるいは改善して，歯周疾患の制止ならびに予防をはかること．
　4）歯の形態や色調を改善して，審美的補正を行うこと．

第1章
歯の硬組織疾患

1-1. 齲蝕

A. 齲蝕の成因（図1-1）

　齲蝕は，歯の表面に付着した歯垢中に含まれる齲蝕原生菌が，食物中のショ糖をエネルギー源として利用する際に，各種の有機酸（主に乳酸）を生成して歯質の無機塩が脱灰されることにより発生する．しかし，この初期脱灰は一方的に進むのではなく，「宿主の感受性」と「細菌の活動性」によって，齲蝕の発生あるいは進行状態が左右される．「宿主の感受性」とは，唾液の流量，緩衝作用，抗菌作用，歯質の耐酸性などをさし，「細菌の活動性」とは細菌の歯面付着能，産酸性能などをさす．したがって，宿主側の口腔内清掃や食習慣は，「細菌の付着」状態を左右するため，齲蝕の発生ならびに進行に影響を与える重要な因子である．

B. 齲蝕の好発部位

　歯垢が付着しやすく，長く停滞しやすい歯面，すなわち，唾液や食物の流れによる自浄作用が及びにくいところ（不潔域という），またブラッシングによる清掃が行われにくいところが，齲蝕の好発部位となる．

a. 齲蝕の三大好発部位（図1-2）
　　1）小窩裂溝部
　　2）歯間隣接面
　　3）歯冠の唇頬舌側面歯頸部1／3の部位

b. その他の齲蝕にかかりやすい部位
　　1）上顎最後方歯の頬側面と遠心面
　　2）歯肉退縮により露出した根面
　　3）クラスプや義歯床に接する歯面

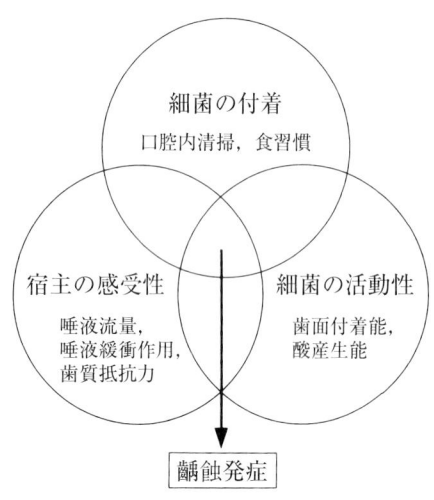

図1-1　齲蝕の成因．

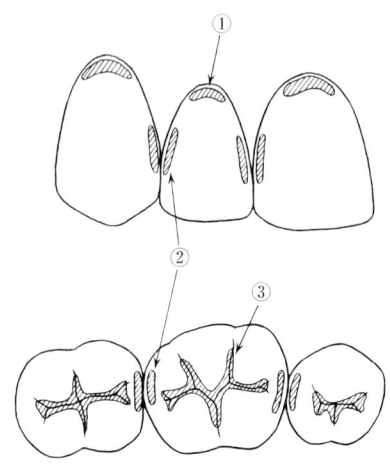

図1-2　齲蝕の三大好発部位．①歯頸部1／3．②歯間隣接面．③小窩裂溝．

C. 齲蝕の分類

齲蝕はその解剖学的，病理組織学的，あるいは臨床的な特徴によって，以下に示すようなさまざまな分類法がある．

a. 罹患歯質による分類

1) エナメル質齲蝕

齲蝕表層では脱灰と再石灰化が同時期に進行しており，再石灰化が著明な表層エナメル質は白濁して見える．表層下における脱灰が進行して齲蝕病巣を形成し，外力によって表層エナメル質が破壊されると，いわゆる齲窩が形成される．エナメル質の齲蝕は，エナメル小柱の走行に沿って，深層に向かって進行する．発生部位の形態から，平滑面齲蝕と小窩裂溝齲蝕に分類される．

(1) 平滑面齲蝕

頰舌側面の歯頸部や歯間隣接面の平滑面に発生する．平滑面の小柱は，表層に向かって放射状に走行しているために，平滑面の病巣の輪郭は，エナメル質表面に底面を置き，尖端を象牙質に向けた不規則な円錐形を呈する．齲蝕がエナメル象牙境に達すると側方に拡大する．

(2) 小窩裂溝齲蝕

臼歯咬合面の小窩や裂溝，ならびに前歯舌面や大臼歯頬側面の小窩に発生する．小窩裂溝部における小柱は，平滑面と異なり，裂溝底部から象牙質に向かって散開するように走行している．したがって，小窩裂溝部における病巣の輪郭は，エナメル象牙境に底面を置き，尖端を小窩あるいは裂溝の入口に向けた不規則な円錐形を呈する．

【齲蝕円錐】(図1-3)

以上のように，エナメル質齲蝕は罹患した部位によって特徴的な円錐を形成し，齲蝕がエナメル象牙境に達すると，象牙質では象牙細管の走行に沿って深部に拡大するばかりでなく，エ

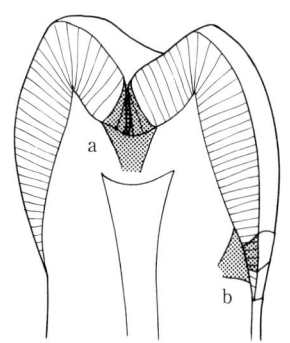

図1-3 齲蝕円錐．a：小窩裂溝部の齲蝕円錐．b：平滑面の齲蝕円錐．

ナメル象牙境に沿って側方にも拡大する．したがって，齲蝕病巣は罹患部位によって特徴的な円錐形となり，これを齲蝕円錐と呼ぶ．

2) 象牙質齲蝕

象牙質の齲蝕病巣では，齲蝕原生菌がプラーク内で生成した酸や酵素により，無機質の脱灰と有機質の分解が起こる．細菌は象牙細管を通って深層へと浸入していき，脱灰が進行して有機質の分解を伴うようになると，象牙質の部分は軟らかくなる．これを軟化象牙質と呼ぶ．光学顕微鏡で齲蝕象牙質を観察すると，齲蝕病巣は表層から多菌層，寡菌層，先駆菌層，混濁層，透明層，生活反応層に分類される(フェラーの層分け)(図1-4)．しかし，この層分けは複雑で，臨床的ではない．最近の考え方では，細菌感染があり，コラーゲン線維も不可逆的に変性して再石灰化が望めない層(齲蝕象牙質第1層)と軟化していても細菌感染がなく，コラーゲン線維の変性も可逆的で再石灰化が望める層(齲蝕象牙質第2層)の2層に層分けしている．臨床的には，齲蝕検知液(1％アシッドレッド・プロピレングリコール液)を用いると，第1層(赤染)と第2層(不染)を染め分けることが可能である．

4　Ⅰ．保存修復学

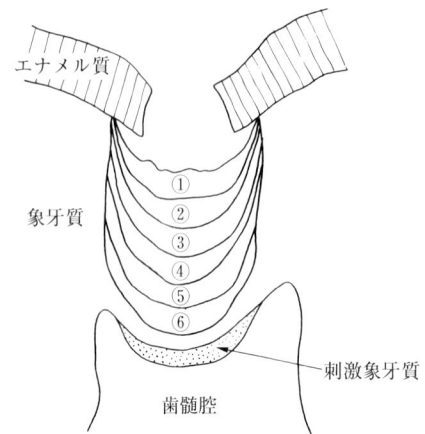

図1-4　象牙質齲蝕.

【フェラーの層分け】
①多菌層 ┐
②寡菌層 ├齲蝕象牙質第1層
③先駆菌層┘
④混濁層 ┐
⑤透明層 ├齲蝕象牙質第2層
⑥生活反応層┘

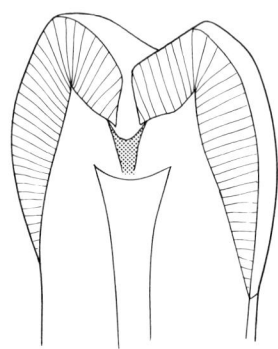

図1-5　穿通性齲蝕.

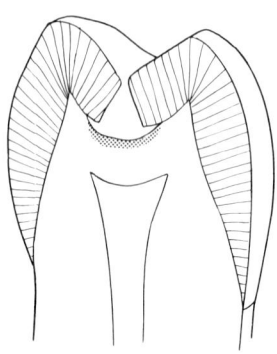

図1-6　穿下性齲蝕.

3）セメント質齲蝕

　加齢や辺縁性歯周炎によって歯肉が退縮すると，根面が露出する．露出根面はセメント質で被覆されており，その上にプラークが長く付着していると，セメント質齲蝕が発生する．臨床的には根面齲蝕とも呼ばれ，高齢者に多くみられる．齲蝕病巣は，黒褐色あるいは黒色を呈し，大きな齲窩を形成することは少ない．セメント象牙境に達すると，側方拡大を起こして象牙質齲蝕へと進展する．

b．齲蝕の進行速度による分類

　齲蝕病変の進行する速度は，症例によってかなり異なり，一様ではない．短期間のうちに歯髄腔近くまで到達してしまうような急性の経過をたどるものや，長い年数を経過してもほとんど進展しない慢性の経過をたどるもの，同じ齲蝕病巣でも急性化と慢性化を繰り返したりといった具合に千差万別である．

1）急性齲蝕

　一般に若年者に多くみられる．その進行は急速で，穿通性であり，淡黄色の軟化象牙質を大量に形成する．進行（脱灰）が急速なために，齲蝕円錐は不明瞭で刺激象牙質の形成量も少なく，知覚過敏や歯髄炎を惹起しやすい．

2）慢性齲蝕

　一般に中・高齢者に多くみられる．その進行は緩慢で，穿下性であり，軟化象牙質は少なく，黒褐色に着色している．進行（脱灰）が緩慢なために，齲蝕円錐は明瞭で刺激象牙質の形成量も多く，歯髄炎を起こすことはまれである．

c．齲蝕の進行形態による分類

1）穿通性齲蝕（図1-5）

　齲蝕病巣が表層から歯髄側深層に向かって，急速に拡大・進展するものであり，その結果，歯髄に多大な影響を及ぼす．急性齲蝕に認められる．

第1章 歯の硬組織疾患　5

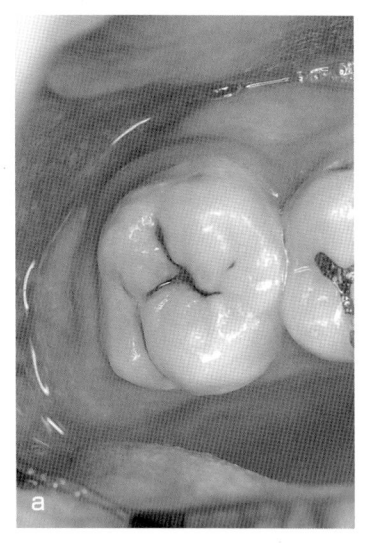
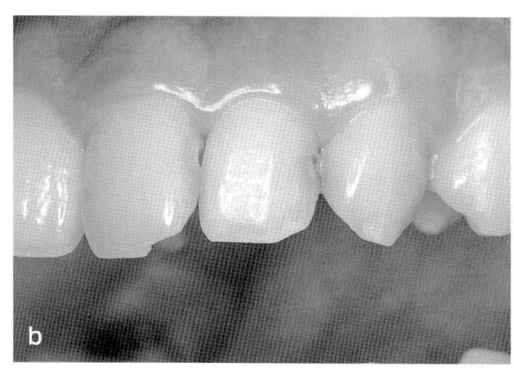
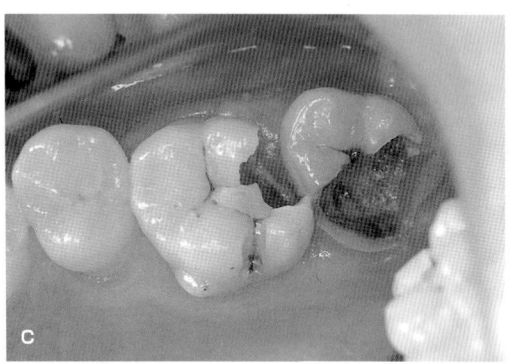
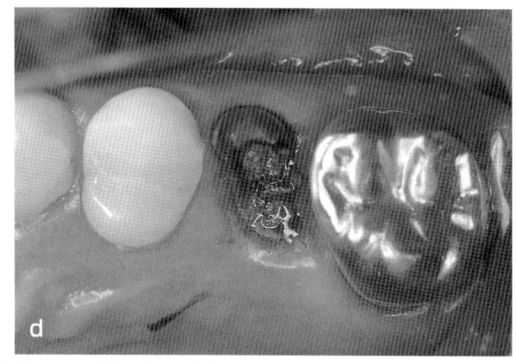

図1-7 齲蝕の進行深さによる分類．a：齲蝕症1度(C_1)．b：齲蝕症2度(C_2)．c：齲蝕症3度(C_3)．d：齲蝕症4度(C_4)．

2）穿下性齲蝕（図1-6）

齲蝕病巣の進行は緩慢で，エナメル象牙境で側方に拡大するために，表層よりも深層で病巣が拡大している．下掘性齲蝕とも呼ばれ，慢性齲蝕に認められる．

3）環状（輪状）齲蝕

齲蝕病巣が歯間歯頸部全周に，連続して生じているもので，乳前歯部にみられることが多い．

4）暴発性齲蝕（ランパントカリエス）

多数歯に同時に発現して，急速に進展する急性齲蝕の一種であり，低年齢児にみられることがある．

d．齲蝕の進行深さによる分類（保険カルテで用いられる齲蝕表記）（図1-7）

1）齲蝕症1度（C_1）：エナメル質に限局した齲蝕．

2）齲蝕症2度（C_2）：象牙質に及んでいるが，歯髄腔には達していない齲蝕．

3）齲蝕症3度（C_3）：歯髄腔まで達している齲蝕．

4）齲蝕症4度（C_4）：歯冠部の崩壊が著しくて，残根状態を呈するもの．

e．齲蝕の発生時期による分類

1）原発性（初発）齲蝕：未処置歯面に初発する一次的な齲蝕．

2）二次（再発）齲蝕：修復物辺縁から発生す

I. 保存修復学

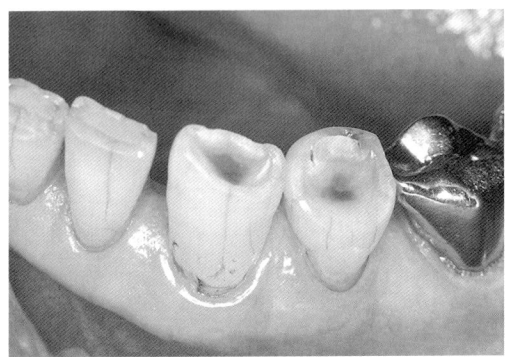

図1-8 咬耗症.

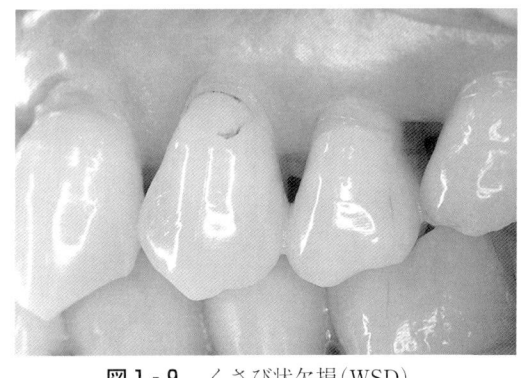

図1-9 くさび状欠損(WSD).

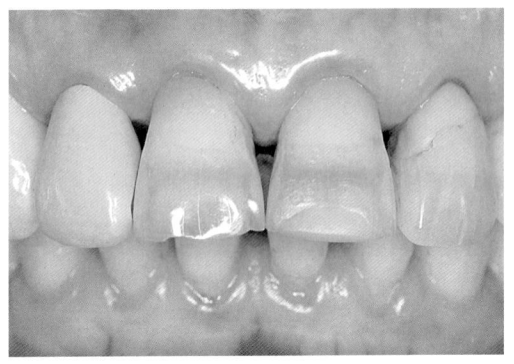

図1-10 侵蝕症.

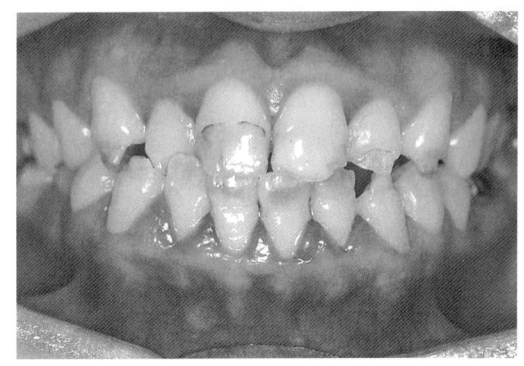

図1-11 エナメル質形成不全.

る二次的な齲蝕.

f. 齲蝕の発生部位による分類

咬合面齲蝕，隣接面齲蝕，歯頸部齲蝕，根面齲蝕など．

1-2. その他の硬組織疾患

A. 咬耗症（図1-8）

咀嚼機能による歯面のすり減りが病的に速く，広範な象牙質の露出をきたして，咬合の高さの低下を招いたものをいう．

B. 摩耗症（図1-9）

咀嚼機能以外の機械的外力，例えば不適当なブラッシングやパイプの常習によって，歯に表面が病的にすり減ったものをいう．とくに，歯ブラシの不正使用によって生じた歯頸部のくさび状の摩耗は，くさび状欠損(WSD)と呼び，象牙質の露出や知覚過敏を伴うことが多い．

C. 侵蝕症（酸蝕症）（図1-10）

各種の化学的物質による歯の硬組織の脱灰および損耗をいう．主に酸によって生じることから，酸蝕症とも呼ばれる．

D. エナメル質形成不全（図1-11）

エナメル質形成不全には，減形成と石灰化不全があり，前者は気質形成期におけるエナメル芽細胞の機能障害により，後者は成熟期の機能障害により，歯の形態異常や低石灰化を生じた状態をいう．

E. 変色歯(図1-12)

　局所的には外傷や不適切な抜髄による歯髄内出血や，全身的には遺伝性疾患や代謝異常性疾患，あるいはテトラサイクリン系抗生物質の副作用によって，歯の色が黄褐色，茶褐色などに変色する場合がある．

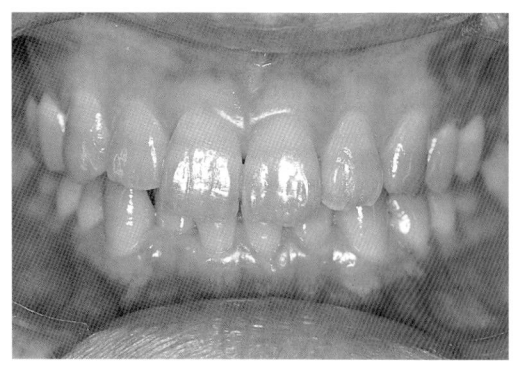

図1-12 変色歯(テトラサイクリン系抗生物質の副作用による変色)．

第2章

窩　洞

　歯の硬組織の欠損部を，各種人工材料を用いて修復する際に，それぞれの材料に適した形態に修正しなければならない．歯を削って，欠損部の形態を整える行為を窩洞形成といい，修復に適した形態に形成された空洞を窩洞と呼ぶ．

2-1．窩洞の分類

A．Black による窩洞分類（図2-1）

　G.V.Black は，齲蝕の好発部位に基づいて1～5級に窩洞を分類した．一般的にはこの分類法が世界中で広く使われている．

　1級窩洞：小窩裂溝部に位置する窩洞（臼歯咬合面，大臼歯頰側あるいは舌側小窩，前歯舌面小窩などに存在する）．

　2級窩洞：臼歯の隣接面に位置する窩洞．

　3級窩洞：前歯の隣接面にあって，切縁隅角を含まない窩洞．

　4級窩洞：前歯の隣接面にあって，切縁隅角を含む窩洞．

　5級窩洞：歯冠の唇頰側面および舌側面の歯頸側1/3に位置する窩洞．

　このほかに Davis は，咬耗によって生じた前歯切端部，あるいは臼歯咬合面の欠損部を修復する窩洞として6級窩洞を追加した．

　なお，くさび状欠損窩洞や根面窩洞は，Black による窩洞分類の範疇に含まれない．

B．歯面の数による分類

　歯面の1つに限局している窩洞を単純窩洞，2つ以上の歯面にまたがる窩洞を複雑窩洞と呼び，また歯面の数に応じて，おのおの1，2，3，4，あるいは5面窩洞と呼ぶ．

C．歯面の名称による分類

　窩洞の存在する歯面の名称を使って窩洞を分類した場合．例えば，単純窩洞では，咬合面窩洞，隣接面窩洞，頰面窩洞，舌面窩洞，近心面窩洞，遠心面窩洞などと呼ぶ．また複雑窩洞で

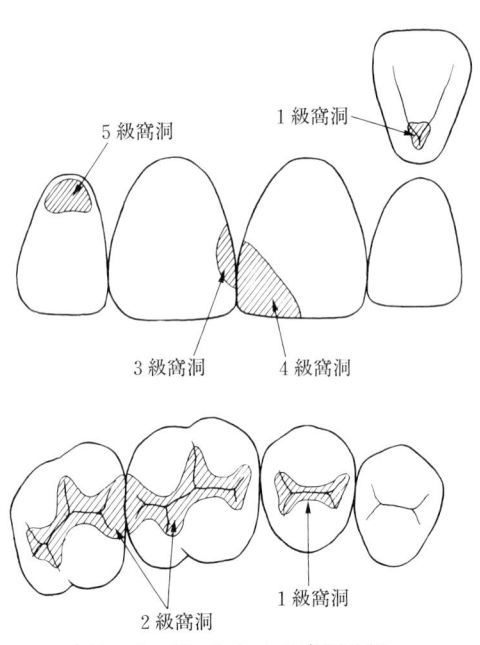

図 2-1　Black による窩洞分類．

は，歯面の名称を連ねて，近心面咬合面窩洞，近心面咬合面遠心面窩洞などと呼び，これらは各歯面の頭文字をとって，例えば近心面咬合面遠心面窩洞の場合，MOD（Mesio-Occluso-Distal）窩洞と略すことが多い．

D．窩洞の形態による分類

修復物の周囲がすべて歯質で囲まれている窩洞を内側性窩洞と呼び，修復物が歯質を被覆するような形態の窩洞を外側性窩洞と呼ぶ．

E．歯面の解剖学的形態による分類

小窩裂溝部に位置する窩洞を小窩裂溝窩洞と呼び，平滑面に位置する窩洞を平滑面窩洞と呼ぶ．

F．修復材料による分類

窩洞は修復に用いられる材料の特性により形態が異なるために，材料や修復法に基づいた分類がなされる．すなわち，アマルガム窩洞，接着性コンポジットレジン窩洞，メタルインレー窩洞，CRインレー窩洞，ポーセレンインレー窩洞など．

2-2．窩洞の構成と各部の名称

窩洞は，壁面（窩壁），歯の表面との境界部（窩縁），および2つあるいは3つの窩壁が相接して形成される角（隅角）の3要素で構成される（図2-2）．

A．窩壁の名称

基本的には，対応する歯面の名称をとって呼ぶ．例外として，歯肉側壁，髄側壁，軸側壁，髄下壁などがある．また，窩洞の主たる開放方向に対し，直角な壁面を窩底，平行な壁面を側壁と呼ぶ．窩壁を構成する歯質により，エナメル質窩壁，象牙質窩壁と呼ぶこともある．

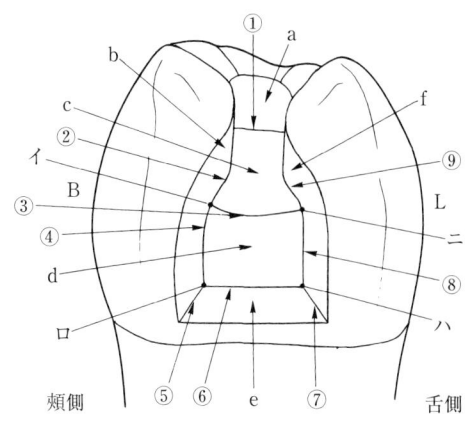

a：遠心（近心）壁
b：頬側壁
c：髄側壁（窩底）
d：軸側壁
e：歯肉側壁
f：舌側壁
イ：頬側髄側軸側点角
ロ：頬側軸側歯肉側点角
ハ：舌側軸側歯肉側点角
ニ：舌側髄側軸側点角

①：遠心（近心）髄側線角
②：頬側髄側線角
③：髄側軸側線角
④：頬側軸側線角
⑤：頬側歯肉側線角
⑥：歯肉側軸側線角
⑦：舌側歯肉側線角
⑧：舌側軸側線角
⑨：舌側髄側線角

図2-2 2級窩洞の窩壁ならびに隅角の名称．

B．隅角の名称

2つの窩壁が連接して生じる線状の隅角を線角，3つ以上の窩壁が連接して生じる点状の隅角を点角と呼ぶ．窩洞各部の線角あるいは点角は，連接する窩壁の名称を連ねて呼称される．また，突出した隅角を凸隅角，へこんだ隅角を凹隅角と呼ぶ．

2-3．窩洞の具備すべき条件

窩洞は以下の6条件を具備していなければならない．

1）適正な窩洞外形を有すること．
2）適正な保持形態を有すること．
3）十分な抵抗形態を有すること．
4）必要な便宜形態を有すること．
5）適正な窩縁形態を有すること．
6）無菌的な状態であること．

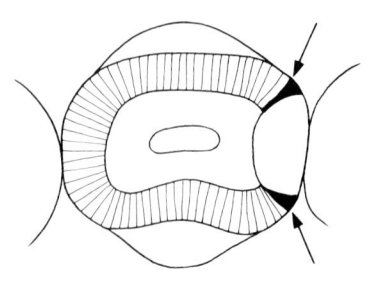

矢印黒塗の部分⇨遊離エナメル質

図2-3　遊離エナメル質.

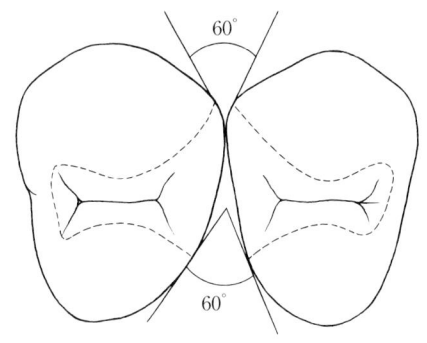

図2-4　隣接面予防拡大(開放角60°の原則).

A. 窩洞外形

　窩洞と歯面との境界部，すなわち窩縁を連ねた形態を窩洞外形と呼び，その形態を示す線を外形線と呼ぶ．窩洞外形を設定するために考慮しなければならない点は，①齲蝕(欠損部)の位置と範囲，②遊離エナメル質の有無，③予防拡大(齲蝕感受性)，④咬頭や隆線の保存，⑤円滑な曲線，⑥審美性，⑦使用する修復材の種類，などである．

【遊離エナメル質とは】(図2-3)

　健全な象牙質の支持を失ったエナメル質のことで，外力に弱く，小柱走行に沿って簡単に破壊されてしまう．したがって，遊離エナメル質は完全に除去する必要があるが，例外として接着性材料で完全に裏打ちできる場合は，残置が許される．

【予防拡大とは】(図2-4)

　修復物辺縁に生じる二次齲蝕の発生を予防するために，窩洞外形を不潔域にとどめないで，健全歯質を多少犠牲にしても，外形線を自浄域(自浄作用が働き，プラークの停滞しにくい部位)まで拡大することをいう．

B. 保持形態

　修復物が窩洞から脱落しないように，保持目的で窩洞に付与された形態をいう．

a. 非接着性修復物の場合(図2-5)

　基本的な保持形態は箱形であり，修復材料の特性によって内開き形(アマルガム窩洞)，外開き形(インレー窩洞)がある．補助的な保持形態としては，階段，鳩尾形，溝，添窩(角形穿下，円形穿下)，小窩，ピン，ポスト，被覆把持，などがある．

b. 接着性修復物の場合

　歯質に十分に接着する材料または修復システムでは，健全歯質を削除して箱形窩洞を形成する必要性は少なく，皿形窩洞や椀形窩洞でも許される場合が多い．

C. 抵抗形態

　歯質や修復物が，修復中あるいは修復後の外力によって，変形や破損を起こさないように窩洞に付与された形態をいう．基本的には箱形．

a. 歯質の破損を防ぐには

　1) 健全歯質，咬頭，隆線は可及的に保存し，側壁には厚みを与える．

　2) 無髄歯や高齢者のMOD窩洞では，咬頭被覆を行う．

b. 修復物の破損を防ぐには

　物性の低い材料では辺縁部を厚くする．例えば，2級アマルガム修復窩洞のリバースカーブ.

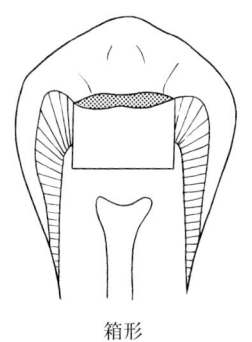 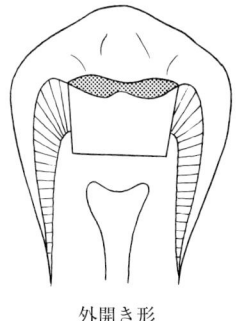 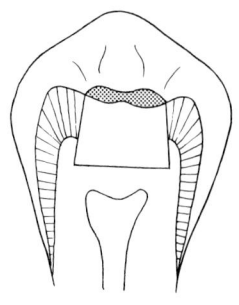

箱形　　　　　　　外開き形　　　　　　内開き形

図2-5 基本的保持形態.

D. 便宜形態

窩洞形成ならびに修復操作を容易にするために，窩洞に付与された形態をいう．
　1）インレー窩洞の外開き．
　2）直接金修復窩洞の起始点．
　3）隣接面齲蝕を修復するために行う便宜的拡大．例えば，2級窩洞側室の咬合面側への開放，3級窩洞の唇側あるいは舌側への開放．

E. 窩縁形態（図2-6）

窩洞外縁の歯質あるいは修復物辺縁が外力によって破壊され，辺縁からの漏洩が生じないように窩縁に付与された形態をいう．
　1）斜断遊離エナメル質の除去．
　2）修復材料の縁端強さを配慮した窩縁隅角の角度の調節．
　3）窩縁斜面の付与．
　（1）メタルインレー窩洞⇨エナメル質窩縁の保護，鋳造収縮や浮き上がりの補償．
　（2）金箔窩洞⇨エナメル質窩縁の保護，圧接による辺縁封鎖性の向上．
　（3）コンポジットレジン窩洞⇨歯質接着性の向上．

F. 窩洞の清掃

完成窩洞は無菌的でなければならない．
　1）感染歯質を完全に除去すること．
　2）窩洞形成中あるいは形成後の窩洞内への細菌浸入を防止すること．⇨ラバーダム防湿による制腐的処置，スミア層の除去．

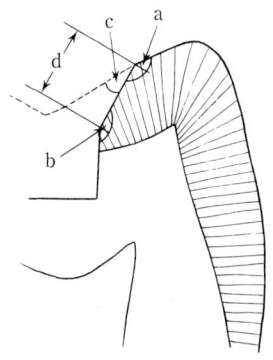

a：窩縁隅角
b：斜面隅角
c：修復物辺縁の厚み
d：窩縁斜面

図2-6 窩縁形態.

第3章
保存修復のための前準備

窩洞形成ならびに修復処置の施術操作を容易かつ確実に行えるようにするために，補助的処置法を事前に施す必要がある．歯の清掃，歯垢・歯石除去はいうまでもないが，除痛，防湿，歯間分離，歯肉排除，隔壁などの前準備を症例によって施さなければならない．

3-1．防湿法

防湿法とは，患歯を含めた施術野を唾液や呼気から隔離して，患歯の汚染や湿潤を防止する処置法をいう．ラバーダム防湿法と簡易防湿法がある．

A．ラバーダム防湿法

薄いラバーシートに小孔をあけ，歯にかぶせて歯冠部だけを露出させることによって，口腔内の唾液や呼気を遮断する方法である．

a．ラバーダム防湿法の長所

1）唾液のみならず呼気による湿潤も防ぎ，乾燥状態を維持できる．

2）軟組織(唇，頰，舌，歯肉など)を排除して施術野を明示し，修復操作を容易にする．

3）切削や薬剤付着から，軟組織を保護できる．

4）小器具の転落，誤飲などの偶発事故を防止できる．

5）無菌的処置が可能となる．

b．ラバーダム防湿法に必要な器具・器材（図3-1）

①ラバーダムパンチ，②クランプフォーセップス，③ラバーダムフレーム(ヤングのフレーム)，④ラバーダムシートおよびナプキン，⑤ラバーダムクランプ，⑥デンタルフロス，⑦キシロカインゼリーまたはワセリン，⑧ヘラ型充塡器，⑨排唾管など．

c．ラバーダム防湿法の術式

1）クランプの選択および試適（図3-2）

クランプには歯種や使用目的に応じて，さまざまな大きさや形態のものがある．上顎と下顎に分け，それぞれ前歯用，小臼歯用，大臼歯用があるが，ウイングの有無により有翼型と無翼型に分類される（図3-3）．クランプ装着歯の歯種ならびに歯頸部の形態に応じてクランプを選択し，クランプフォーセップスを用いて装着歯に試適する．クランプの試適に慣れないうちは，クランプの滑脱・落下による誤飲を防止するために，ボウの部分にフロスを結びつけておくとよい．

2）ラバーダムシートの穿孔位置の決定および穿孔（図3-4）

【穿孔位置の決定法】

（1）ラバーダムテンプレートを応用する方法（図3-5）：テンプレート上にラバーシートを置き，露出予定歯をマークする．1歯露出の場合，比較的簡便に穿孔位置を決定できるが，多数歯の露出には向かない．

第3章 保存修復のための前準備　13

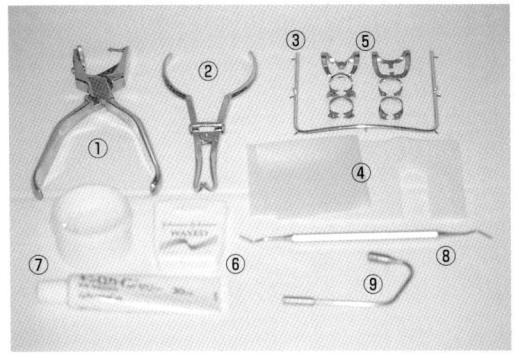

図3-1 ラバーダム防湿に必要な器具・器材.

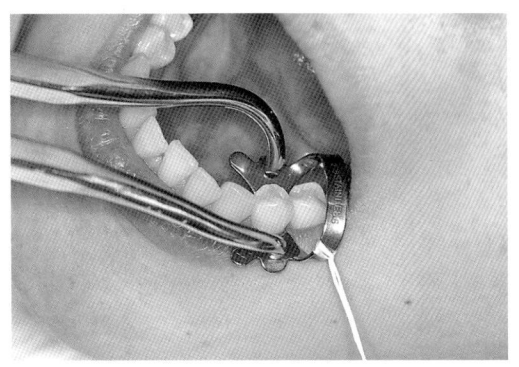

図3-2 クランプの試適.

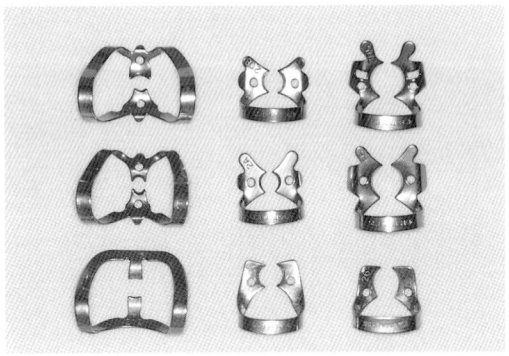

図3-3 クランプの種類．左列：前歯用，中列：小臼歯用，右列：大臼歯用．上段：有翼型上顎用，中段：有翼型下顎用，下段：無翼型.

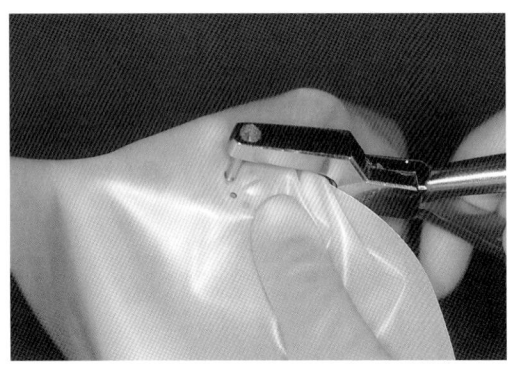

図3-4 ラバーダムシートの穿孔.

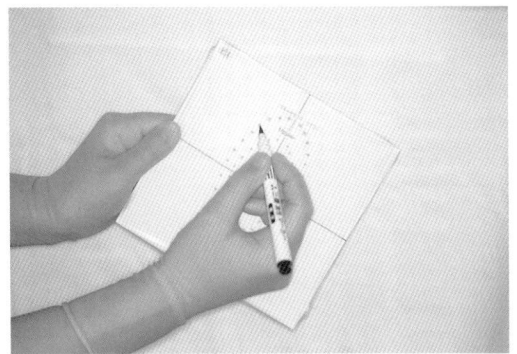

図3-5 ラバーダムテンプレートによる穿孔位置の決定.

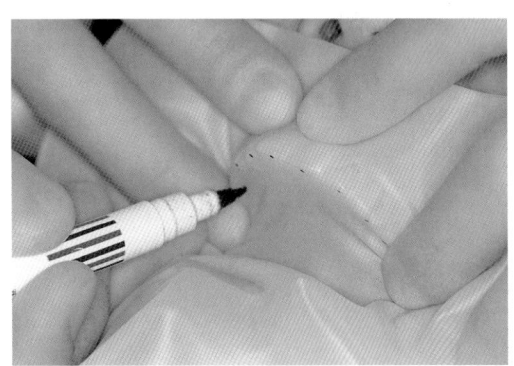

図3-6 直接マーキング法による穿孔位置の決定.

（2）直接マーキング法（**図3-6**）：ラバーシートを患者口腔内にあてがい，マジックペンで露出予定歯をマーキングする方法．多数歯を露出する場合，正確な穿孔位置を決定できる．

（3）目測法（**図3-7**）：口腔内における露出予定歯の位置をラバーシート上に想定して目測で穿孔する方法．経験を必要とするが，1歯露出の場合，この方法で穿孔することが多い．

ラバーシートの穿孔にはラバーダムパンチを用いる．ラバーダムパンチのテーブルには，5

14　I．保存修復学

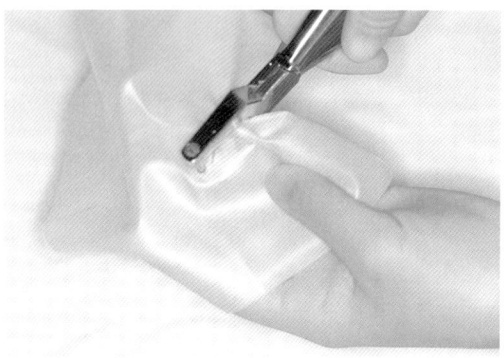

図3-7　目測法によるラバーダムシートの穿孔．

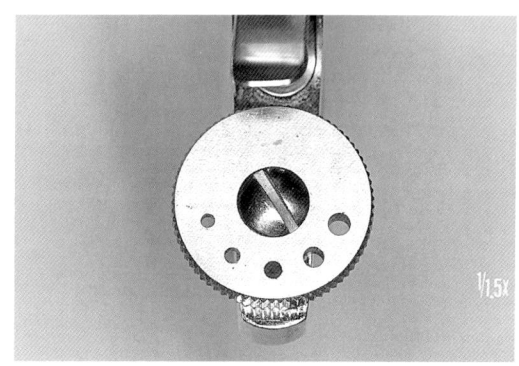

図3-8　ラバーダムパンチのテーブル．

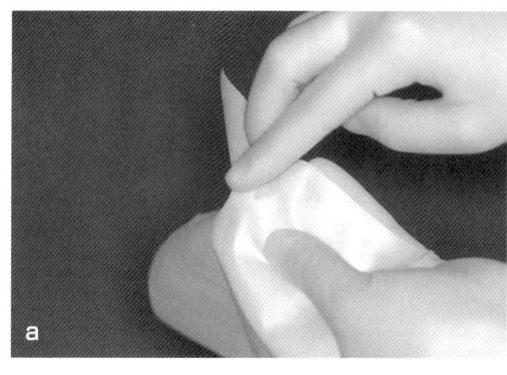

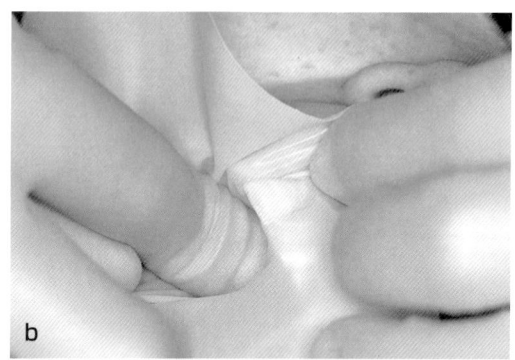

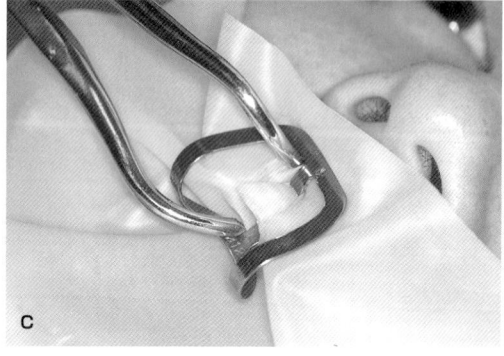

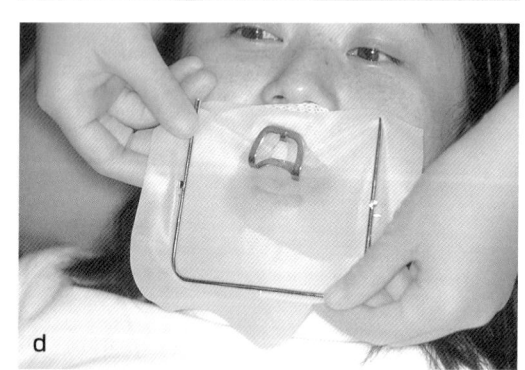

図3-9　無翼型クランプを用いたラバーシートの装着(1歯露出法)．**a**：キシロカインゼリーをラバーシートの内面に塗布．**b**：患歯を露出させてラバーシートを装着．**c**：クランプを患歯に装着．**d**：ヤングのフレームを装着してラバーシートを伸展．

〜6種類の大きさのホールが準備されており(**図3-8**)，クランプ適応歯の大きさに合わせてホールを選択する．

3）ラバーダムシートの装着(1歯露出法の場合)

【無翼型クランプを用いる場合】(**図3-9**)

（1）シート内面にキシロカインゼリーまたはワセリンを薄く塗布する．

（2）患歯にラバーシートの穿孔部を通過させて，患歯を露出する．

（3）あらかじめ選択しておいたクランプをクランプフォーセップスで把持し，患歯歯頸部に装着してラバーシートを固定する．

（4）フレームを装着してラバーシートを伸展

第3章 保存修復のための前準備 15

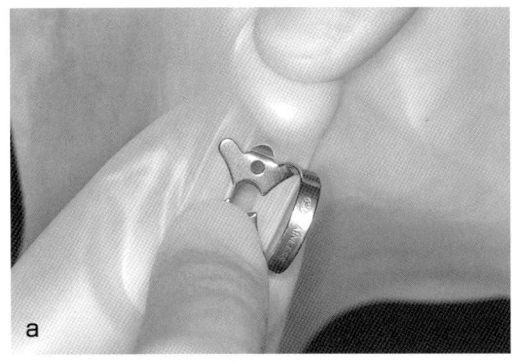
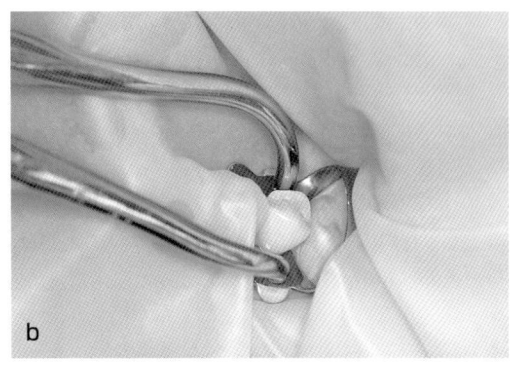
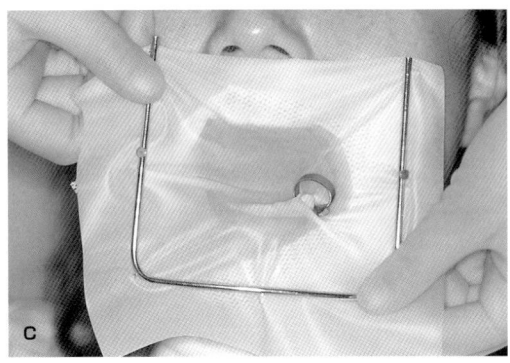
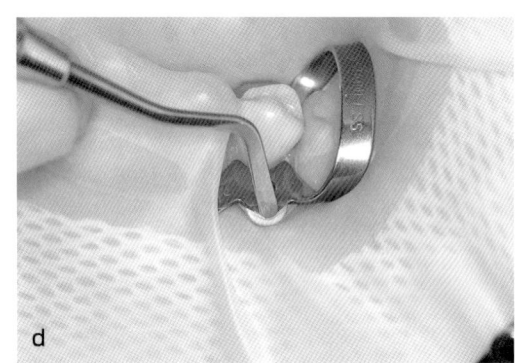

図3-10 有翼型クランプを用いたラバーシートの装着（1歯露出法）．**a**：ラバーシートにクランプを装着．**b**：ラバーシートとクランプを同時に装着．**c**：フレームを装着してラバーシートを伸展．**d**：ウイングからラバーシートをはずす．

する．

【有翼型クランプを用いる場合】（図3-10）

（1）あらかじめ選択しておいたクランプのウイング部に穿孔部を引っかけて，ラバーシートをクランプに装着する．

（2）クランプをクランプフォーセップスで把持し，患歯歯頸部に装着する．

（3）フレームを装着してラバーシートを伸展する．

（4）クランプのウイングからラバーシートをはずす．

4）ラバーシートの装着（多数歯露出法の場合）（図3-11）

（1）シート内面にキシロカインゼリーまたはワセリンを薄く塗布する．

（2）露出予定歯の両端の歯にラバーシートの穿孔部を通過させて，両端の歯すなわちクランプ装着歯を露出する．

（3）露出した歯の歯頸部に，あらかじめ選択しておいたクランプを装着する．

（4）フレームを装着してラバーシートを伸展する．

（5）端から連続的に穿孔部に歯を通して，露出予定歯をすべて露出させる．穿孔部に歯を通しにくいときは，介助者がデンタルフロスを使って歯間を通過させる．

（6）必要に応じてフレームを装着し直す．

5）排唾管の挿入

クランプ装着歯の妨げとならない場所に挿入するように注意する（図3-12）．

6）制腐的処置を行う場合

患歯を中心としたクランプとシートを含む広い範囲を希ヨードチンキと消毒用エチルアルコールで清拭する（図3-13）．

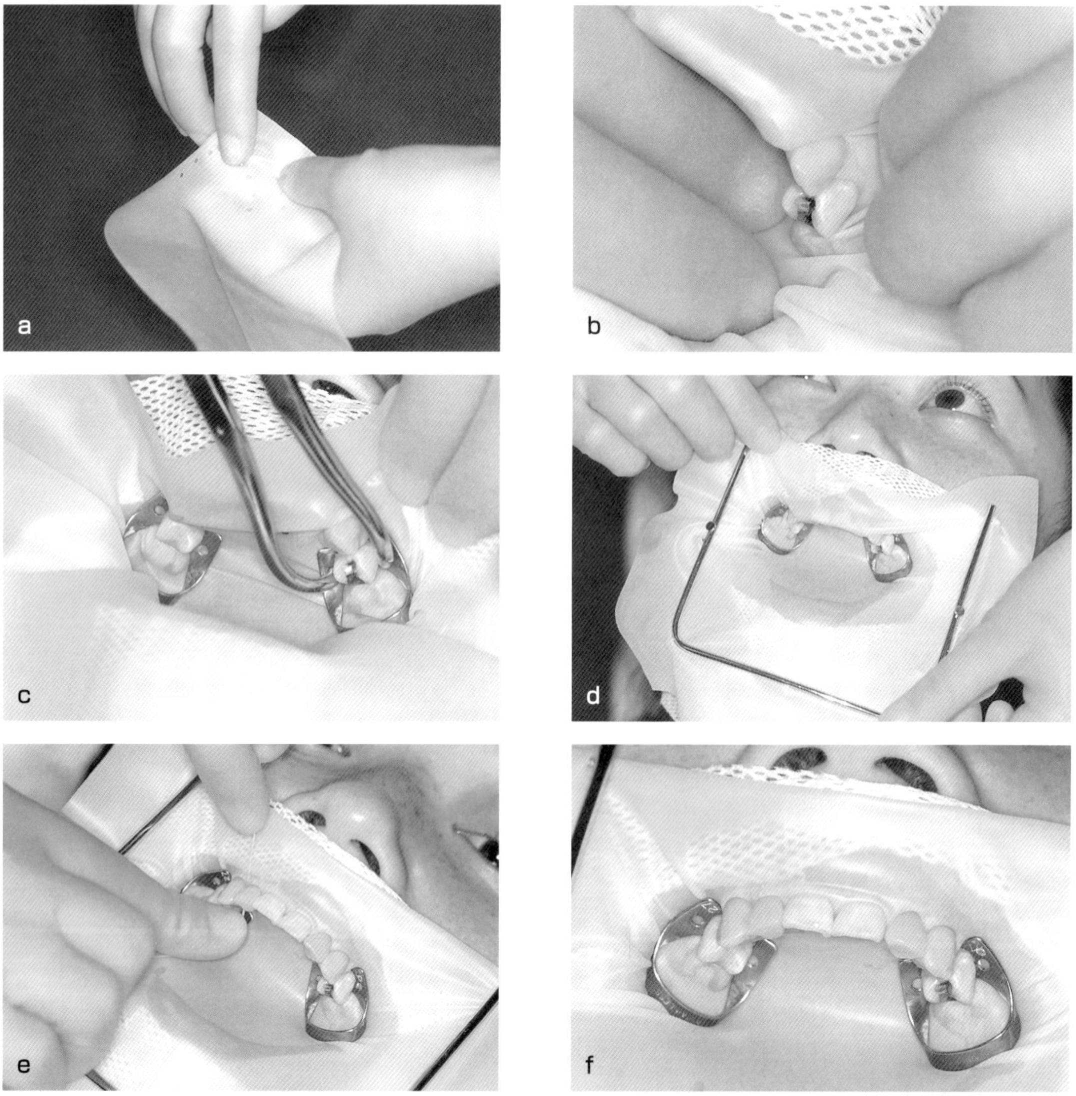

16　I．保存修復学

図3-11　多数歯露出法（$\underline{4｜+｜4}$）によるラバーシートの装着．**a**：キシロカインゼリーの塗布．**b**：$\underline{4｜}$と$｜\underline{4}$を露出させてラバーシートを装着．**c**：クランプを$\underline{4｜}$と$｜\underline{4}$に装着．**d**：フレームを装着してラバーシートを伸展．**e**：端から順に穿孔部に歯を通して$\underline{4｜+｜4}$をすべて露出．**f**：ラバーダム防湿の完成．

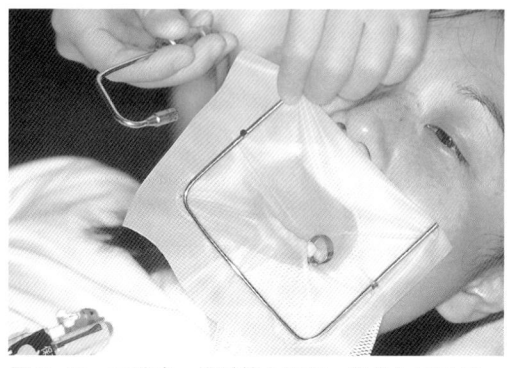

図3-12　口腔内へ排唾管を装着．患歯と反対側．

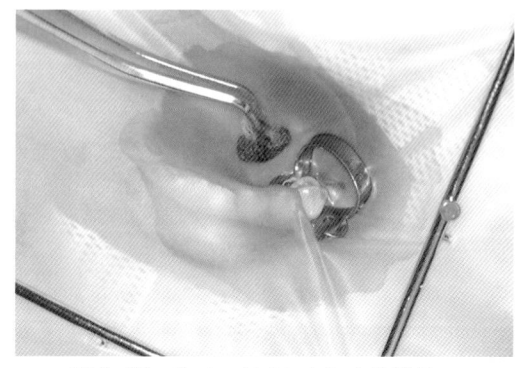

図3-13　希ヨードチンキによる清拭．

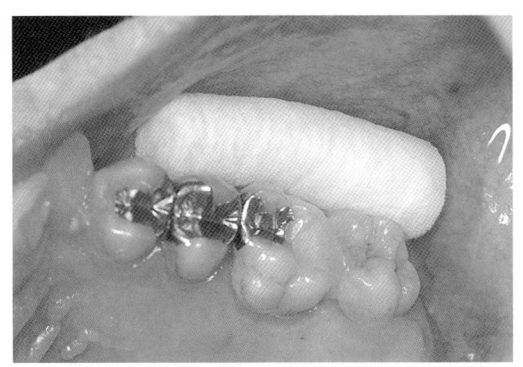

図3-14 コットンロールによる簡易防湿法.

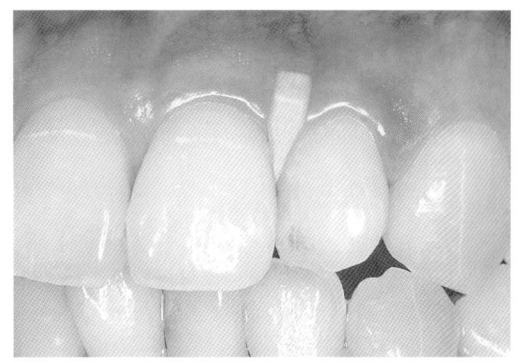

図3-15 くさびによる即時歯間分離.

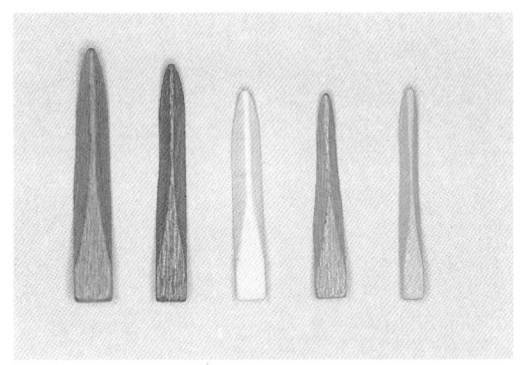

図3-16 木製ウェッジ.

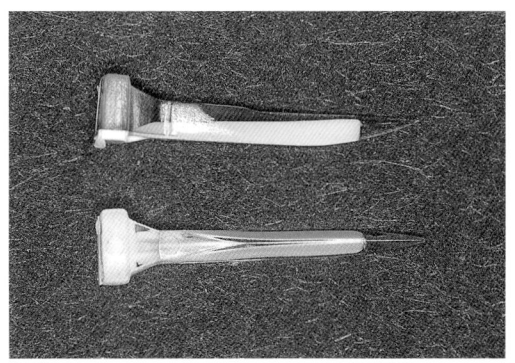

図3-17 プラスチック製ウェッジ（ルーシーウェッジ）.

B. 簡易防湿法（図3-14）

ラバーダムシートを使用しないで，コットンロールを患歯の周辺に置いて一時的に隔離し，唾液の付着を防止する方法である．呼気による湿潤は防げず乾燥状態の維持も困難であり，ラバーダム防湿法に比較すると効果はかなり落ちる．コットンロールを所定の位置に保持するために，有翼型クランプなどを補助的に用いることもある．

3-2. 歯間分離法

隣接する歯の接触が緊密であるとき，互いに反対方向に分離移動させ，一時的に歯間に間隙を作る処置を歯間分離法と呼ぶ．

〈目的〉

1) 歯間隣接面齲蝕の診査を確実に行う．

2) 窩洞形成，修復操作ならびに修復物隣接面の研磨を容易にする．

3) ラバーダムシートやマトリックスバンドの装着を容易にする．

4) マトリックスバンドの厚さを補償して，適切な接触関係を与える．

A. 即時分離法

修復時にその場で歯間分離を行う方法をいう．分離用器具の歯間分離の原理としては，くさび分離と牽引分離の2タイプがある．

a. くさび（ウェッジ）を用いる方法（図3-15）

木製（図3-16）あるいはプラスチック製（図3-17）のくさびを歯間に圧入して歯間を分離する．

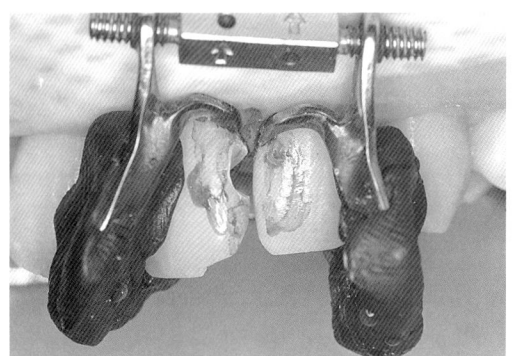

図3-18 セパレーターによる即時歯間分離.

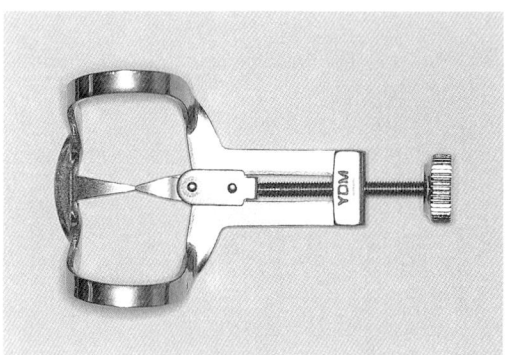

図3-19 アイボリーシンプルセパレーター.

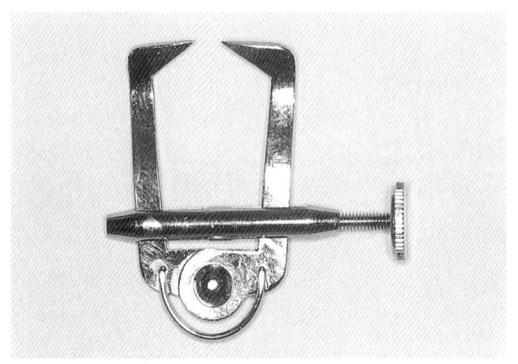

図3-20 エリオットセパレーター.

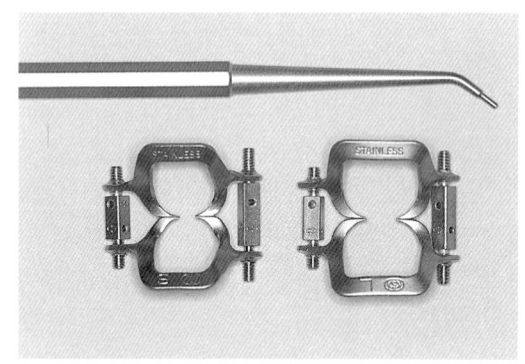

図3-21 フェリアーセパレーター.

b. セパレーターを用いる方法(図3-18)

1) くさび分離型：アイボリーシンプルセパレーター(前歯用)(図3-19)，エリオットセパレーター(臼歯用)(図3-20)

2) 牽引分離型：フェリアーセパレーター(前歯用，臼歯用)(図3-21)

B. 緩徐分離法

時間をかけて次回来院時までに歯間分離を行う方法をいう．簡単な器材(木片，弾性ゴム，ストッピング，ガッタパーチャなど)を歯間隣接面に入れて，咬合圧を利用しながら徐々に押し広げる．また矯正用装置を装着して歯牙移動させ，歯間分離を行う方法もある．

3-3. 歯肉排除法

齲蝕や実質欠損が歯肉縁下に及んでいるとき，一時的に歯肉を排除して操作しやすい環境を作る処置を歯肉排除法と呼ぶ．

〈目的〉

1) 歯肉縁下齲蝕の診査ならびに除去を確実に行う．

2) 歯肉損傷，出血を防ぎ，歯肉縁下に及ぶ窩洞形成，修復操作を容易にする．

3) 歯肉縁下マージンの印象採得を正確に行う．

4) 縁下マージンを有するインレーの窩洞適合性を確実にする．

A. 即時歯肉排除法

修復時に短時間で歯肉排除を行う方法.

a. クランプを用いる方法(図3-22)

歯肉排除用クランプ(＃212，＃90N，ハッチ型など)(図3-23)を患歯に装着して歯頸部歯肉を

第3章 保存修復のための前準備　19

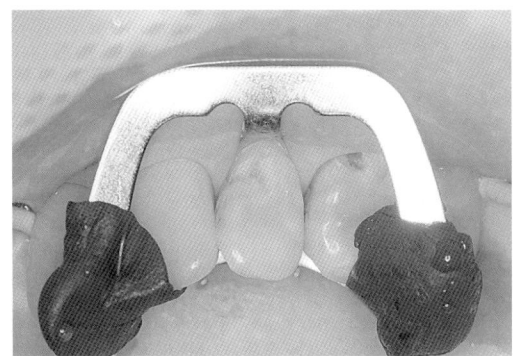

図3-22 クランプによる即時歯肉排除.

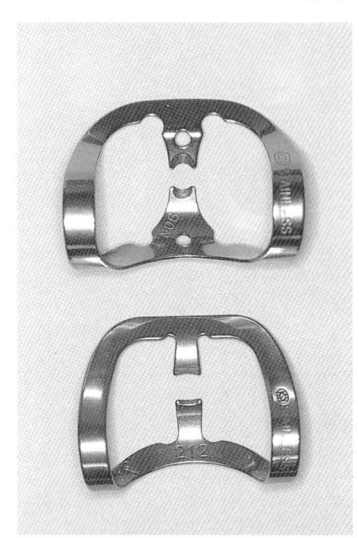

図3-23 歯肉排除用クランプ(上：#90N、下：#212).

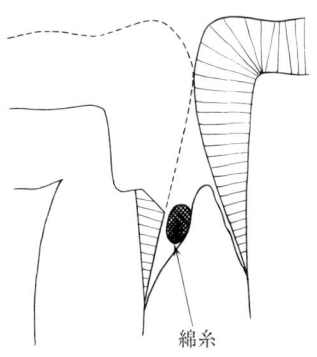

図3-24 歯肉圧排用綿糸による即時歯肉圧排.

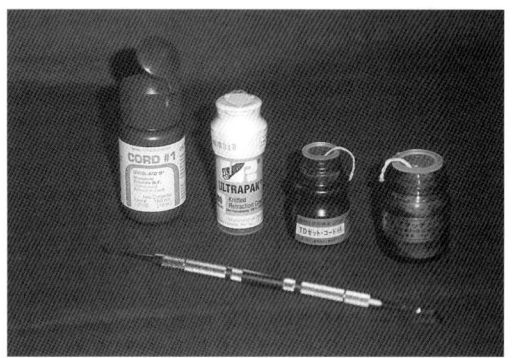

図3-25 歯肉圧排用綿糸(上)と歯肉圧排器(下).

排除する．歯頸部に位置する窩洞の修復に有効で確実性も高い．

b．綿糸を用いる方法(図3-24,25)

　薬液を含ませた綿糸を歯肉溝に圧入して，機械的ならびに化学的に歯肉を排除する．歯の全周にわたり排除効果が得られ，隣接面歯頸部の歯肉排除にも効果的である．薬液としては，収斂剤(タンニン酸，アルミニウム化合物)，血管収縮剤(エピネフリン)などが用いられる．

c．外科的排除法

　機械的な方法だけでは歯肉排除が十分に行えないケースでは，歯肉を外科的に排除する．高

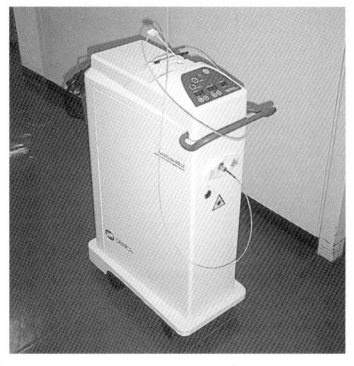

図3-26 Nd：YAGレーザー(パルスマスター600LE／デニックス社).

I. 保存修復学

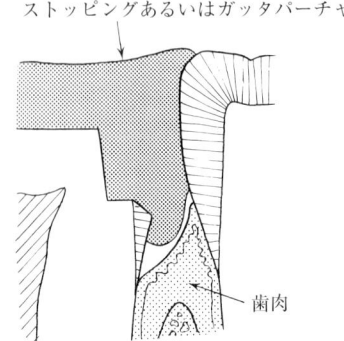

図 3-27 ストッピングあるいはガッタパーチャによる緩徐歯肉排除.

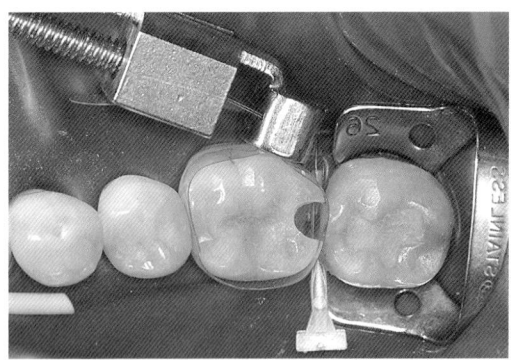

図 3-28 隔壁法(ポリエステル製マトリックスバンドをタッフルマイヤー型リテーナーで保持し,歯頸部をルーシーウェッジで固定).

図 3-29 金属製マトリックスバンド.

周波電気メスを利用すれば,出血も少なく切除後すぐに修復操作が行えるが,ペースメーカーを使用している患者には応用できない.最近では歯科用レーザー(**図 3-26**)も歯肉切除に応用され始めた.

B. 緩徐歯肉排除法(図 3-27)

次回来院時までに時間をかけて歯肉排除を行う方法をいう.

a. ストッピング,ガッタパーチャを用いる方法

隣接面窩洞や実質欠損部に軟化したストッピングやガッタパーチャを多めに圧入して,仮封と同時に歯肉排除を行う.長時間の応用は歯肉損傷の危険性があるので避けなければならない.

b. 暫間修復物を応用する方法

暫間インレー,暫間クラウンを作製する際,それらの辺縁部を厚くして歯肉縁下に入れて歯肉排除を行う.

3-4. 隔壁法(図 3-28)

複雑窩洞の側方開放面に一時的な人工の壁を設け,単純窩洞化する処置を隔壁法という.
〈目的〉
1)成形修復材料の側方への溢出を防ぐ.
2)単純窩洞化により塡塞操作を容易にする.
3)修復物の適切な隣接面形態を付与する.
4)窩洞形成時に隣接歯・隣接面の保護をはかる.

A. 隔壁材の種類と用途

a. 金属製マトリックスバンド(図 3-29)

主に 2 級,MOD 窩洞のアマルガムあるいはコンポジットレジン修復に用いる.

b. ポリエステル製マトリックスバンド(図 3-30)

主に 2・3・4 級,MOD 窩洞のコンポジットレジン修復に用いる.

第3章 保存修復のための前準備　21

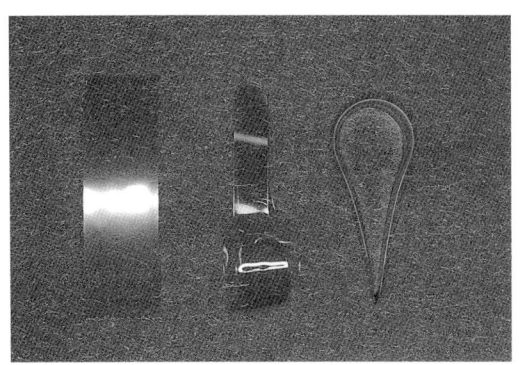

図3-30　ポリエステル製マトリックスバンド．

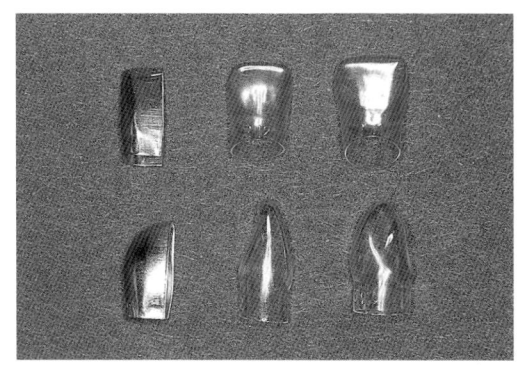

図3-31　右・中：ストリップクラウンフォーム．左：インサイザルコーナーマトリックス．

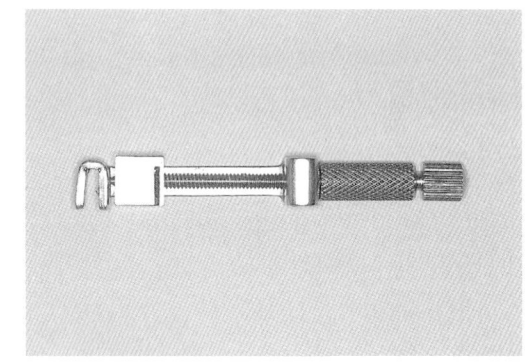

図3-32　タッフルマイヤー型マトリックスバンドリテーナー．

c．ストリップクラウンフォーム（フラサコクラウン），インサイザルコーナーマトリックス（図3-31）

主に4・6級窩洞のコンポジットレジン修復に用いる．

d．リテーナー：マトリックスバンドの保持・固定用器具

　1）タッフルマイヤー型（図3-32）⇨臨床で最も多く用いられている．

　2）アイボリー型⇨装着が容易

　3）セクブランド型⇨あまり普及していない．

　4）ストリップスタイト⇨ポリエステル製バンドの固定

　5）オートマトリックス⇨リテーナーとマトリックスバンドが一体化されており，装着が容易．

第4章
窩洞形成

4-1. 切削器具の種類と準備

歯を切削する器具として使用頻度の高いものは回転用切削器具であり，回転用切削器械に装着して使用する．回転式切削器材が開発される前には，手用切削器具(次頁の**表4-1**参照)を用いて歯の削除が行われていたが，現在では窩洞の仕上げなど，補助的に使用されているにすぎない．最近では，エアブレイシブ(噴射切削装置)やEr：YAGレーザーを用いた新しい硬組織切削法が，臨床応用されつつある．

A．回転用切削器具

a．形態による分類(図4-1)

1 ）バー：金属製軸の先端部を切削加工して刃部を付与したもの．

2 ）ポイント：鉱物(炭化ケイ素，アルミナ，ダイヤモンドなど)の粒子を軸の先端に固着させたもの．

3 ）ジスク，ホイール：円盤状の切削具で，薄いものをジスク，厚いものをホイールと呼ぶ．

b．材質による分類(図4-2)

1 ）スチールバー：刃部は炭素鋼製，低速切削用．

2 ）カーバイドバー：刃部は超硬合金・タングステンカーバイド製，高速切削用．

3 ）ダイヤモンドポイント：ダイヤモンド粒子を軸の先端に固着させたもの，低速用と高速用の2種類があるが，使用頻度の高いのは高速用．

4 ）カーボランダムポイント：人工的炭化ケイ素を軸の先端に固着させたもの，低速用．

c．ハンドピース(保持用器具)による分類
　(図4-3)

1 ）HP用バー・ポイント：ストレートハン

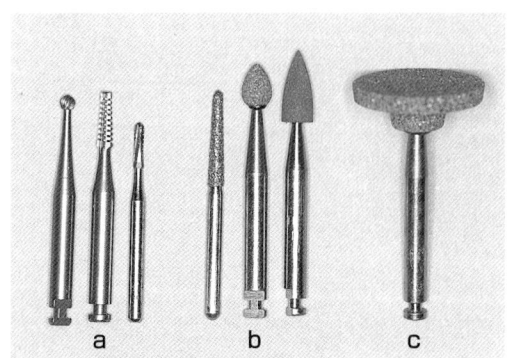

図4-1 形態による回転用切削器具の分類．**a**：バー．**b**：ポイント．**c**：ホイール．

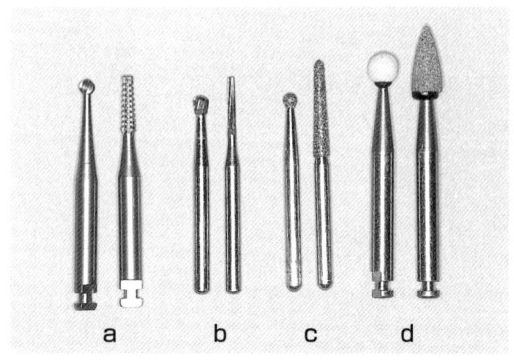

図4-2 材質による回転用切削器具の分類．**a**：スチールバー．**b**：カーバイドバー．**c**：ダイヤモンドポイント．**d**：カーボランダムポイント．

表4-1　各種手用切削器具の用途と刃部の形態

種類	主な用途	刃部の形態	
チゼル	窩壁の平坦化 遊離エナメル質の除去 窩縁斜面の付与	大工道具のノミに似ている ストレート，モノアングル， バイアングル，トリプルアングル等の種類がある	
ホウ	臼歯部の窩壁の整理	農機具のクワに似ている 前刃と後刃がある	
オーディナリーホウ	箱形窩洞の隅角仕上げ 金箔窩洞の起始点付与	小型のホウ (刃幅の小さいもの)	
ハッチェット	窩壁の平坦化 歯肉側壁の整理	大工道具のオノに似ている 右刃と左刃がある	
オーディナリー ハッチェット	箱形窩洞の隅角仕上げ 金箔窩洞の起始点付与	小型のハッチェット (刃幅の小さいもの)	
アングルホーマー	金箔窩洞の隅角仕上げ	チゼルの改良型 先端と側面に刃がある	
ジンジバルマージン トリマー	歯肉側窩縁のベベル付与 遊離エナメル質の除去	前後，左右の刃の組合せで 4種類がある	
スプーン エキスカベーター	軟化象牙質の除去	スプーン型 右刃と左刃がある	
ジスコイド	軟化象牙質の除去 アマルガム，蠟型の彫刻	円盤型	
クレオイド	軟化象牙質の除去 アマルガム，蠟型の彫刻	ツメ型	

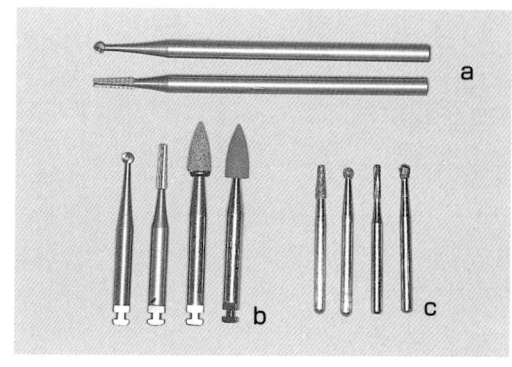

図4-3 ハンドピースによる回転用切削器具の分類．**a**：HP用バー．**b**：CA用バー・ポイント．**c**：FG用バー・ポイント．

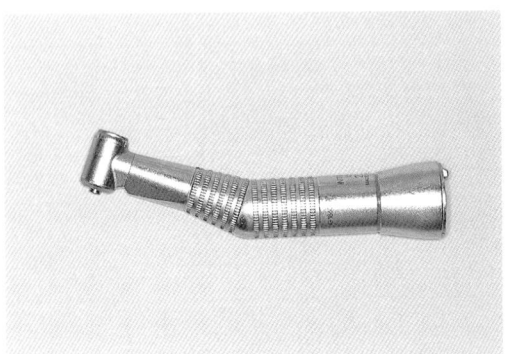

図4-4 マイクロモーター増速ハンドピース.

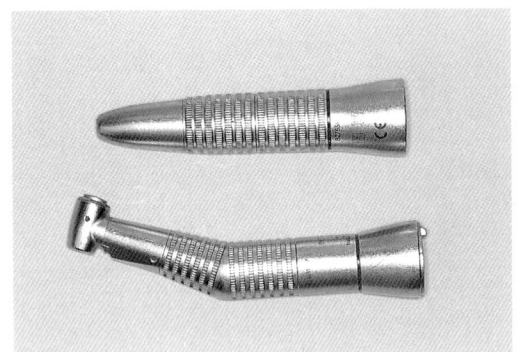

図4-5 マイクロモーターハンドピース．上：ストレート型．下：コントラアングル型．

ドピースに装着して使用，低速用．

2）CA用バー・ポイント：コントラアングルハンドピースに装着して使用，低速用．

3）FG用バー・ポイント：エアータービンハンドピースに装着して使用，フリクショングリップ（摩擦力による保持），高速用．

d．回転用切削器械の種類

1）電気モーターエンジン：モーター回転をベルトアームでハンドピース部に伝達して回転させる．10,000～20,000rpmの範囲で低速用が主体．

2）マイクロモーターエンジン：小型モーターをハンドピースに直結している．マイクロエンジンには800～15,000rpmの低速用，20,000～40,000rpmの中速用があり，減速ハンドピースで最低300rpm，増速ハンドピース（図4-4）で最高160,000rpmまで変速可能．ストレート型とコントラアングル型（図4-5）がある．

3）エアータービン：500,000rpmの高速切削器械が日常臨床に用いられており，窩洞形成にはかかせない．ハンドピースはすべてコントラアングル型で，ヘッドの大きさからスタンダードタイプ，ミニチュアタイプ（図4-6），トルクタイプに分類され，冷却用注水装置が必ず備えられている．また注水孔と並列させて照明装置を付与しているものもある．

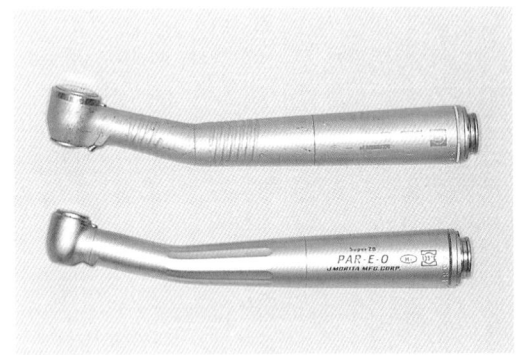

図4-6 エアータービンハンドピース．上：スタンダードタイプ．下：ミニチュアタイプ．

4-2．歯髄保護

A．修復による歯髄刺激の原因（図4-7）

各種修復法は単純な操作ではないため，多数の刺激因子が存在する．したがって，修復後の歯髄傷害の要因は修復システム全体をとらえ，患歯歯髄の状態も考慮しなければならない．歯髄刺激の各種要因は象牙質・象牙細管を通じて歯髄に誘導される．

a．窩洞形成による切削刺激

1）機械的刺激：トームス線維切断による外傷的因子．

2）発熱刺激：切削具と象牙質との間に生じる摩擦熱による温度的因子．

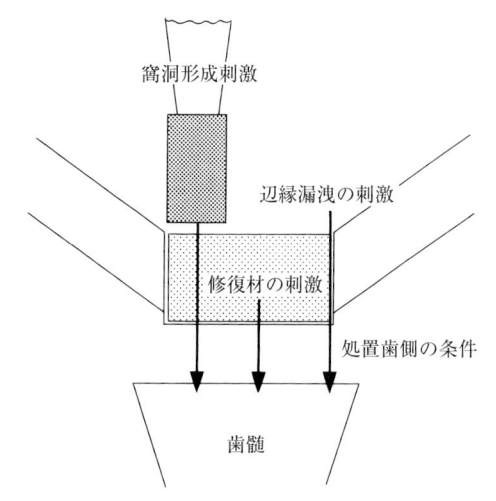

図4-7 修復処置の歯髄刺激要因.

【切削時の摩擦熱の発生に影響する因子】
①切削工具の回転数,②切削工具の形状と大きさ,③切削圧,④切削面積,⑤冷却法など.

b. 修復後の歯髄刺激
1) 修復材料からの有害成分の遊離ならびに象牙細管への浸透.
2) 辺縁漏洩(修復物と窩壁との間隙)による外来刺激物の侵入,とくに微生物.
3) 金属製修復材料の冷熱刺激の伝播.
4) 異種金属材料の接触により生じるガルバニー電流.

c. 処置歯側の条件
1) 歯種,年齢,罹患程度,個体差.
2) 感染歯質の残留,修復時の窩壁汚染.

B. 歯髄保護対策

生活歯の修復においては,歯髄刺激の各種要因を緩和ないしは遮断して,歯髄を健康な状態に維持させなければならない.

a. 窩洞形成時の切削刺激の軽減法
1) 切削工具は鋭利で小型のものを使用.
2) 高速,軽圧,間欠的切削.
3) 十分な注水冷却.

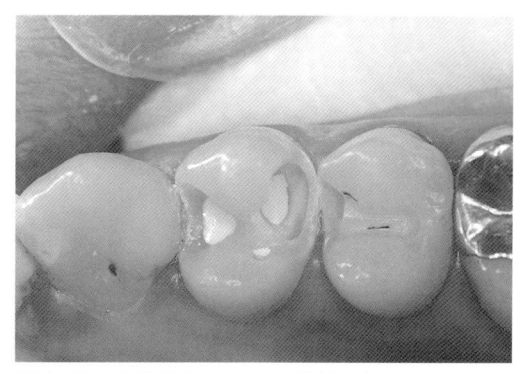

図4-8 水酸化カルシウム製剤によるライニング.

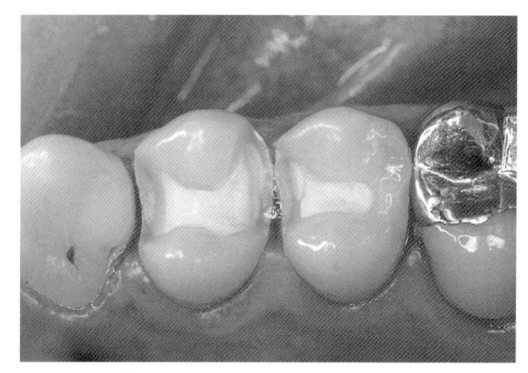

図4-9 裏層用グラスアイオノマーセメントによるベース.

4) 健全歯質の保存.

b. 窩洞形成後の歯髄保護法
1) 裏層

修復材と象牙質窩壁の間にセメントなどの刺激遮断材を一層設けることをいう.歯髄の生活力を鼓舞する立場から,間接歯髄覆罩(間接覆髄)とも呼ばれる.

(1) ライニング(被膜裏層)(図4-8)

硬化型水酸化カルシウム製剤,バーニッシュ類,セメント類(薄練り),接着性低粘度レジンなどを使って薄く塗布し,象牙質形成面を被覆保護する場合,ライニングという.

(2) ベース(補強裏層)(図4-9)

セメント類(固練り),接着性レジンを使って窩洞深部に塡塞し,象牙質形成面を保護するとともに窩洞形態の修正,補強ならびに断熱効果

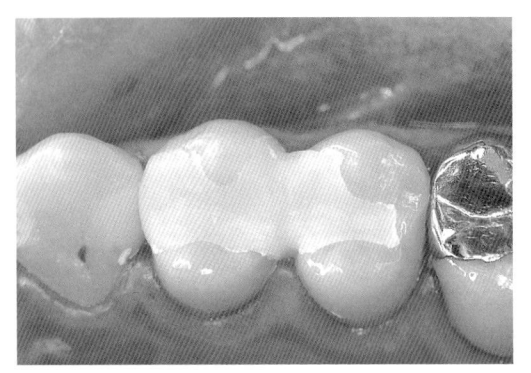

図4-10 暫間レジンインレーによる仮封.

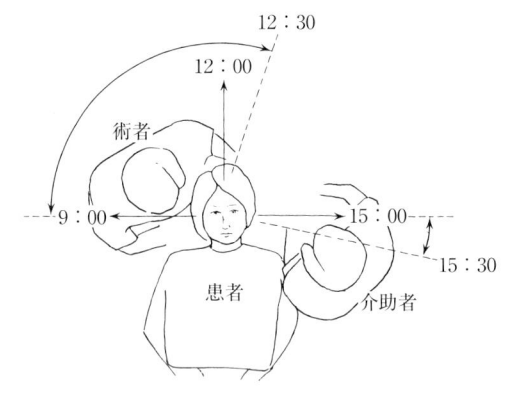

図4-11 術者と介助者の位置.

をはかる場合，ベースという．

2）直接歯髄覆罩（直接覆髄）

窩洞形成中，偶発的にごく小範囲の歯髄を露出した場合，硬組織形成能をもつ薬剤（非硬化型水酸化カルシウム製剤など）を露出歯髄面に応用する方法をいう．やがて被蓋硬組織が形成され，露出歯髄を被覆する．

3）仮封（図4-10）

窩洞，髄腔あるいは齲窩などを治療途中で暫間的に封鎖しておくことをいう．一般的にインレー修復時，歯内治療時に用いられる．

〈仮封の目的〉

（1）外来刺激（冷熱伝播，異物侵入，細菌侵入）の遮断．
（2）窩洞形成後の歯髄鎮静．
（3）窩縁・窩壁の損傷防止．
（4）対合歯との咬合関係，隣接歯との接触関係の保持．
（5）歯周組織の保護（食片圧入防止）．
（6）審美性の付与．
（7）薬剤の封入ならびに漏洩防止．

〈仮封材の種類〉

（1）ストッピング
（2）酸化亜鉛ユージノールセメント
（3）水硬性仮封材
（4）レジン系仮封材
（5）非ユージノール系セメント

以上を単独で用いる場合と，セメント類は暫間修復物の仮着に用いる場合がある．

4-3．窩洞形成時の診療補助

水平位診療において窩洞形成を効率よく進めるには，術者と介助者の共同動作がスムーズに行われる必要がある．

A．介助者の位置と姿勢（図4-11）

患者の口腔を時計の文字盤にみたて，頭頂部方向を12時の位置とすると，術者は通常，9時から12時30分の範囲に，介助者は15時から15時30分の範囲に位置する場合が多い．介助者の基本的姿勢としては，

1）椅子の高さは術者よりも10〜15cm高くする．
⇨視野を広範囲にし，術者の治療行為，患者の様子を的確にとらえて適切に対応できる．

2）浅く腰掛けて，かかとを少し浮くようにする．
⇨常に迅速に動ける態勢をとることができる．

3）作業点に対し，身体をまっすぐ向けるように心がける．
⇨介補作業を正確に行える．

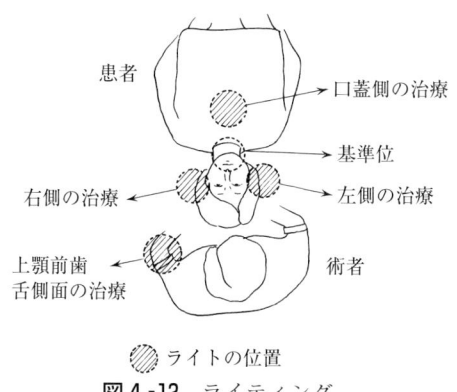

第4章 窩洞形成 27

図4-12 ライティング．

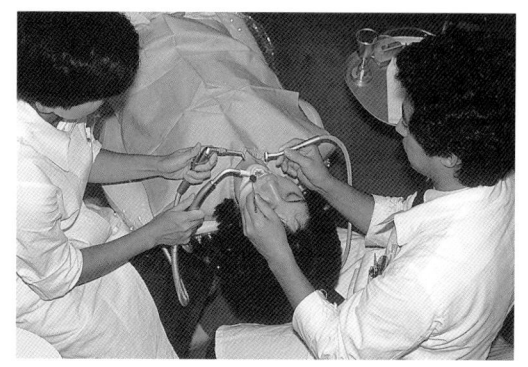

図4-13 フォーハンドシステムにおける介助の基本的動作．

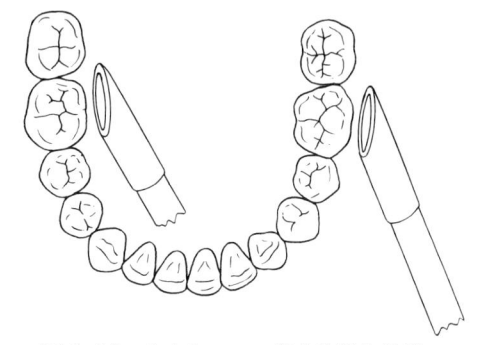

図4-14 サクションの基本的挿入位置．

B．ライティング（図4-12）

狭い口腔内で窩洞形成ならびに修復操作を正確に行うには，施術野を常に明るくして術者が操作しやすい状況を維持しなければならない．施術部位に照明をあわせることをライティングと呼ぶが，基本的には介助者が，タイミングよく左手で行う．

ライティングの基本としては，

1）ライトの位置は，介助者が椅子に座った状態で無理なく届く範囲に置く．

2）ライトの照射方向は，患者口腔の真上から当てることを基準とするが，形成部位によりライトの位置を動かして照射方向を変える．

3）術者がミラーテクニックを使っているときは，ミラーに光が当たるように照射角度を変える．

4）光源から施術野までの焦点距離は約60〜90cmが望ましい．

5）患者の目にライトを当てない，不要時にはライトを消す，ライトのハンドルの清潔保持に注意を払う．

C．フォーハンドシステムにおける介助の基本的動作（図4-13）

原則として，介助者は右手にサクション（エバキュエーターあるいはバキュームともいう）を持ち，左手にスリーウェイシリンジを持つ．

a．サクションの操作法

1）使用目的

（1）口腔内に溜まる不要物（タービンから出る水，唾液，切削片，血液など）を吸引除去する．

（2）歯の切削中，舌や頰粘膜を圧排し，誤って軟組織を傷つけないように保護する．

（3）舌や頰粘膜を圧排して視野を広げ，窩洞形成しやすくする．

2）基本的挿入位置（図4-14）

原則としてサクションチップの切り口は，形成歯の頰側面あるいは舌側面に向ける．患者の左側臼歯部であれば頰側に，右側臼歯部であれば舌側に位置させる．上顎前歯部では切削部位

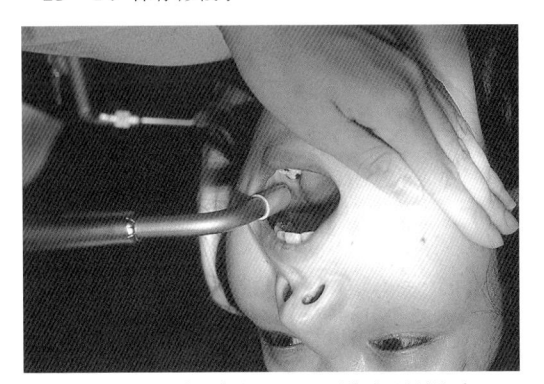

図 4-15 臼後三角部から不要物を吸引除去.

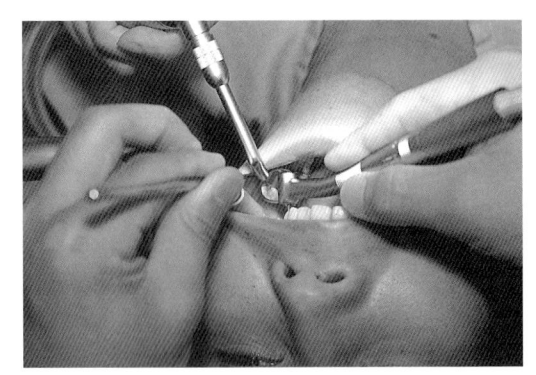

図 4-16 ミラーテクニックによる窩洞形成.

に応じて唇側あるいは舌側に，下顎前歯部では唇側に置く．またバーやタービンヘッドがあたらない位置に置き，切削の妨げとならないようにすることが重要である．

3）挿入時の注意事項

（1）痛みや開口保持の妨げとなるので，口角部を過度に牽引しない．

（2）嘔吐反射を生じるので，舌根部や軟口蓋にサクションチップを近付けない．

（3）口腔内に不要物が溜まった場合は，患者頭部を左側に若干ローテーションさせて臼後三角部に不要物を集め，そこから吸引除去すると嘔吐反射は生じにくい（図 4-15）．

b．スリーウェイシリンジの操作法

1）使用目的

（1）ミラーテクニック使用時には，ミラーにかかる注水を排除して視野を確保する．

（2）窩洞や修復物を噴霧洗浄してから乾燥し，窩洞や修復物をチェックしやすくする．

（3）注水や送風により，窩洞や修復物を冷却する．

2）使用法

一般的には，右側レバーを押すと送風，左側レバーを押すと注水，両者を同時に押すと噴霧する構造になっている．

c．フォーハンドシステムにおける共同動作／介助の要点

基本的には，①サクション（介助者）②ミラー（術者）③ハンドピース（術者）④スリーウェイシリンジ（介助者）の順に，器具を患者口腔内に挿入する．

【例】ミラーテクニックを必要とする左側上顎臼歯咬合面の窩洞形成（図 4-16）

・サクションチップを形成歯の頬側におく．口角を牽引して視野を広げる．

・チップの切り口は形成歯の頬側面に平行ないし若干咬合面に向ける．

・スリーウェイシリンジの先端はミラーに向ける．ただし，術者がミラーをみる妨げとなってはいけない．

・形成中，スリーウェイシリンジを使ってミラーにかかる注水を排除して術者の視野を確保する．

・タイミングをはかり，スリーウェイシリンジで窩洞の噴霧洗浄・乾燥を行う．

第5章
各種修復方法と診療補助

5-1. 成形修復

軟泥状あるいはペースト状の成形可能な修復材料を窩洞内に直接充塡し，賦形した後に硬化をはかる修復を成形修復という．この修復法に使われる材料には，コンポジットレジン，アマルガム，グラスアイオノマーセメントなどがある．

A. コンポジットレジン修復

a. コンポジットレジン修復とは

ペースト状のコンポジットレジン(合成樹脂材料)を窩洞内に直接充塡して賦形した後に重合硬化させ，患歯の形態，機能，審美性を回復させる修復法をいう．

1）コンポジットレジン開発の経緯

かつては，即時重合型MMAレジンが修復材として用いられていたが，重合収縮や熱膨張係数が著しく大きく，また物性が低いために修復後の経過が許容できるものではなかった．1962年にBowenがBis-GMA(ビスフェノールAとグリシジルメタクリレートの共重合体)を主成分とするベースレジンにシラン処理を施したフィラーを多量に添加することにより，物性を強化した新タイプのレジン，すなわち，コンポジットレジンを開発した．その後，歯質接着システムの開発と度重なる改良が加えられ，現在では歯冠色修復法として最も使用頻度の高い材料となっている．

2）コンポジットレジン修復の特徴

【長所】
（1）色調の種類が豊富で，天然歯の色調にマッチさせやすい．
（2）接着システム併用により，歯質削除量を最小限に抑えられる．
（3）熱や電気の不良導体である．
（4）化学的に安定していて腐蝕しない．
（5）追加充塡／補修修復が可能である．
（6）材料費が金属に比べて安価である．

【短所】
（1）歯面に対する接着処置が必要で，修復操作がやや繁雑である．
（2）金属に比べると，圧縮強さ，硬さ，耐摩耗性などの物性が劣る．
（3）対合する天然歯の接触面を摩耗させやすい．

b. コンポジットレジンの組成と分類

1）組成

コンポジットレジンの基本的組成は，ベースレジン，フィラーとフィラー表面処理剤，重合開始剤と促進剤，その他の成分である．

（1）ベースレジン

マトリックスレジンあるいはバインダーレジンともいわれ，フィラー間の間隙を満たしてコンポジットレジンの基質的な役割を果たしている成分である．最も多く用いられているベースレジンはBis-GMAである．Bis-GMAは二官能性(分子両端に結合のための反応基を持つ)で，重

合により隣接する分子の反応基が連続して結合し，網目状の高分子ポリマーとなって硬化する．ベースレジンとしてはこのほかに，UDMA（ウレタンジメタクリレート），Bis-MEPPなどが用いられているが，これらは粘稠度が高いので希釈剤としてTEGDMA（トリエチレングリコールジメタクリレート，3G）も添加されている．

（2）フィラーとフィラー表面処理剤

フィラーの役割は，重合収縮量・熱膨張係数の減少，機械的強さの向上であり，フィラーの大きさにより50〜85wt%を配合できる．フィラーの材質としては石英，シリカ，コロイダルシリカ，人工石英，バリウムガラス，ストロンチウムガラスなどが使われている．

フィラーは無機材料でありベースレジンは有機材料であるために，このままでは両者はうまく結合しない．そこでこれらを結合させるために，フィラー表面をシランカップリング剤で処理している．シランカップリング剤としてはγ-MPTS（メタクリロキシプロピルトリメトキシシラン）が多く用いられている．

（3）重合開始剤と促進剤

化学重合方式では，重合開始剤として過酸化ベンゾイル（BPO）が，重合促進剤として第3級アミン/ハイドロキシエチルパラトルイジンが添加されている．

光重合方式では，光増感剤（重合開始剤）としてカンファーキノンが，還元剤（重合促進剤）として第3級アミン/ジメチルアミノエチルメタクリレートが添加されている．

（4）その他の成分

重合禁止剤（ハイドロキノン），酸化防止剤，顔料などが微量配合されている．

2）分類

コンポジットレジンは重合方式，フィラー，修復部位によって分類される．

（1）重合方式による分類

コンポジットレジンの重合方式としては，化学重合方式と光（可視光線）重合方式があるが，現在では光重合方式が一般的に広く用いられている．化学重合方式をとるものを化学重合型コンポジットレジン，光重合方式で硬化するものを光（可視光線）重合型コンポジットレジンと呼ぶ．

①化学重合型コンポジットレジン

2ペーストを練和して用いるタイプが一般的であり，通常，ユニバーサルペーストに重合促進剤（第3級アミンなど）を，キャタリストペーストに重合開始剤（過酸化ベンゾイル）を加えてある．両者を混ぜ合わせることにより，常温で化学反応が起きて重合する．

②光重合型コンポジットレジン

1ペーストに光増感剤と還元剤が加えられており，473nm付近にピークをもつ可視光線を照射すると光増感剤であるカンファーキノンが活性化され，フリーラジカルを発生することによりレジンが重合する．還元剤はフリーラジカルの発生を促進させる働きをもつ．

（2）フィラーによる分類（**図5-1**）

配合されたフィラーの大きさや粒度分布によって，コンポジットレジンを分類することができる．

①従来型（マクロフィラー）コンポジットレジン

粒径約5〜50μm程度の大型の無機質フィラーを配合している．コンポジットレジン開発当初のもので，耐摩耗性や研磨性が悪いという大きな欠点をもっている．

②MFR（マイクロフィラー）型コンポジットレジン

配合フィラーの平均粒径は，約0.04μmという超微粒子フィラーを含有している．コロイダルシリカを用いるが，この含有量を50〜60wt

①従来型　②MFR型　③SFR型
④ハイブリッド型　⑤セミハイブリッド型

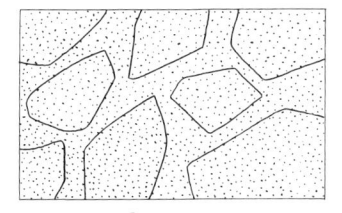

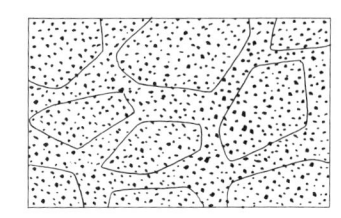

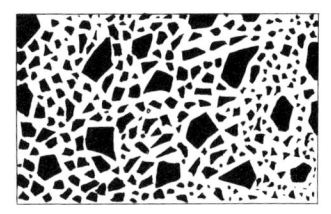

図5-1 フィラーによるコンポジットレジンの分類.

％まで高めるために，超微粒子フィラーをいったんレジンで固めた後に粉砕した有機複合フィラーを配合している．研磨により滑沢な面が得られやすく，前歯部用として用いられる．

③SFR(サブミクロンフィラー)型コンポジットレジン

配合フィラーの平均粒径は，約0.2～0.3μmというサブミクロンフィラーを含有している．やはり充填率を60％程度まで高めるために，有機複合フィラーを配合している．基本的にはMFR型と同様の材料学的特性を有している．

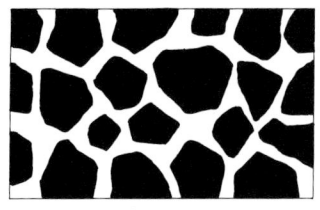

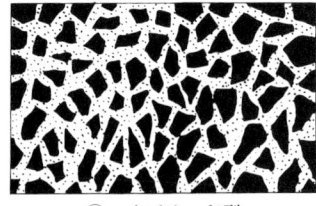

④ハイブリッド型コンポジットレジン

ハイブリッドとは混成物という意味で，一般に，粉砕した無機フィラーとコロイダルシリカを組み合わせて配合したものをハイブリッド型と呼ぶ．比較的細かく粉砕した無機フィラー(平均粒径1～2μm)の間にコロイダルシリカを分散させるか，あるいは有機複合フィラーの形で混入させ，フィラー含有量を80wt％以上に上げている．したがって，研磨性や耐摩耗性に優れているために，前歯部から臼歯部にかけて広範囲に応用できる．

⑤セミハイブリッド型コンポジットレジン

0.1～数μm程度に細かく粉砕した無機フィラーを比較的大きな無機フィラーの間隙を埋めるようにして配合し，フィラー含有量を85wt％近くまで高めたものをセミハイブリッド型と呼ぶ．ハイブリッド型と同様に，応用範囲は広い．

現在用いられているコンポジットレジンの主流は，ハイブリッド型もしくはセミハイブリッド型である．

(3) 修復部位による分類

①前歯部用コンポジットレジン(**図5-2**)

審美性・研磨性を重視したMFR型，SFR型が前歯部に応用される．

②臼歯部用コンポジットレジン(**図5-3**)

機械的強さ・耐摩耗性を重視したハイブリッド型が臼歯部に応用される．

③前臼歯部用コンポジットレジン(**図5-4**)

審美性と物性の両者を重視して便宜的に開発されたもので，ハイブリッド型やセミハイブリッド型がこれに相当し，前歯部ならびに臼歯部のどちらにも応用できる．

32　I．保存修復学

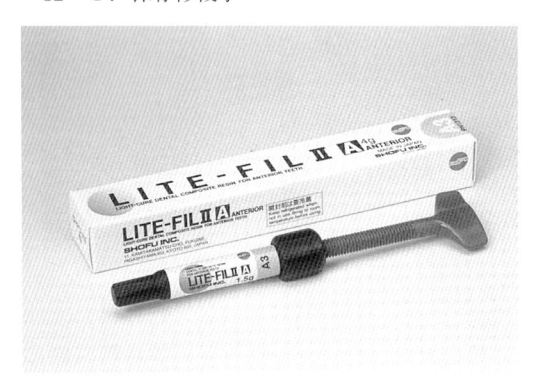

図5-2　前歯部用コンポジットレジン（ライトフィルⅡA/松風社）．

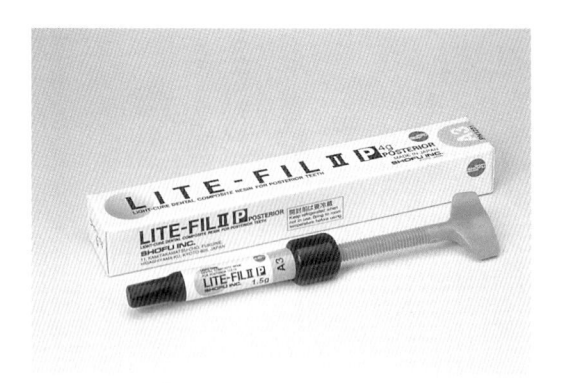

図5-3　臼歯部用コンポジットレジン（ライトフィルⅡP/松風社）．

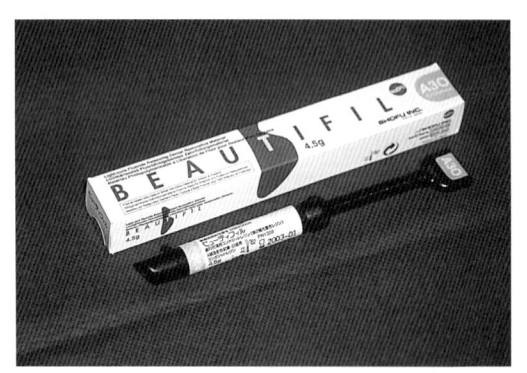

図5-4　前臼歯部用コンポジットレジン（ビューティフィル/松風社）．

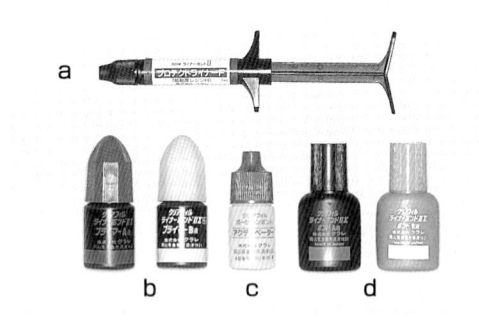

図5-5　歯質接着システム（ライナーボンドⅡΣ/クラレ社）．**a**：プロテクトライナーF．**b**：プライマー液．**c**：ポーセレンアクチベーター液．**d**：ボンディング液．

c．コンポジットレジンの接着システム

　コンポジットレジン修復を行ううえで最も重要な操作は接着である．開発当初の接着システムはエナメル質には十分に接着したが，象牙質に対しては不十分であった．しかし現在では，エナメル質と象牙質の両者に高い接着強さをもつシステムが臨床応用されている．

1）接着システムの構成（図5-5）

　現在の歯質接着システムの基本構成は，歯面処理材，プライマー，ボンディング材である．これらは相互に組み合わされて開発され，改良が重ねられている．

（1）歯面処理材

　多くの製品で30～40％のリン酸が用いられている．処理時間はシステムにより異なるが，30～60秒間である．エナメル質はリン酸による酸処理（エッチング）を受けると，小柱構造に基づく微細な凹凸が形成される．象牙質は酸処理によりスミア層が除去され，表層部の脱灰，象牙細管の開口が生じ，コラーゲン線維の層が表面に露出する．

（2）プライマー

　接着性レジンモノマーを水，エタノールあるいはアセトンに溶解したものが使われる．デンチンプライマーとも呼ばれ，象牙質表面を改質して接着性を高める働きをもつ．すなわち，酸処理後にプライマーを塗布すると，象牙質表面に露出したコラーゲン線維の収縮を防ぎ，ボンディング材の浸透を促進して接着性を向上させる．

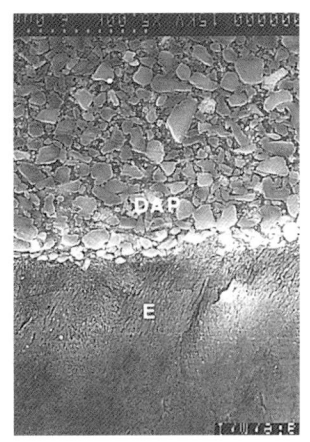

図5-6　修復材とエナメル質の接着界面.

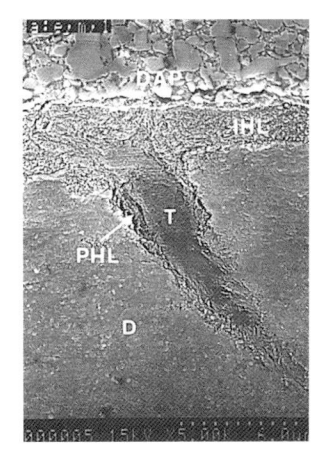

図5-7　修復材と象牙質の接着界面.

【セルフエッチングプライマーとは】
　カルボキシル基やリン酸基をもつ接着性レジンモノマーを用いることで，pHが低い（1～2程度）プライマーとなり，酸処理とプライマー処理が同時に行える．処理後の水洗は不要で乾燥のみとなり，ステップが大幅に簡略化された．処理時間は製品により異なるが，10～30秒間である．

（3）ボンディング材
　ベースレジンにリン酸エステル系あるいはカルボン酸系の接着性レジンモノマーを配合し，さらに光重合触媒，フィラーなどを添加した製品もある．重合方式により，光重合型，化学重合型，光化学重合型（デュアルキュア型）がある．

【セルフプライミングアドヒーシブとは】
　ボンディング材にプライマーの機能をもたせたものであり，ウェットボンディング法を行うシステムで使用される．すなわち，このシステムでは，酸処理後に歯面を強く乾燥させずに，綿球などで余分な水分を吸い取る程度の湿潤状態（ブロットドライ）でボンディング材を塗布する．湿潤状態を保つことでコラーゲン線維の収縮を抑え，コラーゲン周囲の水分と溶剤（アセトンやエタノール）が置き換わると同時に，溶剤中の接着性レジンモノマーが浸透・硬化して接着する．

2）接着メカニズム
（1）エナメル質接着（図5-6）
　リン酸エッチングによりスミア層が除去され，エナメル小柱構造の選択的脱灰溶出による微細な凹凸が，さらにアパタイト結晶に基づく微小凹凸も形成される．このようなエナメル質処理面にボンディング材（接着性レジンモノマー）が隙間なく侵入，重合硬化して，強い機械的保持力が発揮される．セルフエッチングプライマーにも脱灰機能があるが，リン酸よりマイルドであり凹凸形成も少ないため，接着性が不十分だとする考えもある．

（2）象牙質接着（図5-7）
　酸処理によって象牙質表層に露出したコラーゲン層中に，接着性レジンモノマーが浸透硬化して樹脂含浸象牙質（ハイブリッド層）を生成し，機械的ならびに化学的な保持力が発揮される．プライマーの併用やウェットボンディング法は，強固な樹脂含浸象牙質を生成し，良好な象牙質接着を得るためにかかせない．

d．コンポジットレジン修復の適応症
　1，2，3，4，5，6級窩洞，WSDおよび根面窩洞，矮小歯や変色歯に対するベニア窩洞，正中離開歯の形態回復・歯間閉鎖など，幅広く

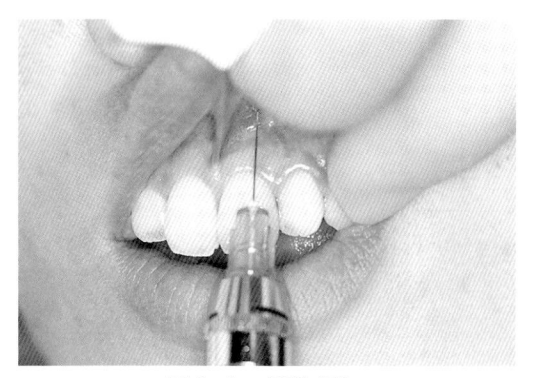

図5-8　局所麻酔．

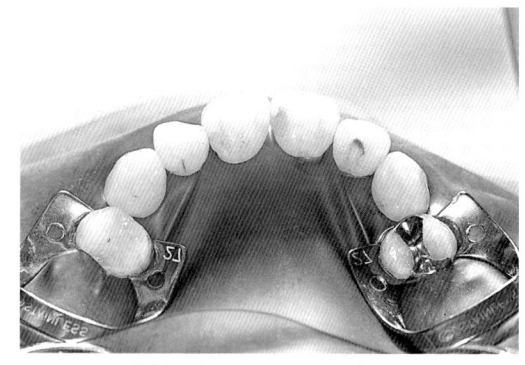

図5-9　ラバーダム防湿．

応用される．

e．コンポジットレジン修復窩洞の特徴

コンポジットレジン修復では接着システムの導入により，従来の窩洞概念(ブラックの窩洞の原則)が変わりつつある．すなわち，保持形態や予防拡大の必要性にこだわることなく，罹患歯質を除去したままの歯質保存性の高い窩洞に変化してきている．

1）窩洞外形：なるべく罹患歯質を完全除去した後の外形線にとどめる．ただし充填や仕上げ研磨が確実に行えて，咬合圧が強くかからない場所に設定する．

2）保持形態：接着が保持の主体となるため，罹患部の除去にとどめ，箱形や内開き形にする必要はない．

3）抵抗形態：レジンの物性を考慮し，咬合圧の加わる部位ではある程度の修復物の厚みを与える．遊離エナメル質は接着性を生かし，条件がそろえば残置が許される．

4）便宜形態：隣接面窩洞では，舌側，頰側あるいは咬合側に対して便宜的に開放する．

5）窩縁形態：窩洞の位置によりエナメル質窩縁にベベルを付与して，接着性や色調適合性を高める．臼歯部では，修復物辺縁が薄くなりにくいラウンドベベルが有効である．

f．コンポジットレジン修復の手順と介助

修復操作の一般的な手順と介助の要点ならびに主な使用器材を表5-1～3に示す．次に3級コンポジットレジン修復法について術式の概要を説明する．

1）局所麻酔(図5-8)

齲窩が歯髄に近接している場合や健全歯質を切削する場合など，必要に応じて局所麻酔を施す．上顎前臼歯部と下顎前歯部の修復治療では，粘膜下浸潤麻酔を行えば十分に奏効するが，下顎臼歯部では粘膜下浸潤麻酔が奏効しにくいため，骨膜下あるいは傍歯根膜内に浸潤麻酔を施す．刺入点の消毒後，表面麻酔薬を併用すると注射針の刺入時の痛みを軽減できる．

2）ラバーダム防湿(図5-9)

ラバーの装着が非常に困難な場合を除いて，できる限りラバーダム防湿を行う．ラバーダム防湿の環境下では，修復操作を容易にし，窩洞の清潔を維持するとともにコンポジットレジンの接着にも有利に働く．

3）窩洞形成(図5-10, 11)

齲窩の位置や大きさに応じて，ダイヤモンドポイントの形状や大きさを選択する．接着性修復を行う場合には，便宜的な窩洞外形の拡大は止むを得ないが，できるだけ罹患歯質の除去のみにとどめた歯質保存的な窩洞形成を心がける．

表5-1 コンポジットレジン修復の一般的な操作手順と介助の要点

操作手順	介助の要点	使用器材
(1) ラバーダム防湿 （必要に応じて防湿前に局所麻酔を行う）	・ラバーダムシート装着の介助 ・局所麻酔薬のカートリッジを注射器にセットして術者に手渡し	ラバーダム防湿用器具一式 カートリッジ式注射器，局所麻酔薬
(2) 窩洞形成 ①窩洞概成（高速切削） ②齲蝕検知液を併用しながら罹患象牙質除去（低速切削） ③必要に応じてベベル付与・窩洞完成	・余剰水と唾液の吸引除去 ・窩洞のスプレー洗浄と乾燥 ・齲蝕検知液塗布から10秒後に水洗・乾燥	ダイヤモンドポイント，ラウンドバー，齲蝕検知液
(3) 覆髄または裏層（歯髄近接部などに必要に応じて行う）	・覆髄材あるいは裏層材を練和紙上に採取して練和 ・裏層器とともに術者に手渡し	覆髄材，裏層材，裏層器
(4) レジンの色あわせ	シェードガイドを水に濡らして患歯に近づける	シェードガイド
(5) 圧子の試適（1，4，5級窩洞，WSDなど） 隔壁の装着（2，3級窩洞など)		各種圧子，隔壁，隔壁装着用器材一式
(6) 接着歯面処理→接着システムにより操作が異なる （**表5-2，5-3**参照）	（**表5-2，5-3**参照）	（**表5-2，5-3**参照）
(7) レジン充填 （充填器またはCRシリンジによる充填） 形態付与 （圧子による圧接賦形，または充填器による賦形）	・練和紙上にレジンペースト採取 ・CRシリンジを使用する場合はチップ内にレジンペースト填入 ・レジン充填器またはCRシリンジを手渡し ・化学重合型の場合には練和	レジンペースト，レジン充填器，CRシリンジ，試適・調整済みの圧子
(8) 光（可視光線）照射	・照射口を窩洞に向け，必要な時間光照射	光照射器
(9) 圧子除去，隔壁除去，ラバーダム除去		
(10) 余剰溢出部の除去，形態修正	・余剰水と唾液の吸引除去 ・修復物のスプレー洗浄と乾燥	超微粒子ダイヤモンドポイント，仕上げ用カーバイドバー
(11) 仕上げ・研磨 （次回来院時に行う）	・余剰水と唾液の吸引除去 ・修復物のスプレー洗浄と乾燥	各種仕上げ用ポイント（ホワイトポイント，シリコンポイントなど），各種研磨用ストリップス・ジスク

表 5 - 2 クリアフィルメガボンドの操作手順と介助の要点

操作手順	介助の要点	使用器材
①スポンジあるいは小筆で窩洞壁面にプライマーを十分に塗布する.	・プライマーを混和皿に適量採取 ・ピンセットでスポンジをつかみ,プライマーを付けて術者に手渡し(あるいは小筆を用いる)	混和皿,スポンジ,小筆,プライマー
②20秒間処理後,弱圧エアブローで乾燥する(水洗は行わない).		
③ボンドを窩洞壁面に塗布し,エアを軽く吹きつけて均一な層にする.	・ボンドを混和皿に適量採取 ・ピンセットでスポンジをつかみ,ボンドを付けて術者に手渡し(あるいは小筆を用いる)	混和皿,スポンジ,小筆,ボンド
④光照射(10秒間)		光照射器

表 5 - 3 シングルボンドの操作手順と介助の要点

操作手順	介助の要点	使用器材
①スポンジあるいは小筆で窩洞壁面にスコッチボンドエッチャントを塗布する.	・スコッチボンドエッチャントを混和皿に適量採取 ・ピンセットでスポンジをつかみ,スコッチボンドエッチャントを付けて術者に手渡し(あるいは小筆を用いる)	混和皿,スポンジ,小筆,スコッチボンドエッチャント
②15秒間処理後,水洗する.余剰水分を小綿球あるいはスポンジで吸い取り,ブロットドライを行う(乾燥させない).	・ピンセットで小綿球あるいはスポンジをつかみ,術者に手渡し	
③シングルボンドアドヒーシブを窩洞壁面に2回塗布し,エアを軽く吹きつけて乾燥する.	・シングルボンドアドヒーシブを混和皿に適量採取 ・ピンセットでスポンジをつかみ,シングルボンドアドヒーシブを付けて術者に手渡し(あるいは小筆を用いる)	混和皿,スポンジ,小筆,シングルボンドアドヒーシブ
④光照射(10秒間)		光照射器

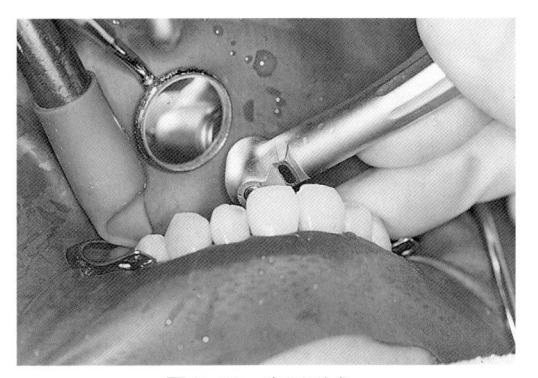

図5-10　窩洞形成.

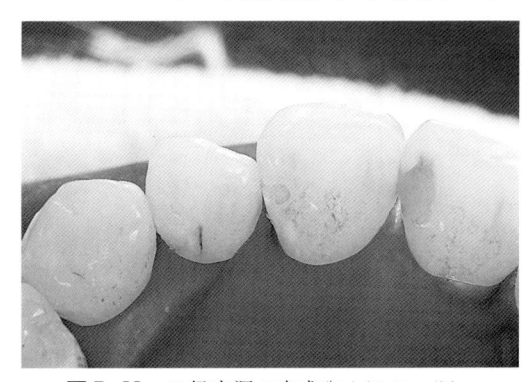

図5-11　3級窩洞の完成(|1)(ミラー像).

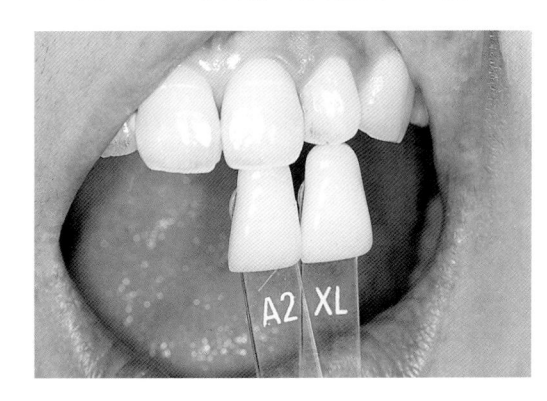

図5-12　シェードガイドによるレジンの色合わせ.

　(1) 前歯部隣接面窩洞では，小型の球状ダイヤモンドポイント(#440SS，松風)を用いて，舌側あるいは唇側から開拡しながら窩洞を概成する．
　(2) 窩洞内に齲蝕検知液を塗布して約10秒後に水洗し，検知液で赤く染色された罹患象牙質をラウンドスチールバー(#1～3)で注意深く除去する．染色されなくなるまで繰り返し行う．
　(3) 必要に応じて窩縁部にベベルを付与する．

4) 覆髄または裏層

　最近の象牙質接着システムではコンポジットレジンと窩壁象牙質の密着が得られるため，歯髄にかなり近接していても覆髄または裏層する必要性はなくなってきている．

5) レジンの色合わせ(図5-12)

　光重合タイプの製品は18種類近くのシェードを揃えたものが多いので，あらかじめ患歯の色調に合うようにシェードを選択する．術前あるいは窩洞形成後に，シェードガイドを使ってコンポジットレジンの色調を選択する．選択したレジンをあらかじめ窩洞外で重合硬化させて，その色調を確認すると色合わせは確実性を増す．

6) 隔壁の装着

　3級窩洞ではポリエステル製マトリックスバンドを歯間隣接面に装着した後，プラスチック製ウェッジ(ルーシーウェッジ)を下部歯間鼓形空隙に挿入して歯頸部を固定する(図5-13)．ウェッジを強く挿入することで歯間分離も同時に行える．2級窩洞ではリテーナーでマトリックスバンドを保持して患歯に装着し，歯頸部をウェッジで固定してバンドと歯頸部の密着を図る(図5-14)．

7) 窩洞内の接着歯面処理

　窩壁の接着処理に先立ち，歯面処理材から窩

38　I．保存修復学

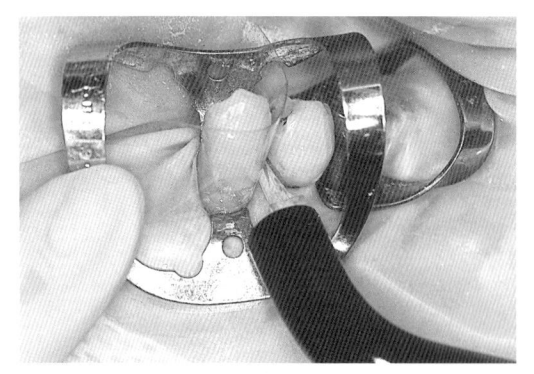

図5-13　3級窩洞の隔壁装着．

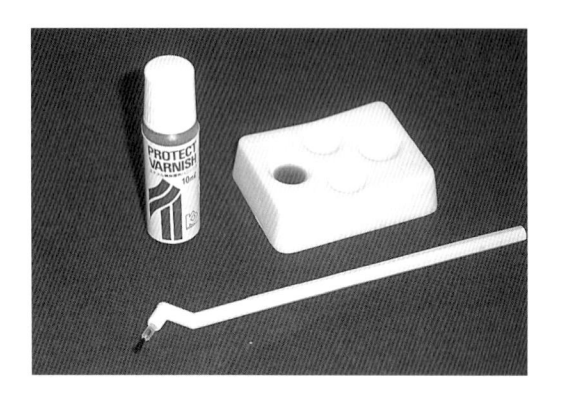

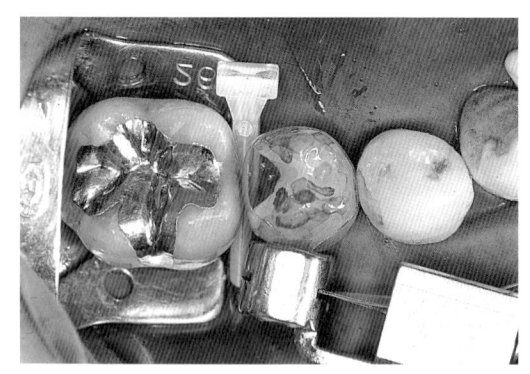

図5-14　2級窩洞の隔壁装着．

図5-15　歯面保護材(プロテクトバーニッシュ/GC社)．

　洞外の歯面を保護するために，プロテクトバーニッシュ(図5-15)などの歯面保護材を窩縁近くまで注意深く塗布する．
　コンポジットレジン修復を行ううえで，現在多用されている接着システムは，セルフエッチングプライマーを併用したシステムとセルフプライミングアドヒーシブを用いたシステム(ウェットボンディング)である．次に各々代表的な製品をとりあげ，接着の操作手順の概要を説明する．
①セルフエッチングプライマーを用いたシステム
　【例】クリアフィルメガボンド(クラレ社)
　(表5-2と図5-16)
②セルフプライミングアドヒーシブを用いたシステム
　【例】シングルボンド(3M社)

(表5-3と図5-17)
【接着システムを取り扱う上での注意点】
　(1)酸処理材でゲル状に固まっているものは，よく振ると元の液状に戻る．
　(2)酸処理材，プライマー，ボンディング材が，口腔粘膜や皮膚に触れた場合は，アルコールを含んだ綿花やガーゼでふき取った後，多量の水で水洗する．万一，眼に入った場合は直ちに多量の流水で洗眼し，必要に応じて眼科医の診察を受けさせる．
　(3)プライマーが付着した粘膜面は若干白くなるが，短期間で消失するので心配ない．
　(4)プライマーあるいはボンディング材は1液性と2液性があるので注意する．2液性のものは混和皿の同じ場所に等量ずつ採取する．

8)コンポジットレジンの充塡と重合
　歯面接着処理を施した後，コンポジットレジ

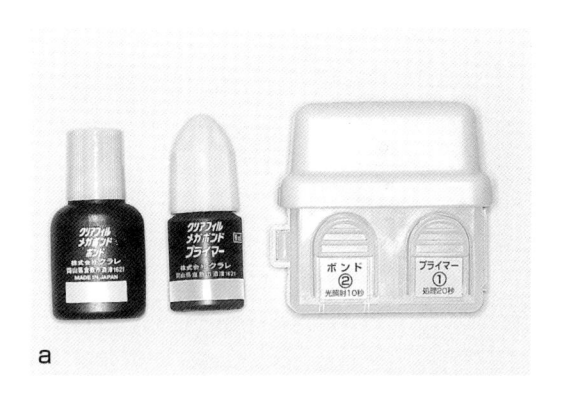

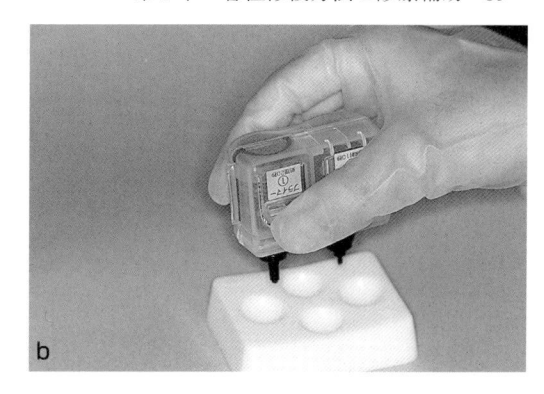

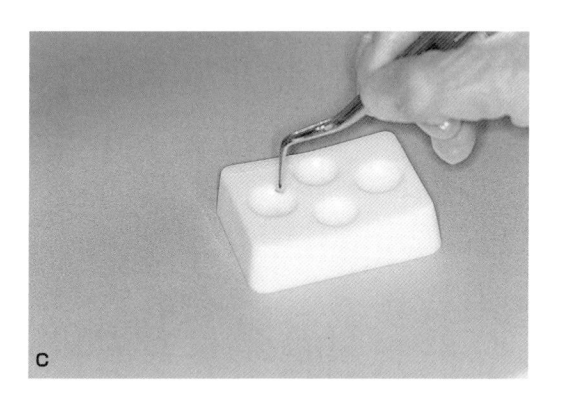

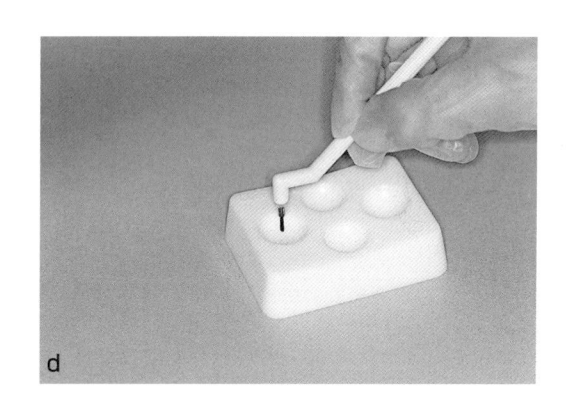

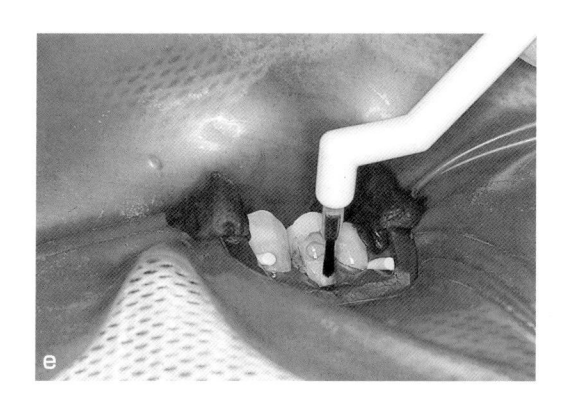

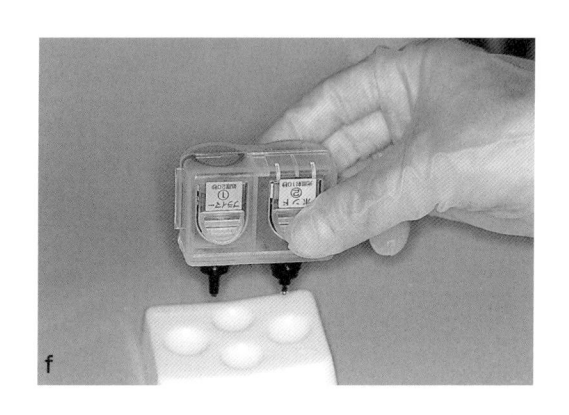

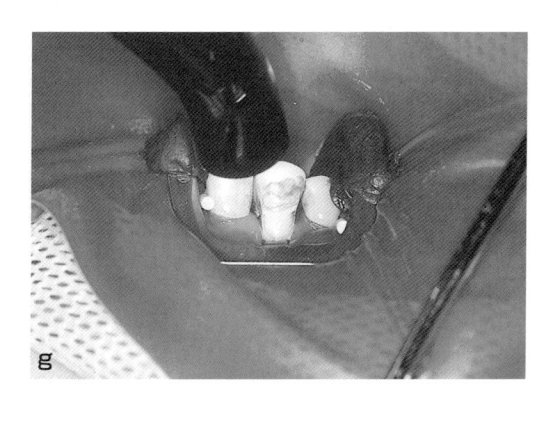

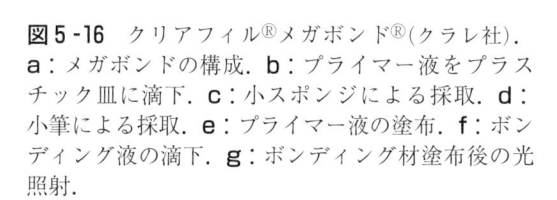

第5章 各種修復方法と診療補助　39

図5-16 クリアフィル®メガボンド®(クラレ社).
a：メガボンドの構成．b：プライマー液をプラスチック皿に滴下．c：小スポンジによる採取．d：小筆による採取．e：プライマー液の塗布．f：ボンディング液の滴下．g：ボンディング材塗布後の光照射．

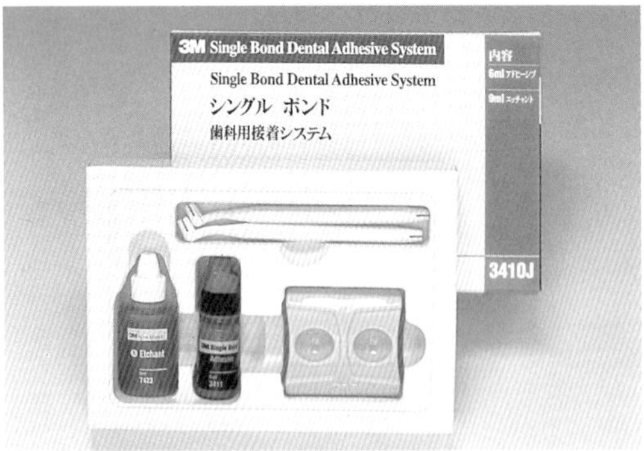

図5-17 シングルボンド®(3M社).

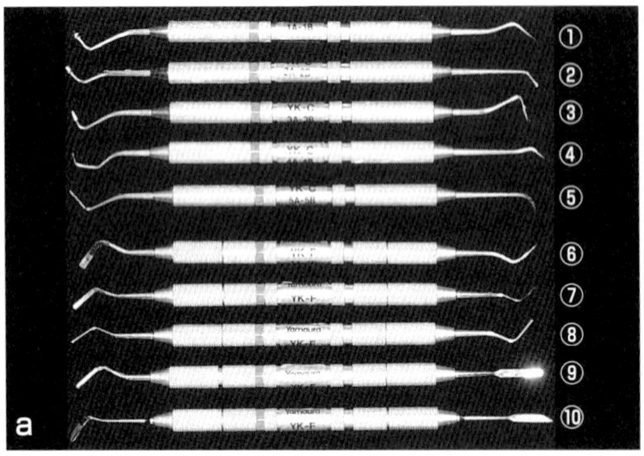

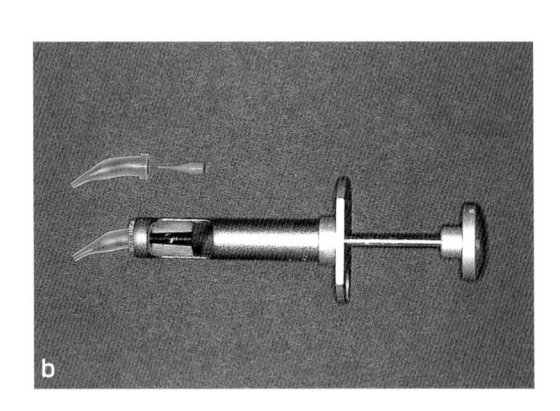

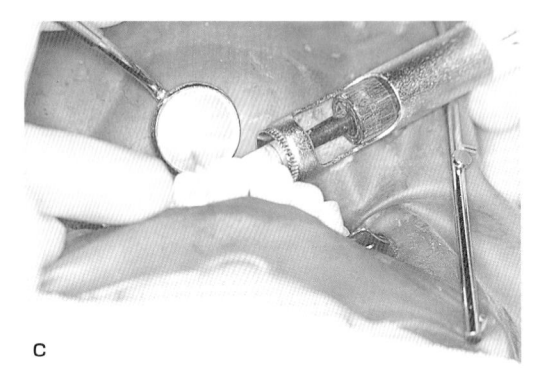

図5-18 コンポジットレジンの充填. a:YK式コンポジットレジン充填・形成器. b:CRシリンジ. c:CRシリンジによる充填.

ンを窩洞に充填する.

　レジンの充填にはコンポジットレジン充填・形成器またはCRシリンジを用いて，窩洞の隅角部から気泡の入らないように丁寧に充填する(図5-18). 窩洞の容積よりやや多めに充填し，外面形態を整えた後，各種マトリックス(あらかじめ調整しておいた圧子)で圧接し，光重合タイプのものは加圧下で光照射する(図5-19). 圧子の使用により，修復物の適合性向上，酸素遮断によるレジン表面の未重合層の回避，形態付与などの効果が得られる(図5-20).

【レジンペーストを取り扱う上での注意点】

(1) 2ペーストタイプ(化学重合タイプ)は等量ずつペーストを採取する. 採取する際に専用スパチュラの両端を使い分け，異なるペーストが容器内で混ざらないように注意する.

(2) 光重合タイプ(ボンディング材も含め)は窓際の自然光，照明ライトなどの光でも硬化が始まるので，使用直前にシリンジから取り出すか，あるいは採取後，専用黒色カバーで光を遮

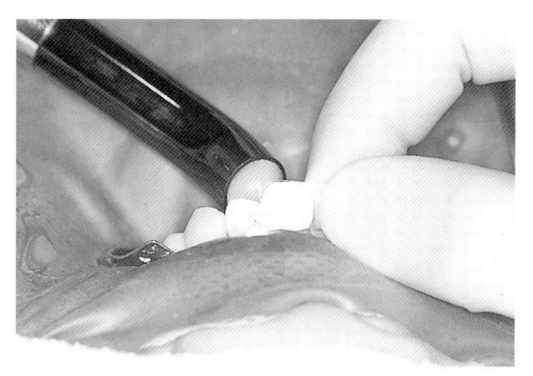

第5章 各種修復方法と診療補助 41

図5-19 ポリエチレン製ストリップスで圧接しながら光照射.

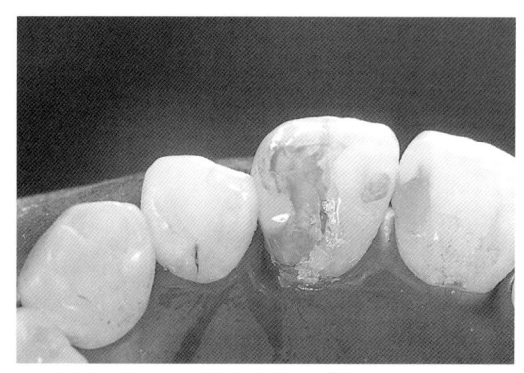

図5-20 圧子除去直後の所見(ミラー像).

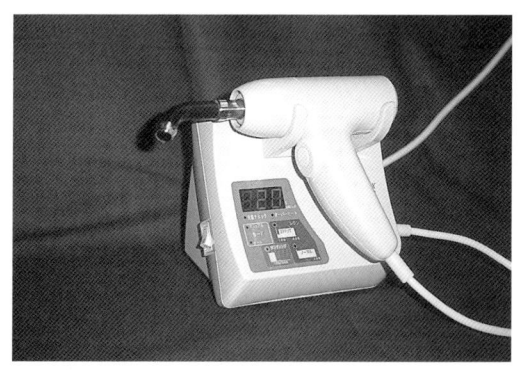

図5-21 可視光線照射器(キャンデラックス/モリタ社).

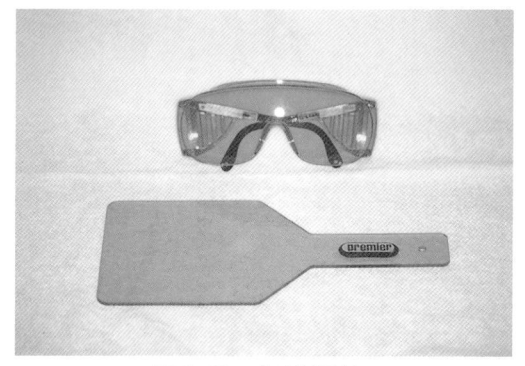

図5-22 光遮断用具.

蔽しておく.

（3）酸処理材，プライマー，ボンディング材も含め，容器の蓋は材料採取後，すみやかに閉めるように心がける.

（4）夜間など使用しない時間帯は，冷蔵庫に保管すると有効期間が長くなるが，使用時は室温に戻してから使用する.

【光照射時の注意事項】

（1）光照射は修復物の真上から行う．重合収縮の影響を抑えるために，はじめは弱い光，途中から強い光の2段階で照射する2ステップモードを採用している光照射器(**図5-21**)が，最近開発され臨床応用に至っている.

（2）レジンの色調が暗い場合は，若干長めの照射を行う.

（3）窩洞が深い(約2mm以上)場合，光が確実に届く深さで充填と光照射を繰り返す，いわゆる分割積層充填を行い，深層部レジンの硬化を確実にする.

（4）照射口中心部の光線を使うようにし，修復物表面が広い場合は，分割照射で全体が硬化するように注意する.

（5）照射口が汚れた場合は，アルコールガーゼで清拭する.

（6）光照射時には青い光は直視せず，光遮断用具(**図5-22**)を介して見るようにし，術者と介助者の眼の保護をはかる.

（7）ライトチェッカー(**図5-23**)を使って，光照射器の光強度を定期的に検査することが必要である.

9）余剰溢出部の除去，形態修正と咬合調整

ラバーダムを除去した後，歯頸部や唇側ある

42　I．保存修復学

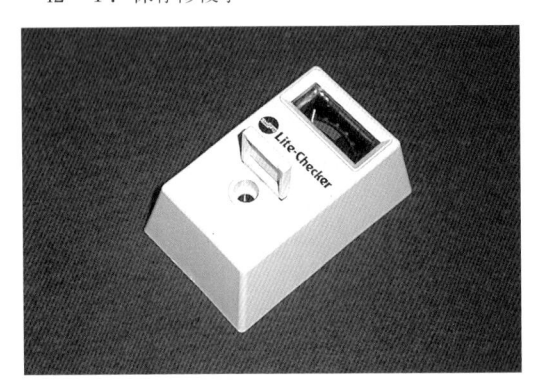

図5-23　ライトチェッカー(松風社).

いは舌面に溢出したレジンをおおまかに除去する．健康保険法では，コンポジットレジン修復物の即日研磨が認められているが，即日研磨を行うと，レジンの変色・着色やエナメル質窩縁周囲の亀裂を生じやすい，またその日に治療を終了してしまうと歯髄反応のチェックができないなどの理由で，充塡後24時間以上経過してから仕上げ研磨を行うべきである．修復当日は，超微粒子ダイヤモンドポイントを使って，過剰溢出部や咬合干渉部位の削除調整にとどめる．

10)コンポジットレジンの仕上げ研磨(図5-24, -25)

次回来院時に仕上げ研磨を行う．

【仕上げ研磨法と研磨時の注意点】

（1）平滑面と凹凸面は，ホワイトポイントを使って細部を仕上げ，シリコーンポイントで研磨を行う．広い範囲の平滑面に対してはディスク類が有効である．

（2）隣接面は，歯間分離を行った後，基本的にはストリップス類(メタルあるいはプラスチック)を用いる．

（3）ディスク類やストリップス類は，目の荒いものから細かいものへと順次使用する．

（4）研磨は摩擦熱によるレジン表面の劣化を

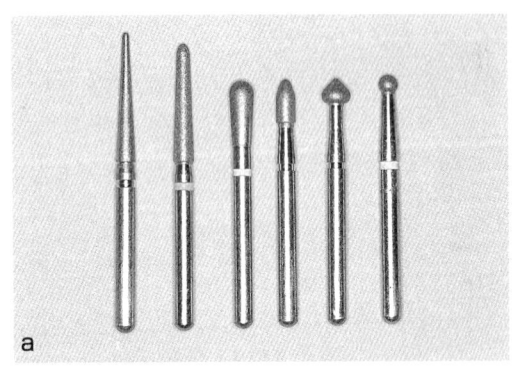

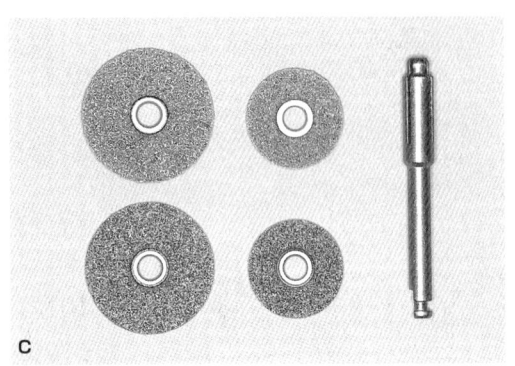

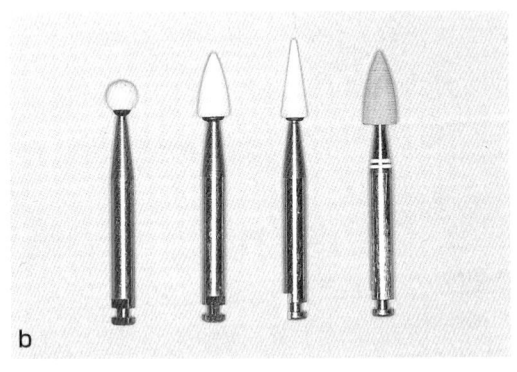

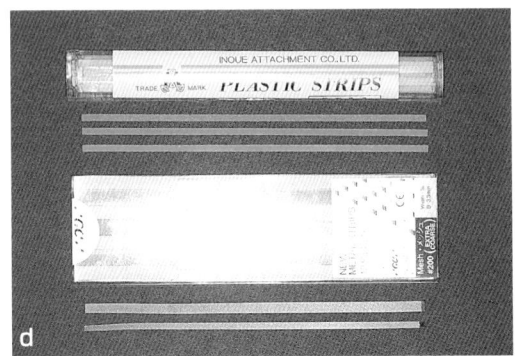

図5-24　コンポジットレジン研磨用具一式．a：超微粒子型研磨用ダイヤモンドポイント(高速用)．b：ホワイトポイントとシリコーンポイント(低速用)．c：研磨用ジスク(ソフレックスジスク/3M社)．d：ストリップス類(上：プラスチックストリップス，下：メタルストリップス)．

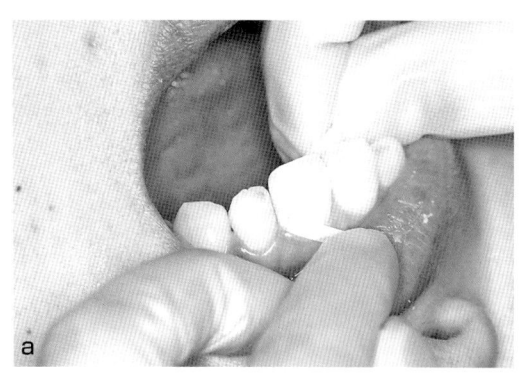

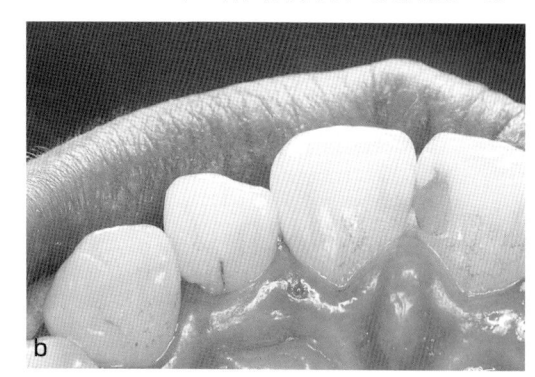

図5-25　a：隣接面の仕上げ研磨(プラスチックストリップスを使用)．b：仕上げ研磨後の所見(舌面はポイント類を使用)(ミラー像)．

避けるために，湿潤状態で行うことが望ましい．

B. アマルガム修復

a. アマルガム修復とは

アマルガムとは水銀と他の金属との合金の総称である．歯科用アマルガムは，銀，錫，銅を主成分とする金属粉末と水銀との混汞物であり，練和直後は泥状で可塑性があって，窩洞に充填することができる．練和してから一定時間経過後，アマルガムは結晶硬化して機械的強さが増加し，咀嚼に耐えうるようになる．このように歯科用アマルガムを使用した修復法をアマルガム修復と呼ぶ．

【アマルガム修復の特徴】

1）長所
（1）修復物と窩壁との適合性が良好である．
（2）機械的強度や耐腐食性が比較的優れている．
（3）修復操作が繁雑でなく，材料のコストも安い．
（4）歯髄に対する化学的刺激性がない．

2）短所
（1）縁端強さが弱いため，修復物の辺縁破折を生じやすい．
（2）修復物表面が黒変したり，歯質を黒く着色させることがある．

（3）熱・電気の良導体であり，異種金属と接触して一過性の疼痛を生じることがある．
（4）充填後，完全硬化まで時間がかかる．
（5）修復操作の良否によって，修復物の予後が大きく左右される．
（6）水銀の取り扱いには十分に注意する必要がある．

b. アマルガム合金の組成と種類

1）組成
アマルガム合金の基本的組成は，銀，錫，銅，亜鉛および水銀である．アマルガムの性能はこれらの配合比によって決定されるので，規格化されている．**表5-4**にアマルガム合金の組成，配合規格および役割を示す．

2）分類
（1）合金の形状から

①削片状合金(**図5-26**)：インゴットを切削した後，細粉化したもの．削りかすの形状をしている．

②球状合金(**図5-27**)：溶解したインゴットを不活性ガス中に噴霧して固体化させる．

③混合型合金(**図5-28**)：削片状合金と球状合金を混合させたもの．

（2）合金組成から

①四元合金：銀－錫－銅－亜鉛からなるもの．
②三元合金：銀－錫－銅からなるもの．無亜

表5-4 アマルガム合金の組成と役割

	JIS規格*	役 割
銀	40％以上	機械的・化学的強度の増加，硬化促進，膨張性に働く．
錫	25％以上	合金と水銀との練和を容易にする．一定量を超すと強度低下，硬化遅延，収縮性に働く．
銅	6％以下	操作性の向上，表面あれの防止，機械的強度の増加，膨張性に働く．
亜鉛	2％以下	溶解金属の脱酸剤（現在は亜鉛を加えない合金が主流）
水銀	3％以下	プレアマルガム合金中に含有，合金と水銀との練和を容易にする．

*ADA規格では，「銅，亜鉛，水銀およびその他の金属の総量が，銀または錫の量を超えないこと」とされている．

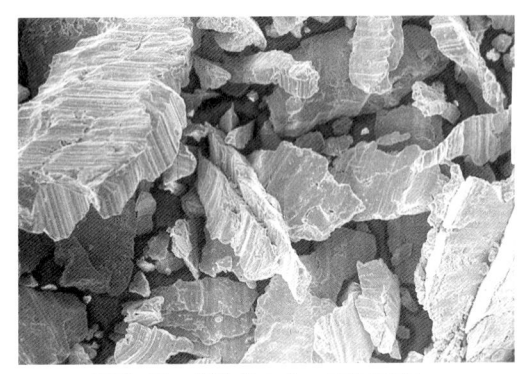

図5-26 削片状合金のSEM所見．

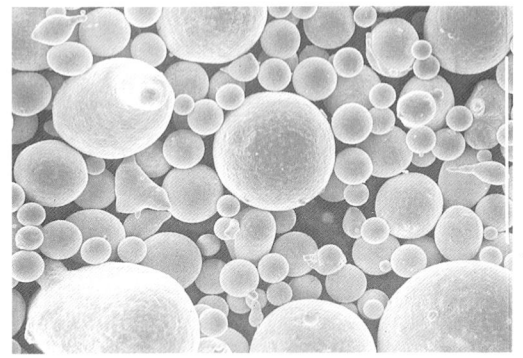

図5-27 球状合金のSEM所見．

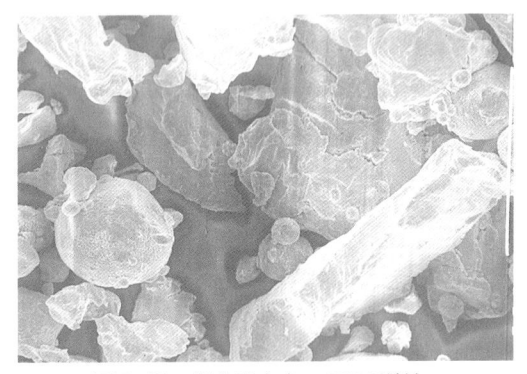

図5-28 混合型合金のSEM所見．

鉛合金とも呼ばれる．

③プレアマルガム合金：銀－錫－銅－亜鉛－水銀もしくは銀－錫－銅－水銀（無亜鉛合金）からなるもの．あらかじめ水銀を加えて合金との親和性を高めたもの．

（3）銅の含有量から

①従来型アマルガム合金：銅の含有量が6％以下の割合で含まれているタイプ．

②高銅型アマルガム合金：銅の含有量が6％以上の割合で含まれているタイプ．混合型合金と単一型合金がある．混合型合金は分散強化型とも呼ばれ，削片状合金中に銀－銅共晶球状合金を大量に分散している．単一型は銀－錫－銅からなる球状型三元合金である．

c．アマルガム修復の適応症

1級窩洞，2級窩洞，MOD窩洞および5級窩洞．

以上の窩洞で，内側性傾向の強いものが最適である．ピンやスクリューポストならびに隔壁法の使用によって，外側性窩洞や支台築造にも応用できるが，あまり一般的ではない．

d．アマルガム窩洞の特徴

アマルガム修復では一般的な窩洞条件とともにアマルガムの材料特性を考慮した窩洞のデザ

インが必要である．

1）窩洞外形：予防拡大の要求を満たして外形線は丸味のある緩性曲線とし，咬頭や隆線は極力保存する．また仕上げ・研磨操作が容易に行える位置に設定する．

2）保持形態：基本的には箱形とし，要所に角形穿下を付与する．必要に応じて階段，鳩尾形などの補助的保持形態を付与する．

3）抵抗形態：修復物の破折防止のために一定の厚みを与え，2級窩洞の髄側軸側線角は丸味を与える．歯質の破折防止のために辺縁隆線部は外開きとし，咬頭・隆線は極力保存する．

4）便宜形態：2級窩洞の咬合面辺縁隆線部の頰舌的拡大は，形成・充塡に不便でない程度に開く．

5）窩縁形態：窩縁斜面は付与せず，窩縁隅角は直角もしくは鈍角とする．隣接面へ移行する外形線は90度近くで歯表面と交わるようにし，必要に応じてリバースカーブを付与する．

e．アマルガム修復の手順と介助

修復操作の一般的な手順，使用器材ならびに介助の要点を**表5-5**に示す．

次に2級アマルガム修復法について術式の概要を示す．

1）局所麻酔とラバーダム防湿(図5-29)

必要に応じてまず局所麻酔を行う．次に，アマルガム修復を行ううえでラバーダム防湿は必須である．ラバーダム防湿によりアマルガムの充塡および彫刻操作を容易にし，また硬化前の水分との接触を遮断して物性ならびに窩壁適合性の良好なアマルガム修復物を作製できる．接着性アマルガム修復を行う場合は，アマルガムと歯質の良好な接着を得るためにもラバーダム防湿は必要である．

2）窩洞形成

高速切削により窩洞概成を行う．齲蝕検知液を用いながら低速切削で罹患象牙質を完全に除去する(図5-30)．窩洞深部が歯髄に近接した場合は水酸化カルシウム製材で覆髄を行い，その上にカルボキシレートセメントあるいはグラスアイオノマーセメントで便宜裏層を施した後，窩洞形態を整える(図5-31)．

1級窩洞では洋梨状カーバイドバー(#330)を用いて形成すると，内開き型の保持形態が付与される．シリンダー型ダイヤモンドポイントを用いて箱形窩洞を形成した場合，窩洞の要所にインバーテッドコーンバーにより角形穿下や添窩を付与する．

3）歯髄保護

アマルガム自体には歯髄刺激性はほとんど認められないが，深い窩洞には断熱やガルバニーショック防止のためにセメントによる裏層を行う．また，アマルガム成分の浸透による歯質黒染や初期辺縁漏洩を防ぐ目的でキャビティーライナーなどのバーニッシュ類を窩壁に塗布する．接着性アマルガム修復を行う場合，歯面処理後に接着性レジン系ライナーを塗布する．

4）隔壁の装着(図5-32)

2級窩洞やMOD窩洞ではタッフルマイヤー型リテーナーなどを使って金属製マトリックスバンドを患歯に装着し，歯間部に木製ウェッジを挿入してバンドと窩洞・歯頸側窩縁の密着を図り，アマルガムの歯肉側への溢出を防止する．

5）アマルガムの練和

（1）合金と水銀の計量

製品によって合金と水銀の比率(混汞比)は異なるが，各製品の指示通りに正確な計量を行わなければならない．合金には粉末状，錠剤型の2種類があり，粉末状合金または水銀は蓋型計量器(ディスペンサー)で計量してカプセルに採取する．錠剤型合金を使う場合，これを細かく粉砕するためにペッスル(鋼鉄製，短棒状)もいっしょにカプセルに入れる．また，一定量の合金と水銀が1つのカプセルに封入されたタイ

46　Ⅰ．保存修復学

表 5-5　アマルガム修復の一般的な操作手順と介助の要点

操作手順	介助の要点	使用器材
(1) ラバーダム防湿 　（必要に応じて防湿前に局所麻酔を行う）	・ラバーダムシート装着の介助． ・局所麻酔薬のカートリッジを注射器にセットして術者に手渡し	ラバーダム防湿用器具一式 カートリッジ式注射器，局所麻酔薬
(2) 窩洞形成 ① 窩洞概成(高速切削) ② 齲蝕検知液を併用しながら罹患象牙質除去(低速切削) ③ 必要に応じて覆髄および便宜裏層を行い，角形穿下付与・窩洞完成	・余剰水と唾液の吸引除去． ・窩洞のスプレー洗浄と乾燥． ・齲蝕検知液塗布から10秒後に水洗・乾燥． ・覆髄材あるいは裏層材を練和紙上に採取して練和． ・裏層器とともに術者に手渡し．	ダイヤモンドポイント，ラウンドバー，齲蝕検知液覆髄材，裏層材，裏層器
(3) 歯髄保護 キャビティーライナーの塗布 ＊接着性アマルガム修復の場合歯面処理後，接着性レジン系ライナーを塗布	・ピンセットに挟んだ小綿球にキャビティーライナーを浸して術者に手渡し． ・各種接着システムの術式にしたがう．	キャビティーライナー，小綿球 スーパーボンドC&B，フルオロセメントなど
(4) 隔壁の装着(2，3級窩洞など)		隔壁，隔壁装着用器材一式
(5) アマルガムの練和	・合金粉末および水銀を計量し，カプセルに採取(カプセル封入したものあるいは自動練和器では必要ない)． ・カプセルをアマルガムミキサーに装着，タイマーセットして練和．	アマルガム合金粉末，水銀，カプセル，アマルガムミキサー
(6) アマルガムの充填	・練和物(アマルガム泥)をアマルガムディッシュに移す． ・アマルガムキャリアーの先端に練和物を採取し，術者に手渡し ・アマルガム輸送後のキャリアーを受け取り，アマルガム充填器を手渡し． ・必要に応じて以上を繰り返す．	アマルガムディッシュ，アマルガムキャリアー，アマルガム充填器
(7) 彫刻・形成(カービング)	・やや多めに充填を完了した後，バーニッシャーを手渡し． ・過剰充填部を除去した後，少し硬くなってからカーバーを手渡し． ・カービング終了後，バーニッシャーを手渡し，2回目のバーニッシュ．	アマルガムバーニッシャー，アマルガムカーバー
(8) 隔壁除去，ラバーダム除去，咬合調整	・咬合紙をホルダーに付けて手渡し．	咬合紙，咬合紙ホルダー
(9) アマルガム修復物の仕上げ研磨	・余剰水と唾液の吸引除去． ・修復物のスプレー洗浄と乾燥．	(湿式研磨)フィニッシングバー，ラバーカップ，ポリペースト (乾式研磨)フィニッシングバー，シリコンポイント

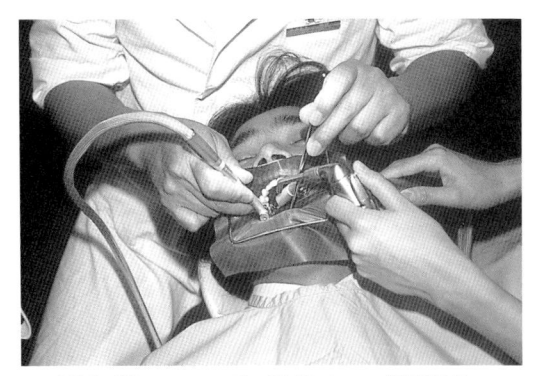

図5-29 ラバーダム防湿下での窩洞形成.

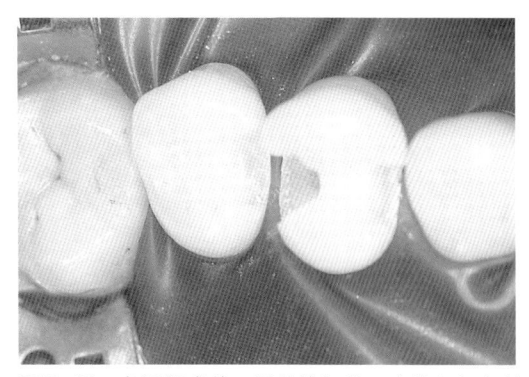

図5-30 窩洞概成後，齲蝕検知液で赤染された軟化象牙質第1層を完全に除去.

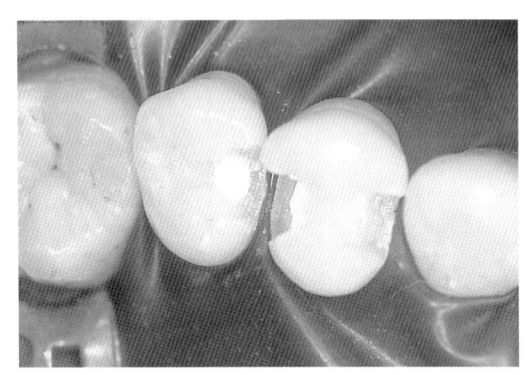

図5-31 覆髄と裏層を行い，窩洞形態を修正. 4┘：MOD窩洞，5┘：MO窩洞.

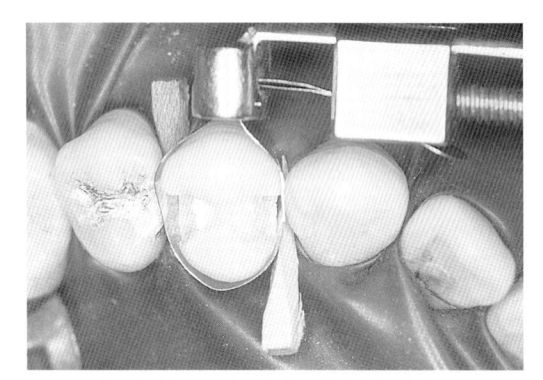

図5-32 MOD窩洞に隔壁を装着.

プのものも市販されている．

　混汞比はアマルガムの操作性や物性に大きな影響を及ぼす．

〈水銀不足の場合〉

・練和物がボソボソで輸送ならびに充塡しにくい．
・硬化時間が短くなり，硬化後の収縮傾向が大きい．
・多孔性となり，窩壁適合性，物性ならびに耐蝕性が劣る．

〈水銀過多の場合〉

・練和物の流動性が高くて十分な加圧ができない．
・硬化時間が長くなり，硬化後の膨張傾向が大きい．
・物性が劣る．

（2）練和

　アマルガムミキサー(**図5-33**)にカプセルをセットして，所定時間機械練和を行う．練和時間は，合金やミキサーの種類，練和量によって異なるので注意を要する．練和時間もアマルガムの操作性や物性に影響を及ぼす．

〈練和不足の場合〉

・硬化時間が長くなり，硬化後の膨張傾向が大きい．
・多孔性となり，窩壁適合性，物性ならびに耐食性が劣る．

〈過剰練和の場合〉

・硬化時間が短くなり，硬化後の収縮傾向が大きい．
・物性が低下し，窩壁適合性も劣る．

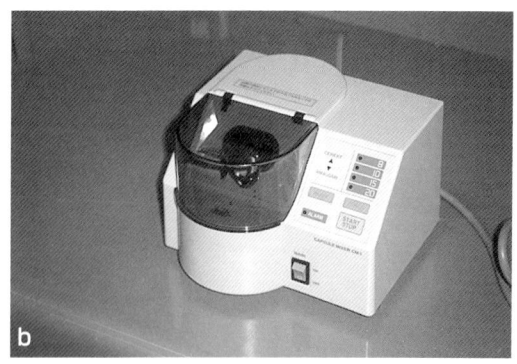

図5-33 a：Dentomat（Degussa社）．b：カプセルミキサー CM-1（GC社）．

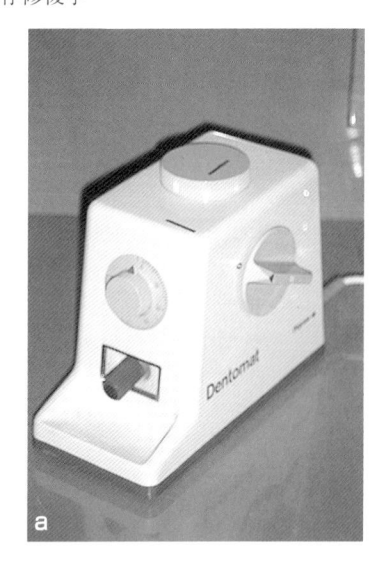

6）アマルガムの充填

アマルガムキャリアーの先端にアマルガム泥を採取して窩洞の隅角部に適量輸送し，アマルガムコンデンサーで緊密に加圧しながら充填する（図5-34）．輸送→充填を手早く繰り返しながら，必ず過剰に盛り上がるまで行い，十分に加圧した後，表層の過剰部をアマルガムバーニッシャーなどで除去する（図5-35）．過剰充填して加圧することによりアマルガム泥中の余分な水銀が浮上してくる．この過剰部を円錐型ヘッドのバーニッシャーで除去することにより，窩洞内のアマルガム中の水銀量を減少させて物性を向上させ，かつ咬合面形態の概略を付与できる．また硬化前のアマルガム泥には手指で直接触れないように十分に注意する．

7）彫刻・形成（カービング）

アマルガム泥が少し硬くなりはじめたら，アマルガムカーバーで窩洞外溢出部を除去するとともに修復物外形を彫刻して整える（図5-36）．2回目のバーニッシュを行ってアマルガム表面を滑沢にする（図5-37）．

8）咬合調整

ラバーダムを除去した後，咬合紙を介在して軽くタッピングさせ，対合歯との接触関係を印記させる．過高部が認められたならば，カーバーで削除して咬合状態を調整する（図5-38）．

アマルガムは最終硬化まで時間がかかり，充填直後は物性が十分ではないので，硬いものを咬まないように患者に注意を与える．

なお，以上の操作で用いるYK式アマルガム充填・形成器を図5-39に示した．

9）アマルガム修復物の仕上げ研磨

充填後24時間以上経過してから仕上げ研磨を行う．アマルガムは60℃以上に加熱されると水銀が遊離してきて物性が劣化するので，研磨時の摩擦熱の発生には十分注意する．研磨法には湿式と乾式がある．

（1）湿式研磨

まずフィニッシングバーで形態修正と粗仕上げを行った後，ラバーカップにポリペースト（ファースト）をつけて粗研磨，次にラバーカップにポリペースト（ファイナル）をつけて艶出し研磨を行う．

（2）乾式研磨（図5-40）

フィニッシングバーを用いた後，送風しながらシリコンポイント（茶）で粗研磨，次にシリコンポイント（緑）で艶出し研磨を行う．隣接面はストリップス類を用いて仕上げ研磨を行う．

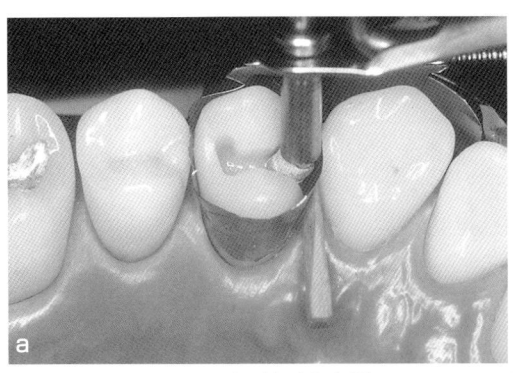

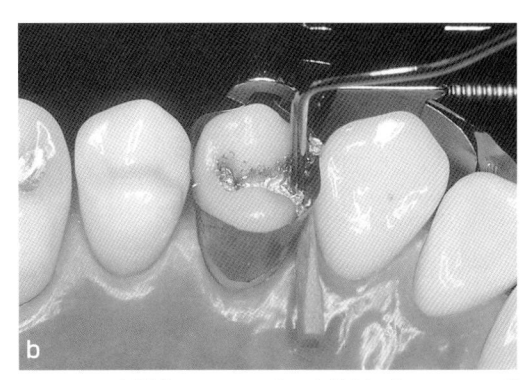

第 5 章　各種修復方法と診療補助　49

図 5-34　アマルガム泥の輸送と充填．**a**：アマルガムキャリアーで窩洞内にアマルガムを輸送．**b**：アマルガムコンデンサーで加圧充填．

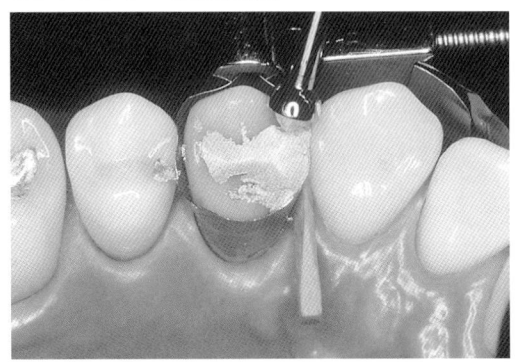

図 5-35　過剰充填部をアマルガムバーニッシャーで除去．

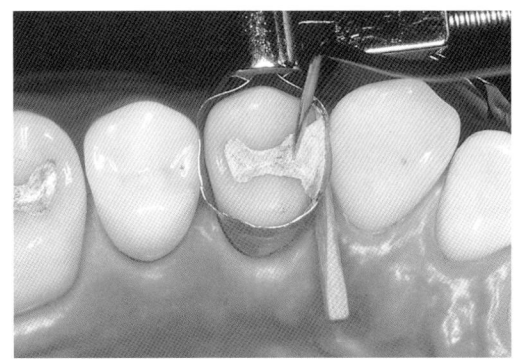

図 5-36　アマルガムカーバーで修復物外形を彫刻．

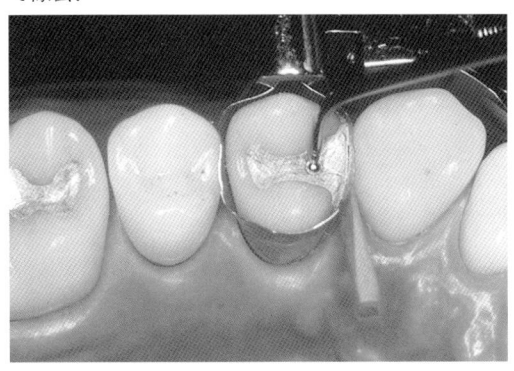

図 5-37　2回目のバーニッシュ．

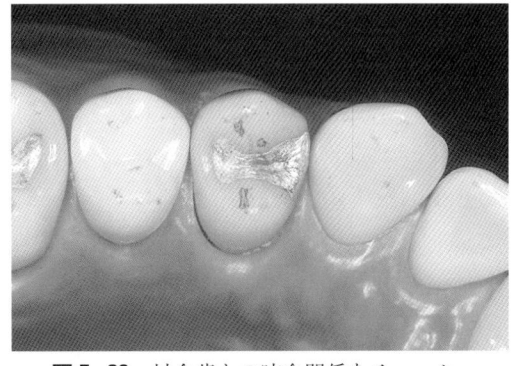

図 5-38　対合歯との咬合関係をチェック．

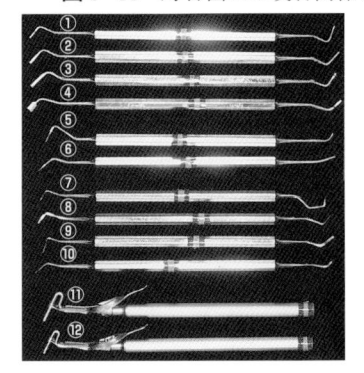

図 5-39　YK式アマルガム充塡・形成器(①〜④：アマルガムコンデンサー，⑤，⑥：アマルガムバーニッシャー，⑦〜⑩：アマルガムカーバー，⑪，⑫：アマルガムキャリアー)．

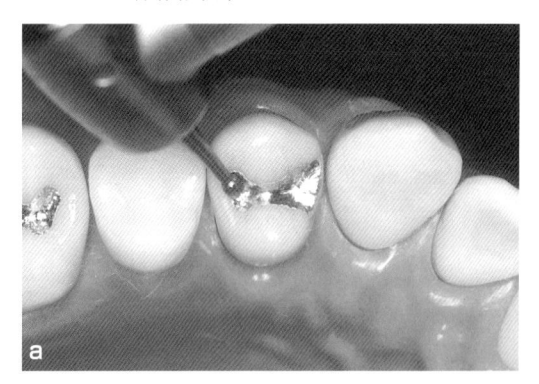

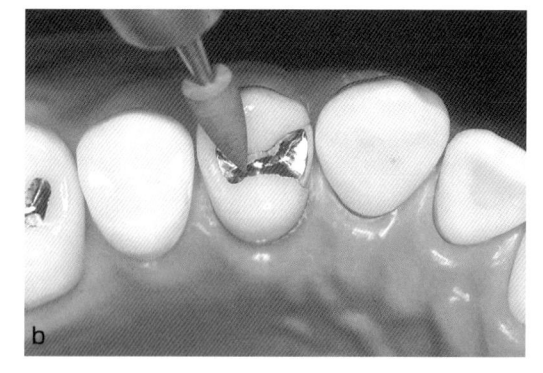

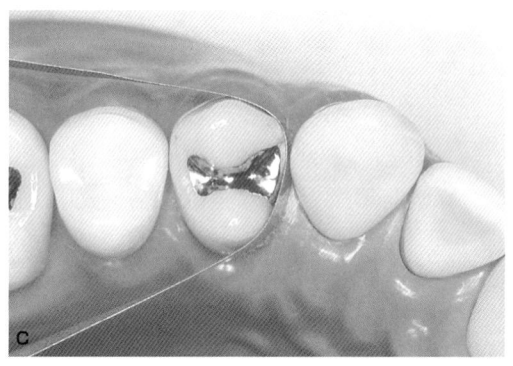

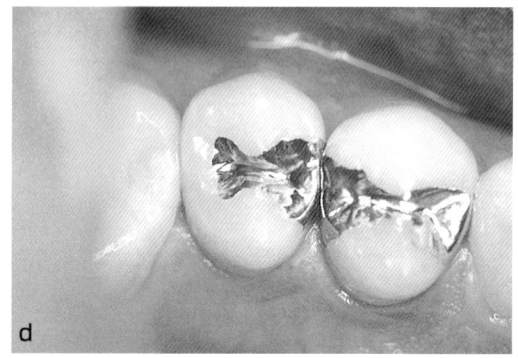

図5-40 アマルガム修復物の乾式研磨．**a**：フィニッシングバーで粗仕上げ．**b**：まずシリコンポイント(茶)で粗研磨，次にシリコンポイント(緑)で艶出し研磨．**c**：隣接面はストリップス類を用いて仕上げ研磨．**d**：仕上げ研磨終了後の所見(a～c：模型上, d：口腔内).

C. グラスアイオノマーセメント修復

a. グラスアイオノマーセメント修復とは

　グラスアイオノマーセメントは1972年にWilsonとKentによって開発されたもので，粉末(ガラス)と液(高分子有機酸)の酸－塩基反応によって生成する高分子ゲルである．練和直後は可塑性があり，数分間でゲル化して硬化する．グラスアイオノマーセメントには合着用と修復用があるが，修復用グラスアイオノマーセメントを用いて窩洞を充塡する修復法をグラスアイオノマーセメント修復と呼ぶ．

　近年，グラスアイオノマーセメントは多様化してきている．従来のグラスアイオノマーセメントは基本的には酸－塩基反応によって硬化するセメントであるが，最近，レジン成分を添加したものが製品化されている．

【グラスアイオノマーセメント修復の特徴】

1）長所

（1）歯質や非貴金属と接着性を有する．

（2）色調や透明度ならびに熱膨張係数が天然歯と類似している．

（3）フッ素を含有し，かつリリースすることにより，抗齲蝕性を有する．

（4）歯髄に対する刺激性がほとんどない．

2）短所

（1）感水性をもち，硬化途中で水分に触れると白濁する．

（2）硬化後，過度に乾燥すると，表面に微細な亀裂を生じて白濁して見える．

（3）物性が十分とはいえず，水中溶解率が比較的高い．

表5-6 従来型グラスアイオノマーセメントの粉末と液の主成分

粉　末	液
フッ化アルミノシリケートグラス 　シリカ，アルミナ，フッ化ナトリウム， 　フッ化カルシウム，フッ化アルミニウム， 　リン酸アルミニウム	ポリカルボン酸水溶液 　アクリル酸／イタコン酸共重合体　あるいは 　アクリル酸／マレイン酸共重合体 酒石酸

表5-7 レジンモディファイドグラスアイオノマーセメントの粉末と液の主成分

粉　末	液
フッ化アルミノシリケートグラス 重合促進剤	ポリカルボン酸水溶液，酒石酸 ハイドロキシエチルメタクリレート（HEMA） ウレタンジメタクリレート（UDMA） 各種機能性モノマー，重合開始剤（光，化学）

b. グラスアイオノマーセメントの種類と組成

1）従来型グラスアイオノマーセメント

基本的に粉末（ガラス）と液（高分子有機酸）の酸-塩基反応によって硬化する．表5-6に従来型グラスアイオノマーセメントの粉末と液の主成分を示した．

2）レジンモディファイドグラスアイオノマーセメント（ハイブリッドセメント）

従来のグラスアイオノマーセメントの成分に単にレジン成分を配合し，それらの光重合あるいは化学重合反応もセメントの硬化に利用するタイプ（光硬化型あるいは化学硬化型）と，レジン基を液成分に結合させ，硬化物の構造強化をはかったタイプ（レジン強化型グラスアイオノマーセメント）の2種類がある．表5-7にレジンモディファイドグラスアイオノマーセメントの粉末と液の主成分を示した．

c. グラスアイオノマーセメント修復の適応症

くさび状欠損，歯頸部窩洞，根面窩洞，3・5級窩洞，乳臼歯咬合面窩洞

＊口呼吸患者は禁忌，咬合負担の大きい部位は避けたほうがよい．

d. グラスアイオノマーセメント窩洞の特徴

グラスアイオノマーセメント修復では，一般的な窩洞条件とともに，グラスアイオノマーセメントの材料特性を考慮した窩洞のデザインが必要である．

1）窩洞外形：罹患歯質を除去するにとどめ，なるべく健全歯質の保存に努める．

2）保持形態：修復材の接着性を生かして，基本的には特別な考慮を必要としない．

3）抵抗形態：グラスアイオノマーセメントは脆性材料であるために，修復物辺縁は十分な厚みがとれるように配慮する必要がある．

4）便宜形態：3級窩洞の場合，唇側あるいは舌側に開放する．

5）窩縁形態：窩縁斜面は付与せず，窩縁隅角は鈍角として修復物辺縁が薄くならないように注意する．また，遊離エナメル質は残さずに除去する．

e. グラスアイオノマーセメント修復の手順と介助

修復操作の一般的な手順，使用器材ならびに介助の要点を表5-8に示す．

表 5-8 グラスアイオノマーセメント修復の一般的な操作手順と介助の要点

操作手順	介助の要点	使用器材
(1) ラバーダム防湿 （必要に応じて防湿前に局所麻酔を行う）	・ラバーダムシート装着の介助. ・局所麻酔薬のカートリッジを注射器にセットして術者に手渡し.	ラバーダム防湿用器具一式 カートリッジ式注射器, 局所麻酔薬
(2) 窩洞形成 ①窩洞概成（高速切削） ②齲蝕検知液を併用しながら罹患象牙質除去（低速切削）	・余剰水と唾液の吸引除去. ・窩洞のスプレー洗浄と乾燥. ・齲蝕検知液塗布から10秒後に水洗・乾燥.	ダイヤモンドポイント, ラウンドバー, 齲蝕検知液
(3) 覆髄（間接覆髄は必要ないが, 直接覆髄は水酸化カルシウム製剤等を応用する）	・直接覆髄法に準じる.	直接覆髄剤, 減菌練板, 減菌練和紙, 小筆, 裏層器
(4) グラスアイオノマーセメントの色あわせ	シェードガイドを水に濡らして患歯に近づける.	シェードガイド
(5) 圧子の試適（3, 5級窩洞, WSDなど）		各種圧子
(6) 窩洞清掃（ポリアクリル酸の塗布, 水洗・乾燥, 省略される場合もある）	・筆あるいはスポンジに液をとり, 術者に手渡し.	ポリアクリル酸（デンティンコンディショナー）
(7) グラスアイオノマーセメント充填 （充填器またはCRシリンジによる充填） 形態付与 （圧子による圧接賦形, または充填器による賦形）	・練和紙上に粉末と液を採取して練和. ・CRシリンジを使用する場合はチップ内に練和泥を填入. ・レジン充填器またはCRシリンジを手渡し.	グラスアイオノマーセメント（粉末と液）, レジン充填器, CRシリンジ, 試適・調整済みの圧子
(8) 光硬化型の場合：光（可視光線）照射	・照射口を窩洞に向け, 必要な時間光照射.	光照射器
(9) 圧子除去, 余剰溢出部の除去（探針）, バーニッシュの塗布, ラバーダム除去	・小綿球をピンセット先端で把持し, バーニッシュの液を浸して術者に手渡し.	小綿球, バーニッシュ
(10) 形態修正, 仕上げ・研磨 （次回来院時に行う）	・余剰水と唾液の吸引除去. ・修復物のスプレー洗浄と乾燥.	超微粒子ダイヤモンドポイント, 各種仕上げ用ポイント（ホワイトポイント, シリコンポイントなど）, 各種研磨用ストリップス・ジスク

第5章 各種修復方法と診療補助　53

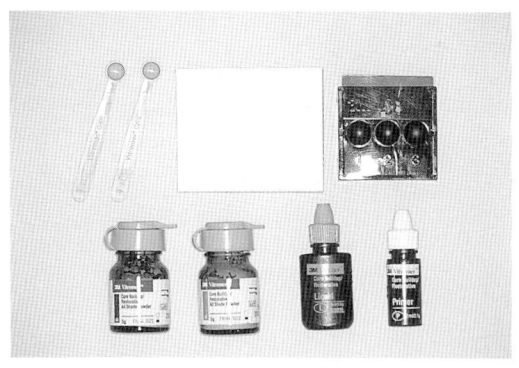

図5-41　ビトレマー™(3M社).

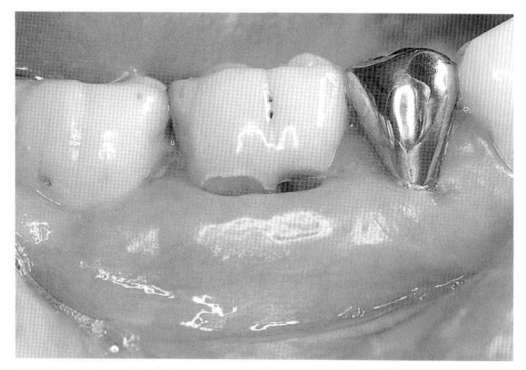

図5-42　歯肉縁下に拡大した齲蝕(|6̄)(ミラー像).

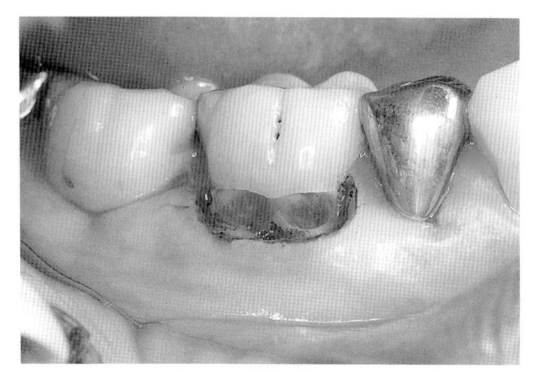

図5-43　電気メスで歯肉切除(ミラー像).

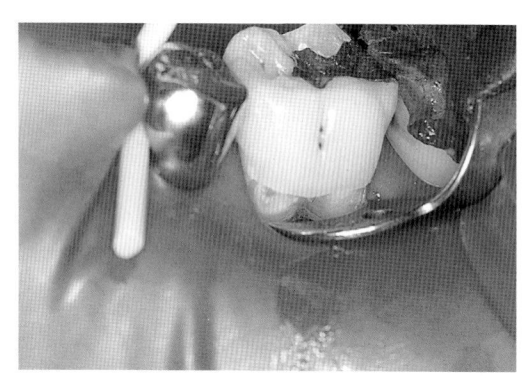

図5-44　歯頸部窩洞完成.

次に光硬化型グラスアイオノマーセメント（ビトレマー）(図5-41)を用いた歯頸部齲蝕の修復法について術式の概要を示す．

1）局所麻酔とラバーダム防湿

必要に応じて局所麻酔を行うが，歯質削除量の少ないグラスアイオノマーセメント修復では必要としない場合も多い．この症例のような歯肉縁下齲蝕(図5-42)では局所麻酔を施した後，電気メス等で歯肉切除を行って齲蝕の罹患範囲を明確にしてから窩洞形成を行う(図5-43).

ラバーダム防湿はすべての成形修復にとって必要な前処置である．とくにグラスアイオノマーセメント修復では，感水防止に有効な手段である．窩洞形成前にラバーダムの装着が困難な症例では，窩洞完成後にラバーダム防湿を行ってもよい．

2）窩洞形成(図5-44)

グラスアイオノマーセメントを用いる場合，罹患歯質を除去するにとどめた歯質保存的な窩洞形態とする．ただし修復物辺縁が薄くならないように窩縁部を形成する．

3）歯髄保護

窩底部が歯髄にかなり近接しても間接覆髄は必要とせず，グラスアイオノマーセメントを象牙質に接着させる．ただし，直接覆髄の場合には水酸化カルシウム等を応用する．

4）色合わせ

各製品付属のシェードガイドを用いて色合わせを行う．

5）圧子の試適

5級窩洞あるいはWSD窩洞では窩洞の大きさにあったサービカルマトリックスを選択する．必要ならばトリミング(図5-45)を行って圧子

54　Ⅰ. 保存修復学

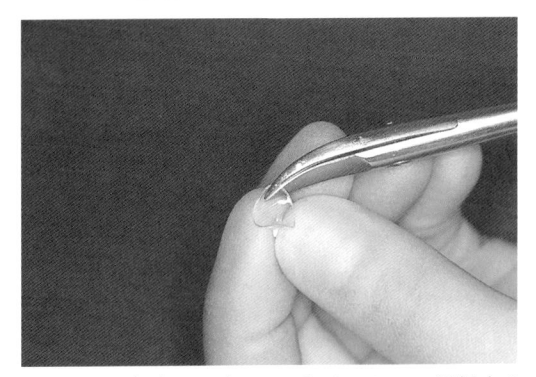

図 5-45　透明サービカルマトリックスの辺縁をトリミング.

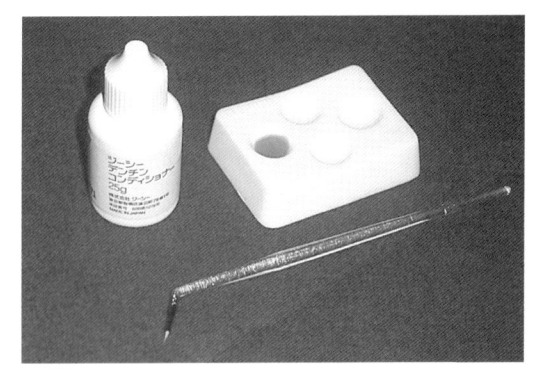

図 5-46　デンチンコンディショナー™(GC社).

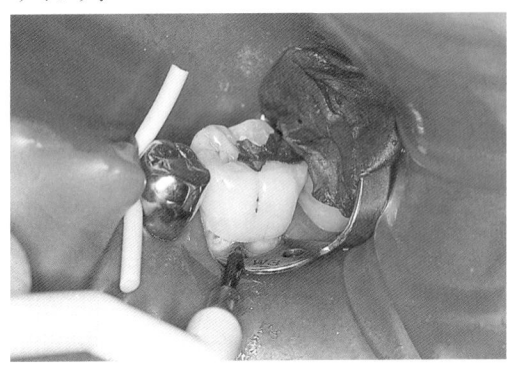

図 5-47　プライマーの塗布.

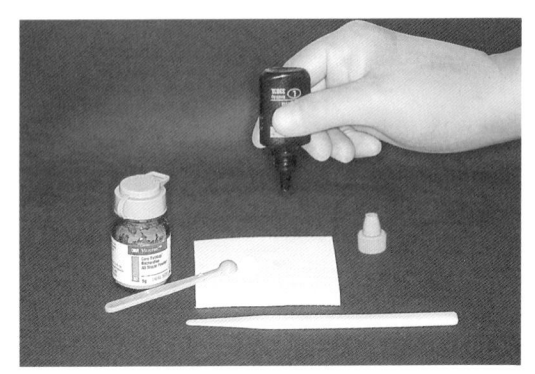

図 5-48　練和紙上に粉末と液を採取.

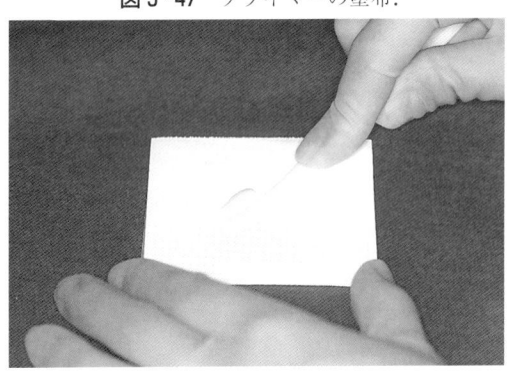

図 5-49　30秒程度で均一に練和.

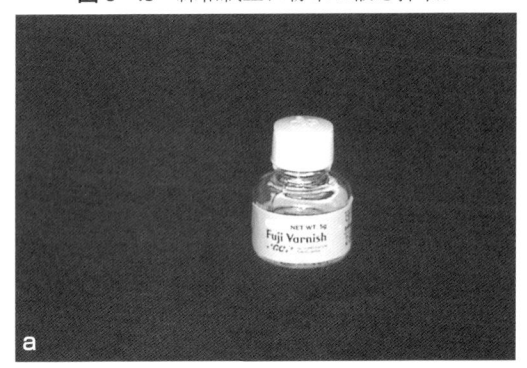

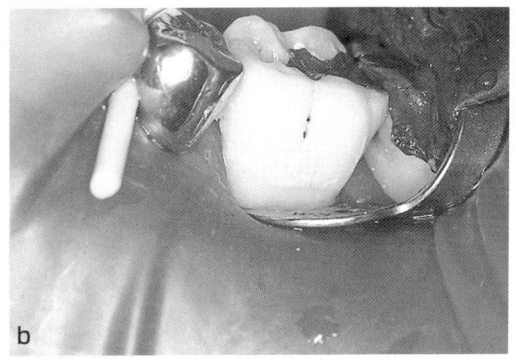

図 5-50　a：フジバーニッシュ(GC社)．b：充塡後バーニッシュを塗布して乾燥.

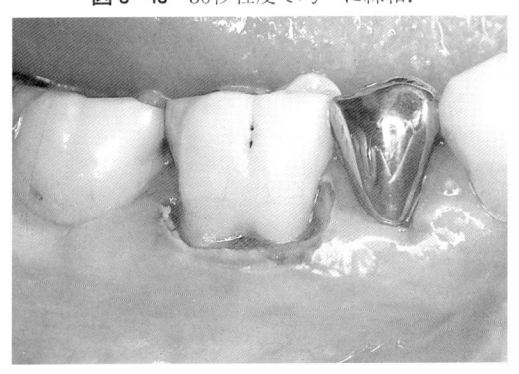

図 5-51　仕上げ研磨後の所見(ミラー像).

の大きさを調整する．

6）窩洞清掃／歯面処理

従来型グラスアイオノマーセメントでは，デンチンコンディショナー(図5-46)などのポリアクリル酸水溶液を応用することにより，窩壁に付着したスミア層を除去して接着性の向上が図れる．

レジンモディファイドグラスアイオノマーセメントでは接着性を高めるために，各製品付属のプライマーを応用する(図5-47)．ビトレマー付属のプライマーは窩洞全体に塗布して30秒間放置後，よく乾燥してから20秒間光照射する．

7）グラスアイオノマーセメントの練和

（1）粉液の計量と採取(図5-48)

①粉末の入った瓶を軽く振って粉をほぐし，専用の計量スプーンですり切れ一杯の量を正確に計量し，練和紙上にとる．

②液の入った容器を逆さの状態で垂直に保ち，気泡が入らないように静かに滴下する．

➡以上の操作は，正確な粉液比を得るために重要な操作となる．

➡容器は使用後すぐに密栓する．

（2）練和(図5-49)

①基本的には紙練板とプラスチックスパチュラを用いる．

②粉末を二等分して，半分をすばやく液に混ぜて乳泥状とする．次に残りを加えて均一な状態に練り上げ，練和泥を練板上にまとめる．

③練和時間は30秒以内とし，十分な操作時間が得られるように心がける．

8）グラスアイオノマーセメントの充塡

（1）練和泥が流動性のある時期に窩洞内に充塡する．したがって塡入操作への移行は迅速に行わなければならない．

（2）充塡にはコンポジットレジン充塡器が用いられるが，CRシリンジを用いたほうが窩洞内に練和泥を塡入させやすく，気泡の混入も少ない．

（3）やや多めに充塡した後，圧子を使って圧接し，セメントの硬化まで静止して待つ．ビトレマーのような光硬化型グラスアイオノマーセメントの場合には，圧接した状態で上方から光照射を行う．

（4）圧子を除去した後，余剰部を探針で除去し，小綿球でバーニッシュを修復物全面に塗布し，エアで軽く乾燥する(図5-50)．感水防止策として確実な被膜を作るために，もう一度繰り返してもよい．

（5）バーニッシュは揮発性が強いため，使用直前の開栓と使用直後の密栓を行うように注意する．

9）グラスアイオノマーセメントの仕上げ研磨(図5-51)

最終的な仕上げ研磨は24時間以降，次回来院時に行う．研磨は必ず注水下で行い，研磨による乾燥は避ける．過剰溢出部の除去は微粒子ダイヤモンドポイントで注意深く除去し，細部の仕上げはホワイトポイントを使って低速で行う．最終研磨はシリコンポイントで表面を滑沢に仕上げる．隣接面の研磨にはメタルストリップスあるいはプラスチックストリップスを用いる．

5-2．鋳造修復

a．鋳造修復とは

鋳造法を応用して，窩洞に適合する鋳造修復物を作製し，これを歯科用セメントで窩洞に合着して歯の欠損部を修復する方法をいう．

鋳造法とは，修復物の原型をワックスで作製したもの(蠟型，ワックスパターン)を埋没材で埋入・硬化後，加熱してワックスを焼却し，その結果生じた空洞へ溶解金属を鋳込んで鋳造体を作製する方法をいう．

表 5-9 金合金の種類ならびに主たる用途

Type	カラット(K)数	金と白金族の最低量(%)	主たる用途
Ⅰ (軟質)	20〜22	83	Ⅲ級，Ⅴ級インレー
Ⅱ (中質)	19〜20	78	Ⅱ級，MODインレー，3/4冠，アンレー，全部被覆冠
Ⅲ (硬質)	18〜19	78	3/4冠，アンレー，全部被覆冠，ブリッジ，永久固定装置
Ⅳ (超硬質)	19	75	クラスプ，バー，鋳造床

【鋳造修復の特徴】
1）長所
（1）使用材料が金属で強靭なため，咬合圧負担の大きな部位に応用できる．
（2）修復物の原型となる蠟型を口腔外で作製できるため，細部の形態ならびに咬合関係の調整が可能である．
（3）窩洞に窩縁斜面を付与してエナメル質の保護ならびに鋳造物辺縁の適合性を高められる．
（4）診療時間の短縮がはかれる．

2）短所
（1）技工操作を必要とし，即日修復ができない．その結果来院回数が増える．
（2）セメントの劣化や溶解により，辺縁封鎖性が損なわれる可能性がある．
（3）使用材料が金属で色調が歯に合わない．

b．鋳造用金属の種類
　鋳造用合金としては金合金，金銀パラジウム合金，銀合金，ニッケル-クロム合金，チタン合金などがある．金合金はタイプⅠ〜Ⅳに分類され，それぞれ適応窩洞や用途が異なる（**表 5-9**）．金銀パラジウム合金は，JIS 規格で金12%以上，パラジウム20%以上，銀40%以上と定められた合金であり，機械的性質が優れているため適応窩洞や用途が広範囲に及び，保険診療にも適用される．

c．鋳造修復の適応症
　ほとんどすべての窩洞に適応可能であるが，とくに臼歯咬合面を含む窩洞に適用される．審美性を考慮した場合，前歯部への応用は避けたほうがよい．

d．鋳造修復窩洞の特徴
　基本的には Black の窩洞の原則に従うが，他の修復法にみられない特性もある．

1）窩洞外形：外形は齲蝕の位置，範囲，歯髄の有無，口腔清掃状態を診査したうえで予防拡大，審美性，咬頭・隆線の保存を考慮して設定する．

2）保持形態：基本的には箱形とし，ケースによっては補助的保持形態を付与する．ただし，便宜上，若干外開きとする．

3）抵抗形態：残存歯質の薄くなった咬頭部はできるだけ被覆するようにする．とくに無髄歯では破折を起こしやすいので咬頭を被覆するように心がける．

4）便宜形態：蠟型の抽出，鋳造物の窩洞内装着のためには，窩洞の外開きが必要であり，アンダーカットは許されない．

5）窩縁形態：歯科用金属は縁端強さが大きいので，窩縁斜面を付与してエナメル質窩縁を被覆保護する．窩縁隅角の大きさは使用金属の種類により若干異なる．

e．鋳造修復の手順と介助
　修復操作の一般的な手順と介助の要点ならびに主な使用器材を**表 5-10，11**に示す．

第5章 各種修復方法と診療補助 57

表5-10 鋳造修復の一般的な操作手順と介助の要点(第1日目)

操作手順	介助の要点	使用器材
(1)局所麻酔(症例によるが必要な場合が多い)	・局所麻酔薬のカートリッジを注射器にセットして術者に手渡す.	カートリッジ式注射器,局所麻酔薬
(2)窩洞形成 ①窩洞概成(高速切削) ②齲蝕検知液を併用しながら罹患象牙質除去(低速切削) ③必要に応じて覆髄および便宜裏層を行い,窩壁を整理して窩洞完成	・余剰水と唾液の吸引除去. ・窩洞のスプレー洗浄と乾燥. ・齲蝕検知液塗布から10秒後に水洗・乾燥. ・覆髄材あるいは裏層材を練和紙上に採取して練和. ・裏層器とともに術者に手渡す.	ダイヤモンドポイント,ラウンドバー,齲蝕検知液覆髄材,裏層材,裏層器
(3)歯肉圧排 (マージンが歯肉縁下に及んだ場合)	・圧排糸を適当な長さに切り,歯肉圧排器とともに術者に手渡す.	歯肉圧排器,歯肉圧排糸,止血剤,ハサミ
(4)印象採得	・寒天-アルジネート連合印象.アルジネート印象材を練和してトレーに盛り,寒天印象材の入ったシリンジを先に手渡し,印象材注入後,トレーを手渡す. ・シリコーンラバー連合印象(2回法).パテタイプを手練和しトレーに盛り,スペーサーを介して歯列に圧接,硬化後除去する(一次印象).インジェクションタイプを紙練板上にとり練和,一部をシリンジに入れて手渡し,残りを一次印象面に盛り,インジェクション注入後,トレーを手渡す. (カートリッジタイプを用いると自動練和ができ,能率的で気泡の混入もない) ・完全硬化後,印象を撤去し,アルジネート・寒天連合印象の場合は,石膏注入時まで保湿箱に保管	印象用トレー,アルジネート印象材,ラバーボール,スパチュラ,寒天印象材,注入用シリンジ シリコーンラバー印象材(パテタイプとインジェクションタイプ),紙練板,保湿箱
(5)咬合採得	・ワックス系を用いる場合は加温軟化する. ・咬合採得用シリコーンラバー印象材を紙練板上で練和し,専用シリンジに入れて手渡す.	パラフィンワックスあるいはバイトワックス,咬合採得用シリコーンラバー印象材,注入専用シリンジ
(6)対合歯印象採得	・アルジネート印象材を練和してトレーに盛り,術者に手渡す.	印象用トレー,アルジネート印象材,ラバーボール,スパチュラ
(7)仮封または暫間修復物の仮着	・仮封用セメントの練和. ・レジン系仮封材の場合,パイル皿に粉と液を採取. ・暫間修復物の場合,仮着用セメントの練和.	仮封材(仮封用セメント,レジン系仮封材),練和紙,スパチュラ,ダッペングラス,小筆,常温重合レジン,仮着用セメント

表 5-11 鋳造修復の一般的な操作手順と介助の要点(第2日目)

操作手順	介助の要点	使用器材
(1)仮封または暫間修復物の除去	・窩洞内のスプレー洗浄,乾燥.	探針,エキスカベーター
(2)鋳造修復物の試適および咬合調整	・咬合紙を咬合紙ホルダーに装着し手渡す. ・鋳造修復物調整時にはエアをかけて冷却する.	鋳造修復物,咬合紙,咬合紙ホルダー,コンタクトゲージ,アブレーシブポイント,シリコーンポイント,フィットチェッカー
(3)鋳造修復物の清掃と乾燥 　小型インレーの場合,インレーキャリアーに装着	・鋳造修復物をエタノールで清掃し乾燥する. ・加熱軟化したストッピングでインレーをキャリアーにつける.	エタノール,インレーキャリアー,ストッピング
(4)窩洞の清掃と乾燥,簡易防湿	・オキシドール小綿球をピンセットではさみ手渡す. ・水洗乾燥後,ロールワッテで簡易防湿.	オキシドール,小綿球,ピンセット,ロールワッテ
(5)セメント練和泥の塗布	・標準粉液比でセメントを練和. ・術者に充填器を渡す(術者は窩洞面にセメント塗布). ・介助者は鋳造物内面に塗布.	合着用セメント,充填器
(6)鋳造修復物の装着	・鋳造修復物を窩洞内に装着し,軽く槌打(術者). ・インレーセッター,ロール綿,あるいは小木片を咬ませて硬化を待つ.	オートマチックマレット,ハンドマレット,柳箸,ロール綿,小木片,インレーセッター
(7)過剰溢出セメントの除去	・練和紙上のセメントの硬化を確認後,探針などで余剰セメントを除去. ・隣接面はデンタルフロスを通してセメントを除去. ・セメント除去後のスプレー洗浄	探針,エキスカベーター,デンタルフロス
(8)最終的な咬合チェック	・咬合紙を咬合紙ホルダーに装着し手渡す.	咬合紙,咬合紙ホルダー

次に2級インレー修復法について術式の概要を示す.

● 第1日目(窩洞形成～印象採得・仮封まで)

1)局所麻酔

インレー保持のために健全歯質を削除して窩洞に明確な点線角を付与する場合が多い.したがって切削痛をおさえるために,局所麻酔を必要とすることが多い.

2)窩洞形成(図5-52)

便宜的に外開き窩洞を形成するために,テーパーシリンダー型のダイヤモンドポイントあ

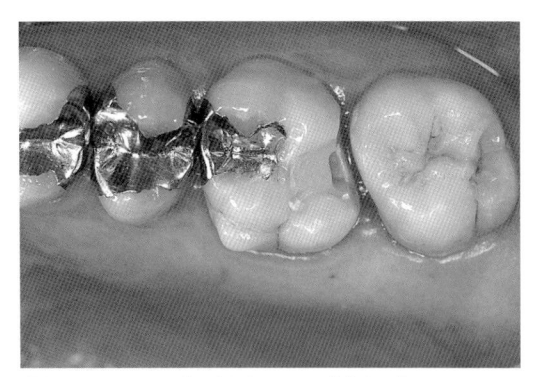

図5-52 Box型2級インレー窩洞(⑥)(ミラー像).

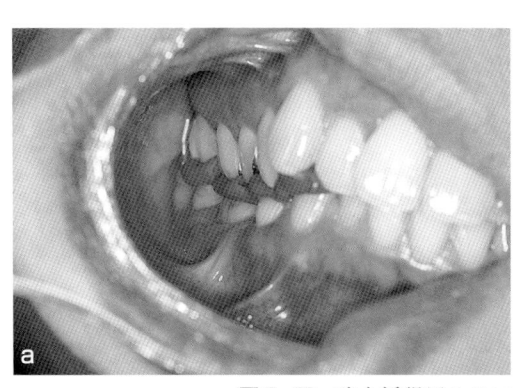

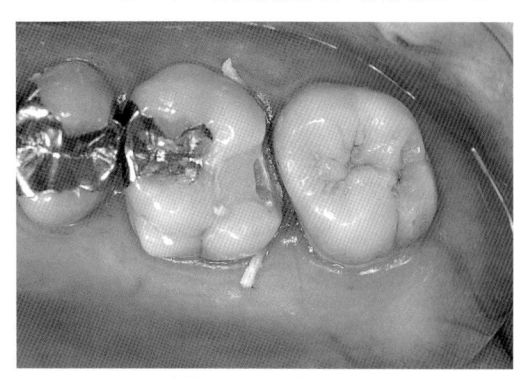

図5-53 綿糸による歯肉圧排(ミラー像).

いはカーバイドバーを各種使用し,高速切削にて概成する.ラウンド型のバーを使って,齲蝕検知液で染色された罹患象牙質を低速切削にて注意深く削除する.必要に応じて覆髄および便宜裏層を行い,余剰な裏層セメントを削除して窩洞形態を整える.

3)歯肉圧排(図5-53)

窩洞の辺縁部が歯肉縁下に及んだ場合,適切な太さの綿糸を歯肉溝に一定時間挿入し,マージンに近接した歯肉を排除する.

4)印象採得(図5-54)

歯肉溝から圧排用綿糸を除去し,直ちに印象採得を行う.印象法の詳細については後述するが,インレー修復の場合,寒天・アルジネート連合印象あるいはシリコーンラバー印象が適している.

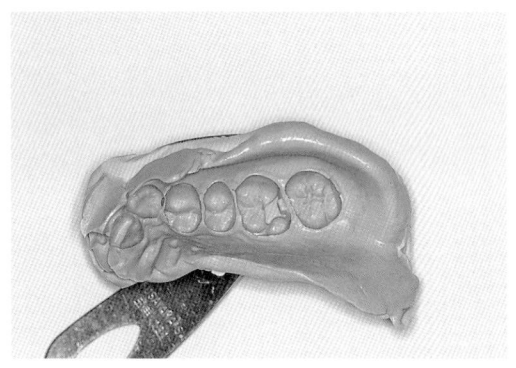

図5-54 シリコーンラバー印象材を用いた精密印象.

5)咬合採得(図5-55)

上下歯列の対合関係を採得するために,加温軟化したパラフィンワックスあるいは練和した咬合採得用シリコーンラバー印象材を上下歯列間に介在して咬合させ,硬化後除去する.

6)対合歯印象採得(図5-56)

通常,アルジネート印象材で対合歯列の印象

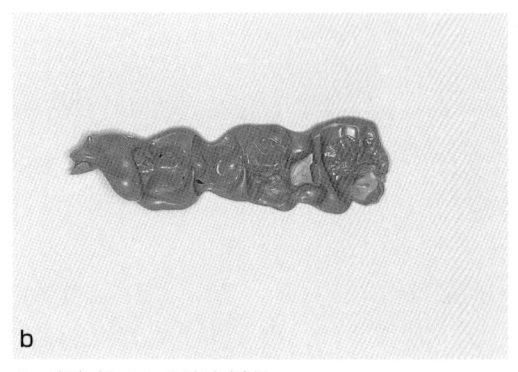

図5-55 咬合採得用シリコーンラバー印象材による咬合採得.

60　I．保存修復学

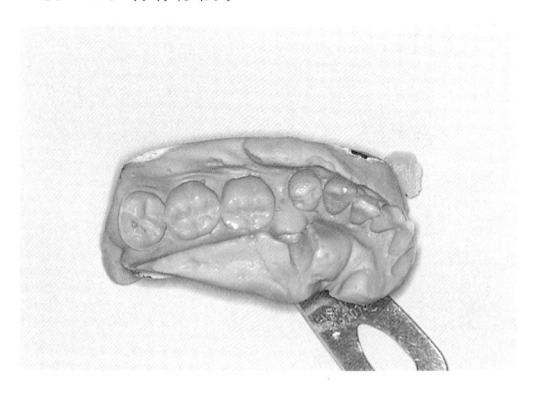

図5-56　アルジネート印象材を用いた対合歯列の印象．

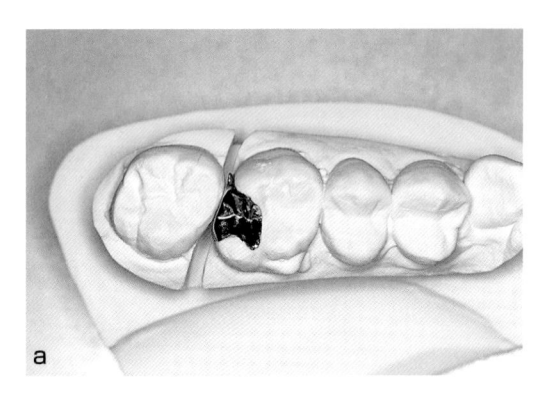

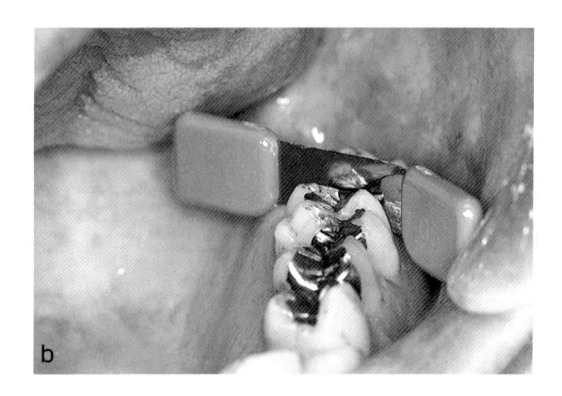

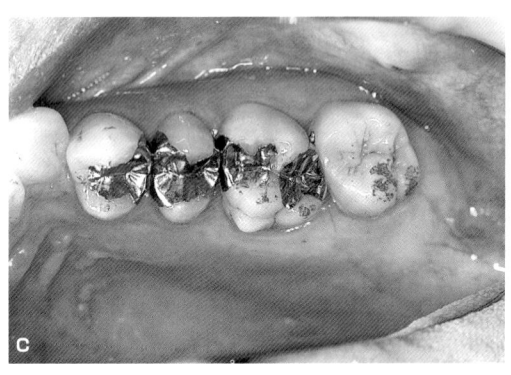

図5-57　インレーの試適．a：完成したメタルインレー．b：コンタクトゲージによる隣接面の接触関係のチェック．c：咬合紙を咬ませて咬合関係をチェック（ミラー像）．

採得を行う．

7）仮封または暫間修復物の仮着

　仮封用セメントあるいはレジン系仮封材を用いて，次回来院まで窩洞を暫間的に封鎖する．即時重合レジンを用いて暫間レジンインレーを作製し，仮着用セメントで仮着するのが理想的だが，暫間レジンインレーの作製に時間を要する．

● 第2日目（試適と合着）

1）暫間修復物の除去

　セメントを除去する場合には，窩洞隅角部の取り残しに注意する．

2）インレーの試適と咬合調整（図5-57）

　インレーを窩洞に試適して，まず適合性をチェックする．2級窩洞の場合には隣在歯との接触関係をチェックする．50μmの厚さのコン

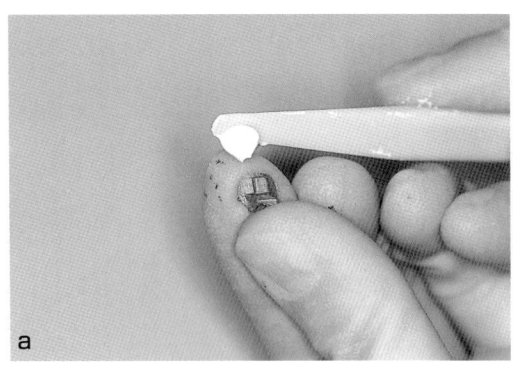

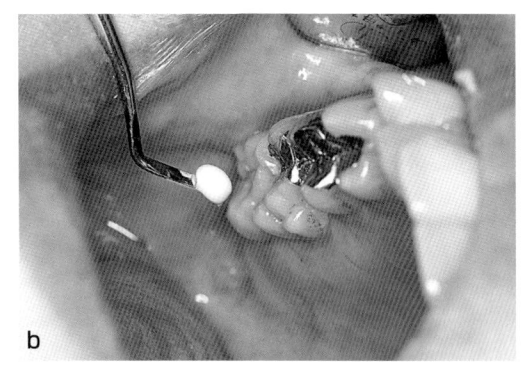

図5-58 セメント練和泥の塗布．**a**：インレー内面に練和泥を塗布．**b**：窩洞内面に練和泥を塗布．

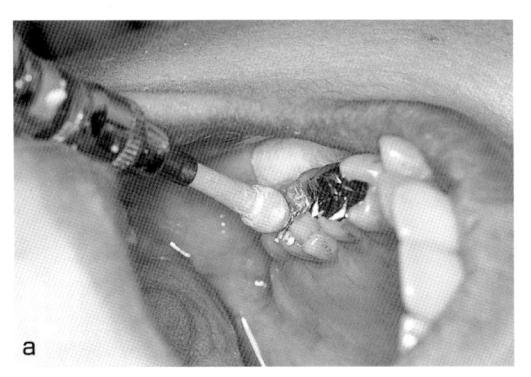

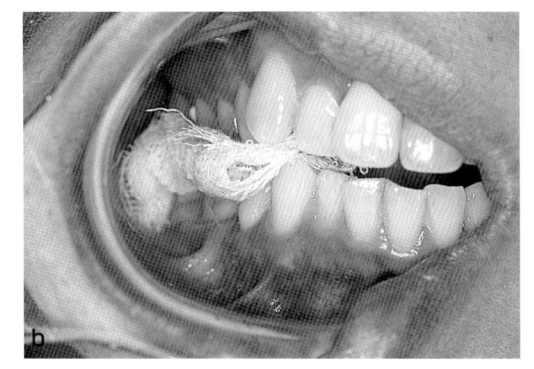

図5-59 インレーの装着．**a**：オートマチックマレットによる槌打．**b**：ガーゼにくるんだバルサ材を咬ませてセメントの硬化を待つ．

タクトゲージ(緑色)が接触点を通過し，110μmの厚さのコンタクトゲージ(黄色)は通過できない接触関係が望ましい．次に咬合紙を使って対合歯との接触関係をチェックする．中心咬合位と側方運動時の咬合状態をチェックし，早期接触部があればカーボランダムポイントで削除調整し，完了したならば最終的に仕上げ研磨する．

3）インレーの清掃と乾燥

インレーをエタノールで清掃し，乾燥する．インレーキャリアーを用いるとインレーの窩洞内への輸送に便利である．

4）窩洞の清掃と乾燥，防湿

オキシドール小綿球などで窩洞内を洗浄し，水洗乾燥後，簡易防湿を施す．可能ならばラバーダム防湿を行う．

5）セメント練和泥の塗布（図5-58）

標準粉液比で練和したセメントを窩洞内とインレー内面に薄く塗布する．

6）インレーの装着（図5-59）

インレーを窩洞内に装着し，ハンドマレットやオートマチックマレットで軽く槌打する．インレーセッター，ガーゼを巻いたロール綿あるいは小木片を咬ませてセメントの硬化まで待つ．ラバーダム装着下ではストッパーなどで圧接して硬化を待つ．

7）余剰セメントの除去（図5-60）

セメントが十分に硬化したならば，探針やスケーラーなどを使って余剰セメントを除去する．隣接面はデンタルフロスを通してセメントを除去する．とくに隣接面歯頸部の取り残しがないように注意する．また接着性レジンセメントを用いた場合には，硬化後の余剰セメント除去が困難なので，硬化前に小筆などで大まかに除去しておく．

62　Ⅰ．保存修復学

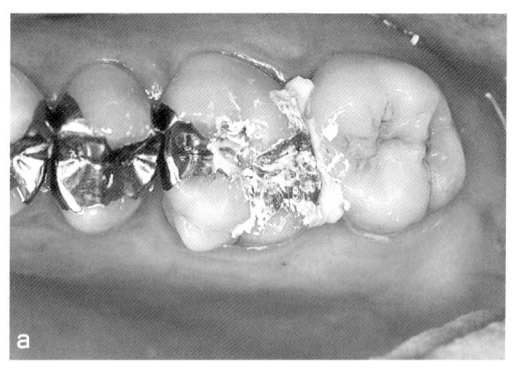

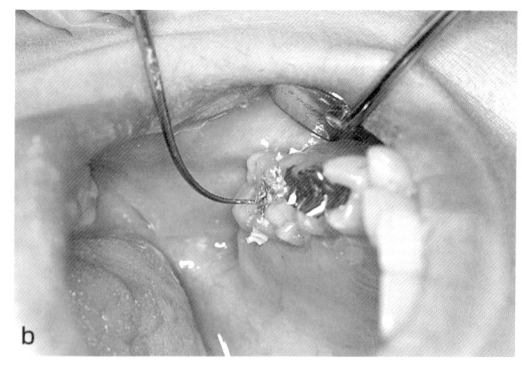

図5-60　余剰セメントの除去．**a**：セメント硬化直後（ミラー像）．**b**：探針による余剰セメントの除去．

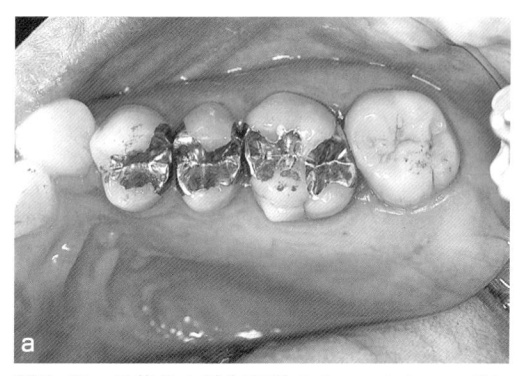

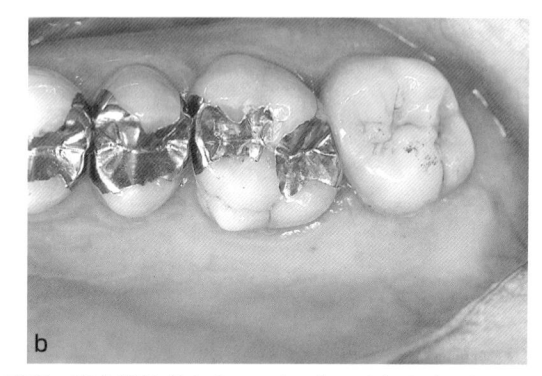

図5-61　最終的な対合関係のチェック（ミラー像）．**a**：再度，咬合接触点をチェック．**b**：メタルインレーの装着完了．

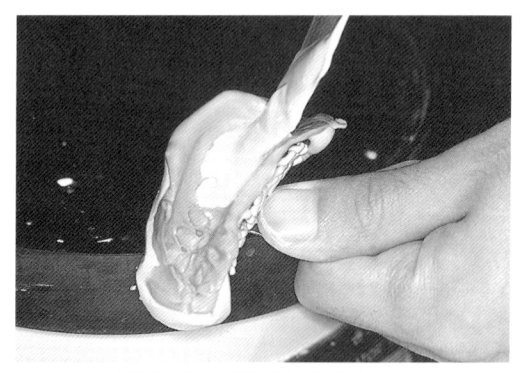

図5-62　印象面に石膏注入．

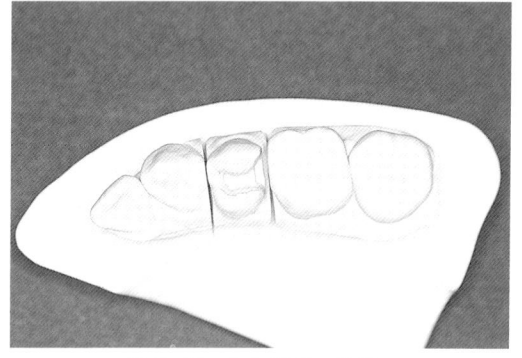

図5-63　作業模型の作製．

8）最終的な咬合チェック（図5-61）

最後に再度マージンの適合と対合関係をチェックして問題のないことを確認して処置を終了する．

f．技工操作の概要

1）石膏注入（図5-62）

印象面に水と練和した石膏を注入する．一般的にハイドロコロイド印象材には硬石膏が，ラバー系印象材には超硬石膏が適している．

2）作業模型の作製（歯型可撤式模型の場合）（図5-63）

（1）上下石膏歯列模型をトリミングする．

（2）窩洞形成歯の模型基底面中央部にセンタートリーマーピンドリルでピンホールを形成し，ダウエルピンを植立して瞬間接着剤で固定する．

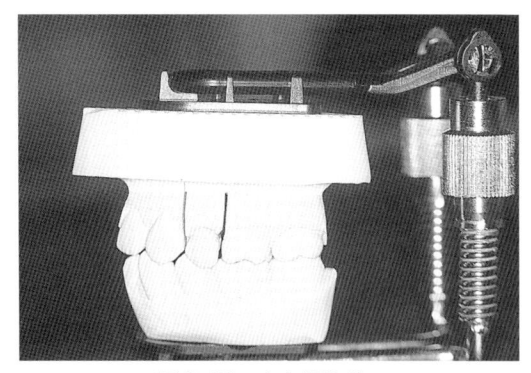

第5章　各種修復方法と診療補助　63

図5-64　咬合器装着.

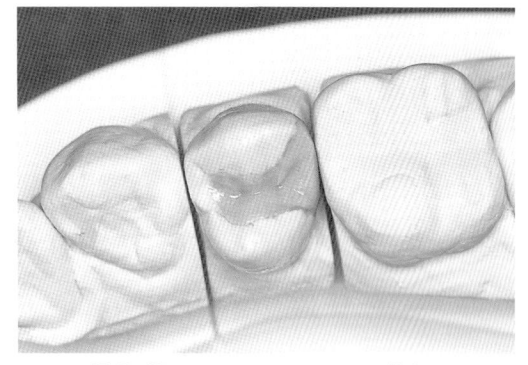

図5-65　ワックスパターンの作製.

（3）模型基底面の要所に回転防止溝を形成した後，基底面全体に石膏分離剤を塗布して乾燥する．

（4）二次石膏を注入して上下歯列模型の台付けを行う．

（5）窩洞形成歯と隣在歯の間にノコギリ（ミニソー）を入れ，歯型を分割する．

3）咬合器装着（図5-64）

咬合印象採得によって得られた顎間記録を上下歯列模型の間に介在して嵌合させ，ワイヤーやワックスなどで固定する．咬合器に石膏で装着し，石膏硬化後，顎間記録をはずす．

4）蠟型（ワックスパターン）の調整（図5-65）

歯型にワックス分離剤を塗布した後，軟化したインレーワックスを圧入して対合歯と咬ませて咬合印記する．ワックス硬化後，歯冠形態を彫刻して蠟型を完成する．

5）蠟型の埋没（図5-66）

（1）蠟型にスプルー線を植立する．

（2）円錐台上に蠟型の付いたスプルー線を植立する．

（3）キャスティングライナーを鋳造リングに内張りする．キャスティングライナーは埋没材の膨張が鋳造リングによって妨げられないように，緩衝材の役割を果たす．

（4）蠟型の表面に界面活性剤を塗布して埋没材に対するぬれを良くする．

（5）埋没材を適正な混水比で水と練和し，小筆で蠟型に塗布する．

（6）鋳造リングを円錐台にかぶせ，リング内に埋没材の練和泥を注入して硬化まで待つ．

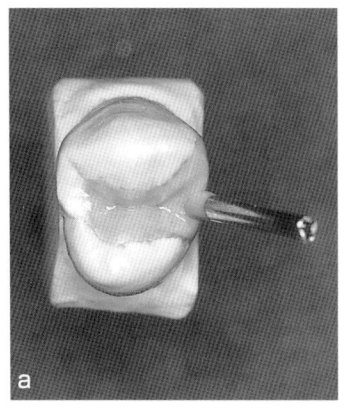

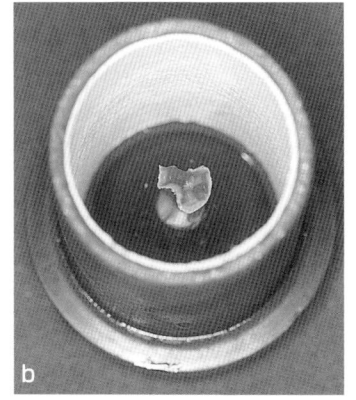

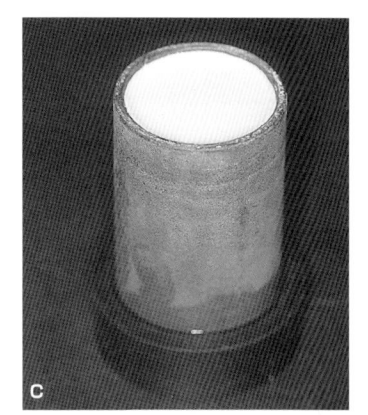

図5-66　ワックスパターンの埋没．a：スプルー線の植立．b：キャスティングライナーを内張りした鋳造リングを円錐台にかぶせる．c：リング内に埋没材の練和泥を注入して硬化まで待つ．

64　I．保存修復学

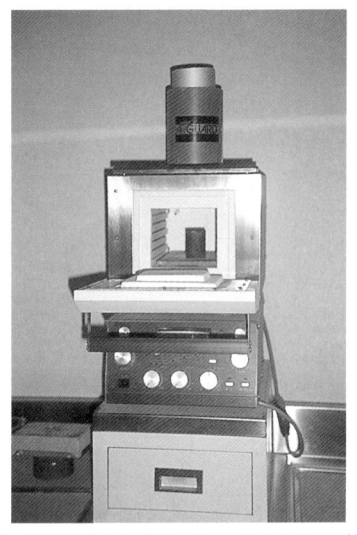

図5-67　電気炉内に鋳造リングを入れ，徐々に加熱する．

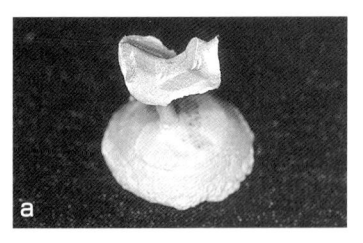

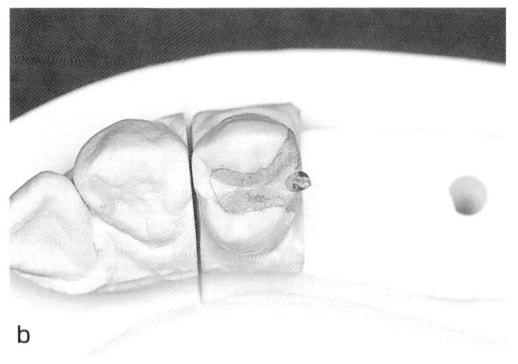

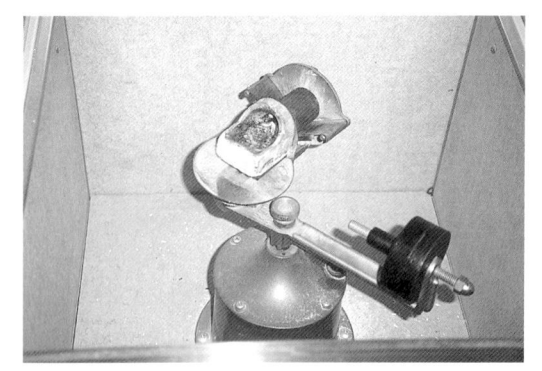

図5-68　電気炉から鋳造リングを取り出し，遠心鋳造機にセット．

6）加熱・焼却

（1）スプルー線の先端を加熱して，プライヤーでスプルー線を引き抜く．

（2）電気炉内に鋳造リングを入れ(図5-67)，徐々に加熱してワックスを焼尽させる．クリストバライト埋没材では，250℃前後の間はゆっくり加熱して膨張させる．その後，700℃付近まで温度を上げて鋳造に適した温度とする．

7）鋳造

（1）電気炉から取り出した鋳造リングを鋳造機にセット(図5-68)し，るつぼ上で溶解した合金を鋳型内に鋳込む．

（2）リングを直ちに水中に浸す．合金によっては室温で冷却するものもある．水中での急冷のよって埋没材は崩壊し，鋳造体を取り出すことができる．

8）仕上げ研磨(図5-69)

（1）埋没材の付いた鋳造体を超音波洗浄し，さらに希塩酸や希硫酸に浸して加温し，酸洗いを行って酸化膜を除去する．

（2）鋳造体を作業模型の窩洞に試適する．

図5-69　鋳造体の仕上げ研磨．a：鋳造体を酸洗い．b：鋳造体を作業模型に試適．c：鋳造体の仕上げ研磨．

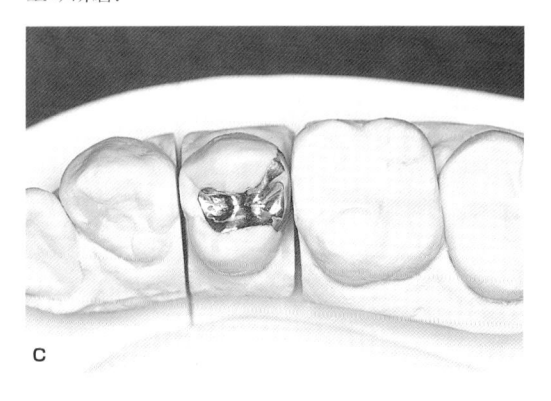

（3）カーボランダムポイント，フィニッシングバーそしてサンドペーパーポイントを用いて鋳造体の形態修正と粗研磨を行い，次にシリコーンポイントで表面を滑沢にする．最後にルージュをつけた艶出し用ホイールで，艶出し研磨を行って完成する．

g. 印象材の種類と印象法

1）ハイドロコロイド（寒天）印象材

主成分は寒天（テングサから抽出されたもの）で，ホウ砂や硫酸カリウムを加えてある．60～70℃でゾル化して流動性となり，約37℃でゲル化して硬化する．硬化後は弾性を有する．

【長所】
（1）印象精度が優れている．
（2）親水性であり，湿潤した口腔内の印象にも適している．
（3）練和の必要性がなく，材質が均一である．
（4）シリンジやチューブに残った寒天の反復使用が可能である．
（5）材料費が比較的安い．

【短所】
（1）印象材のゾル化・ゲル化に特殊な装置，あるいはトレーを必要とする．
（2）深いアンダーカットや細部では，ちぎれることがある．
（3）印象後に乾燥すると，離漿（シネレシス）により収縮する．

《全寒天印象法》

寒天印象材には，トレー用（チューブ入り）とシリンジ用（棒状あるいはカートリッジ）の2種類がある．

（1）寒天コンディショナー（**図5-70**）を用いて寒天のゾル化（液化），貯蔵，温度調整を行う．100℃熱湯中に10分間程度浸漬して完全にゾル化し，約60℃の温水で貯蔵する．

（2）トレー用寒天は使用直前に約45℃の温水中で，5～10分間繋留する．

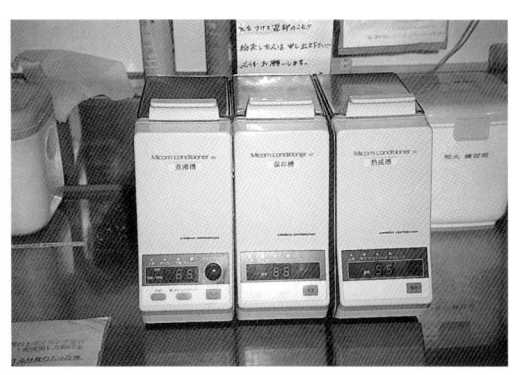

図5-70 寒天コンディショナー．

（3）術者はシリンジ用寒天を使って，窩洞内に寒天印象材を注入する．

（4）アシスタントは術者とタイミングを合わせ，専用トレー（リムロックトレー）にトレー用寒天を盛って術者に手渡す．

（5）術者は直ちにトレーを歯列上に圧接，トレーを固定した状態でトレー内に冷却水を環流して印象材を十分に硬化させる．

（6）印象材を撤去した後は直ちに石膏を注入する．直ちに石膏を注入できない場合は保湿箱（湿度100％）に保管してもよいが，できるだけ早く石膏を注入する．

2）アルジネート印象材

主成分はアルギン酸ナトリウムあるいはカリウム（褐藻類から抽出されたもの）であり，その他に石膏，ケイ藻土が含まれている．水と練和してゲル化させる粉末タイプと，石膏と練和してゲル化させるペーストタイプがあるが，現在では，粉末タイプが主流である．最近は，水と練和する際の粉末の飛散量を減少させた「ダストフリータイプ」が市販されている．硬化後は，適度な弾性を有する．

【長所】
（1）印象精度は比較的優れている．
（2）操作性が良く，安価である．

【短所】
（1）細部の再現性がやや劣る．

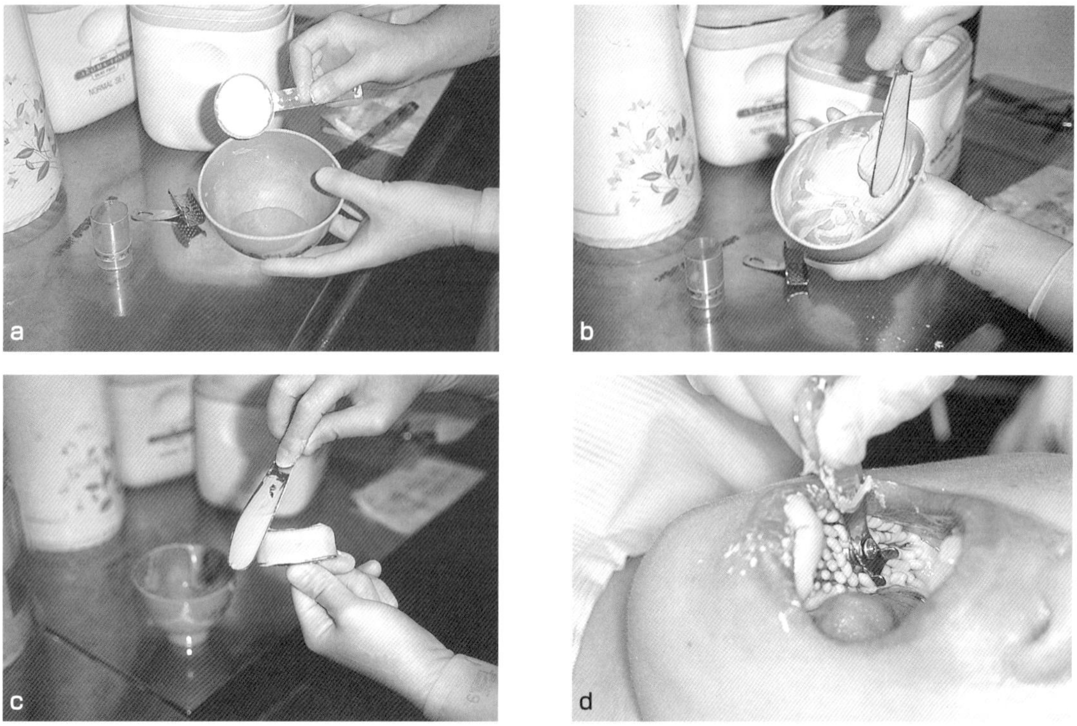

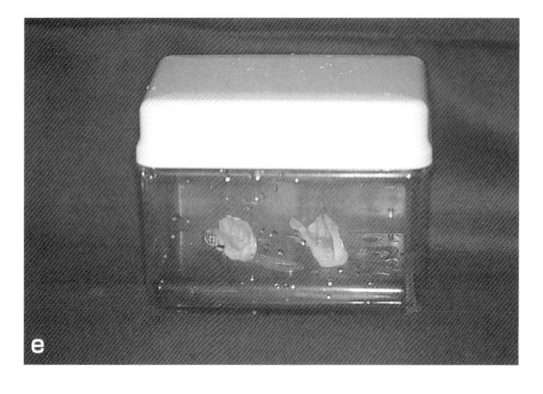

66　Ⅰ．保存修復学

図5-71 アルジネート印象法．**a**：専用の計量器でまず水道水をとり，次に印象材の粉末を加える（粉液比に注意）．**b**：手早く練和してクリーミーな状態に仕上げる．**c**：適当量の練和泥をトレーに盛り付ける．**d**：少量の練和泥を指頭で咬合面に塗り付けてから，トレーを歯列に圧接し，そのままの状態で印象材が硬化するまで待つ．**e**：トレー撤去後，直ちに石膏を注入できない場合，保湿箱（湿度100％）に保管する．

（2）製品の組合せによっては，石膏模型の表面を荒らすことがある．

（3）印象後，乾燥により離漿（シネレシス）を起こして収縮する．

《アルジネート印象法》（図5-71）

（1）製品付属の計量器で，一定量の粉末と水を必要なだけラバーボールに採取する．水を最初に入れたほうが粉末と水とがなじみやすい．

（2）アルジネート用スパチュラで，まず粉末と水をなじませるように撹拌し，次に回転動作を加えながら手早く練和する．

（3）練和泥が均一になったら，ラバーボール内面に薄くのばしながら脱泡し，クリーミーな状態にする（練和時間は30～40秒間程度）．

（4）印象材を過不足なくトレーに盛って術者に手渡す．

（5）術者は直ちにトレーを歯列上に圧接，硬化するまで軽く保持する．

（6）印象材を撤去した後は水洗し，固定液（2％硫酸カリウムあるいは硫酸亜鉛水溶液）に数

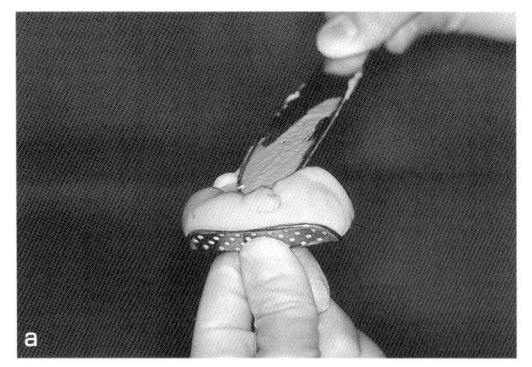

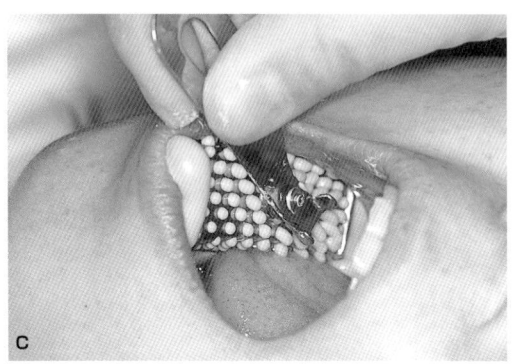

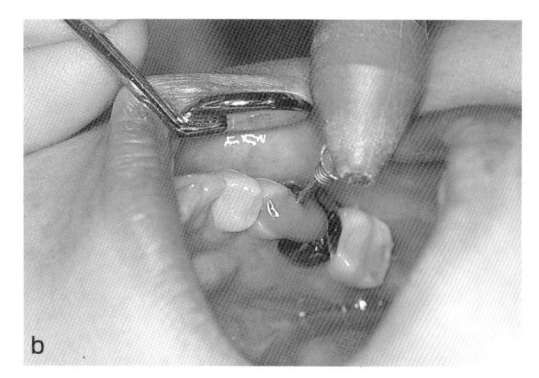

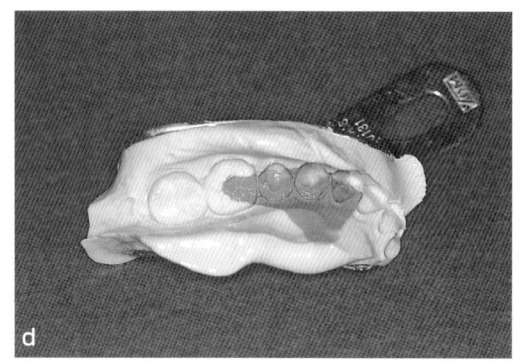

図5-72 寒天・アルジネート連合印象法．**a**：アルジネートを練和してトレーに盛り付ける．**b**：寒天コンディショナー(保存漕)中のシリンジを取り出し，ノズルの先から寒天を窩洞内に注入する．**c**：寒天の上から静かにトレーをかぶせ，そのままの状態で硬化まで待つ．**d**：歯列から撤去したトレーの印象面．

分間浸漬して固定する．

（7）固定液を除去してから，直ちに石膏を注入する．直ちに石膏を注入できない場合は，寒天印象材と同様に，保湿箱(湿度100%)に保管し，できるだけ早く石膏を注入する．

《寒天・アルジネート連合印象法》(**図5-72**)

全寒天印象法は印象精度に優れた方法であるが，特殊な設備を必要とし，印象法もやや面倒である．そこで寒天とアルジネートを組み合わせた連合印象法が，近年では広く行われている．最初に寒天を窩洞および窩洞周囲に注入して，その上からトレーに盛ったアルジネート印象材を圧接して印象採得する方法である．この操作は簡便であり，かつ窩洞および窩洞周囲は寒天により精度の高い印象面となる．最近では，この印象法の普及に伴い，寒天に対する接着性を改善したアルジネート印象材が開発されている．

3) シリコーンラバー印象材

シリコーンラバー印象材には縮合型と付加型がある．

（1）縮合型シリコーンラバー印象材

基材ペーストと触媒ペーストの2種類があり，基材(ベース)ペーストにはポリシロキサンが，触媒(キャタリスト)ペーストには有機錫化合物を含むアルキルシリケートが主成分として含まれる．両ペーストを練和すると縮合重合が起こり硬化するが，脱エタノール反応により収縮する．

【長所】

①ゴム弾性ならびに印象精度がきわめて優れている．

②温度や湿度による硬化時間への影響が少ない．

【短所】
①経時的な硬化収縮を起こすため,寸法安定性が悪い.
②材料費が比較的高い.

(2)付加型シリコーンラバー印象材

縮合型の欠点である硬化収縮を改良するために開発されたシリコーンラバー印象材である.基材ペーストにハイドロジェンポリシロキサンを,触媒ペーストにPt塩を含むビニルポリシロキサンを主成分として用いている.両者の付加反応により硬化するために収縮せず,硬化後の寸法変化が少ない.

【長所】
①ゴム弾性ならびに印象精度がきわめて優れている.
②経時的な寸法安定性が優れている.

【短所】
①温度変化が硬化時間に大きな影響を及ぼす.
②硬化後の硬度が高いため,印象や石膏模型の撤去がしづらい.
③材料費が比較的高い.

4)ポリサルファイドラバー印象材

シリコーンラバーと同様に2ペーストタイプであり,基材ペーストの主成分はポリサルファイドプレポリマーであり,触媒ペーストには酸化剤(二酸化鉛や過酸化鉛)が含まれている.練和するとポリサルファイドプレポリマーのチオール基が酸化されてらせん状構造物となって硬化する.

【長所】
(1)ゴム弾性が高く,撤去しやすい.
(2)印象精度がきわめて高い.
(3)硬化後の寸法変化が少なく,長時間の放置も可能である.

【短所】
(1)硬化時間がきわめて長い.
(2)特有の臭いがある.
(3)温度や湿度が硬化時間に大きな影響を及ぼす.

5)ポリエーテルラバー印象材

基材ペーストのポリエーテルポリマーが,触媒ペーストの芳香族スルフォン酸エステルによって開環重合されて硬化する.

【長所】
(1)硬化がシャープである.
(2)印象精度が優れている.
(3)硬化後の寸法変化が少ない.

【短所】
(1)吸水性を有する.
(2)ゴム弾性が小さく,印象の撤去が困難である.

《ラバー印象材による印象法》

● 2段階印象法(2回法)(図5-73)

(1)1次印象

パテ状のヘビーボディタイプ(ベースとキャタリスト)印象材を等量採取し,折り畳むように手早く手指で練和する.均一な色になったらトレーに盛り,スペーサー(ポリエチレンシートなど)を介して歯列に圧接する.硬化したら撤去してスペーサーを取り除く.

(2)2次印象

チューブに入ったインジェクションタイプ(ベースとキャタリスト)印象材を紙練板上に等量採取する.均一な色になるまで手早くスパチュラで練和し,薄くのばして脱泡した後,練和泥の一部をシリンジに入れ,残りの練和泥を1次印象内に盛る.シリンジで窩洞内に印象材を注入した後,1次印象のトレーを正確な位置に静かに圧接し,そのまま硬化まで待つ.最近ではカートリッジタイプ(図5-74)のものが使われるようになった.ミキシングチップ内でベースとキャタリストが等量練和されるため,気泡の混入もなく,操作も簡便に行える.またノズルをチップの先端に装着するとノズルの先

第5章 各種修復方法と診療補助　69

図5-73　ラバー印象法（2段階印象法）（a〜k）.

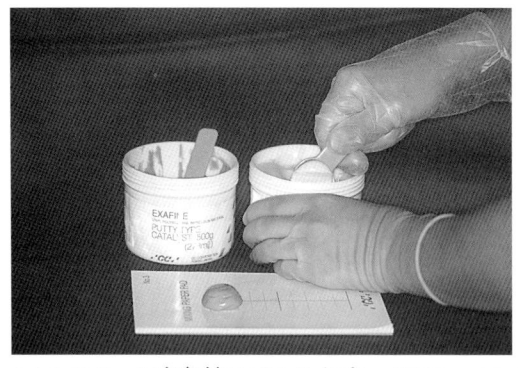

a：シリコーン印象材のパテタイプ（エグザファイン/GC社）キャタリストパテとベースパテを等量採取する.

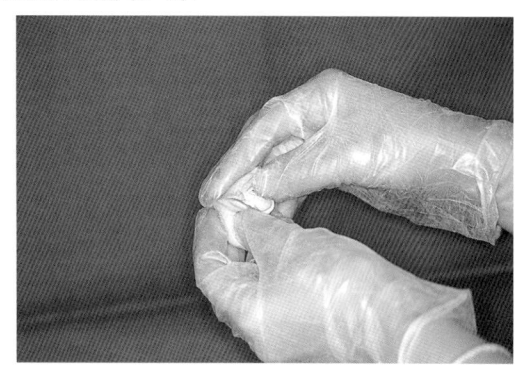

b：均一な色になるまで手指で手早く練和する.

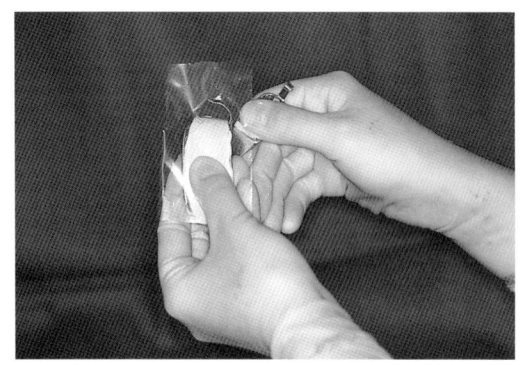

c：練和パテをトレーに盛り付け，ポリエチレンシートを敷く.

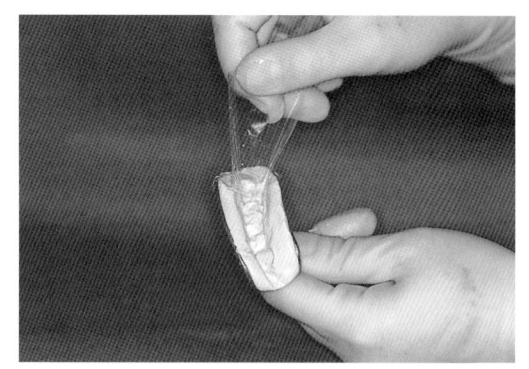

d：歯列に圧接して硬化したらトレーを撤去し，ポリエチレンシートを除去する（1次印象）.

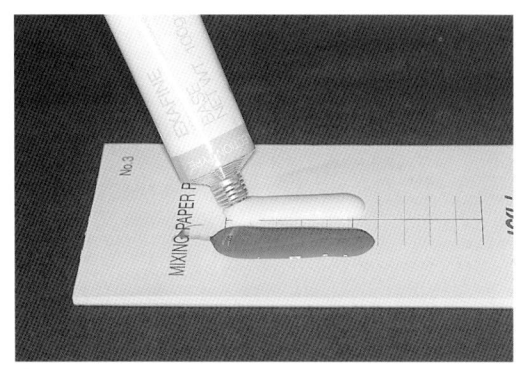

e：シリコーン印象材のインジェクションタイプ（エグザファイン/GC社）．キャタリストペーストとベースペーストを等長採取する.

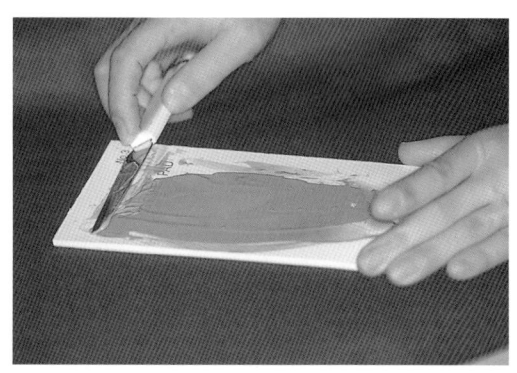

f：均一な色になるまでスパチュラで練和する.

70　I．保存修復学

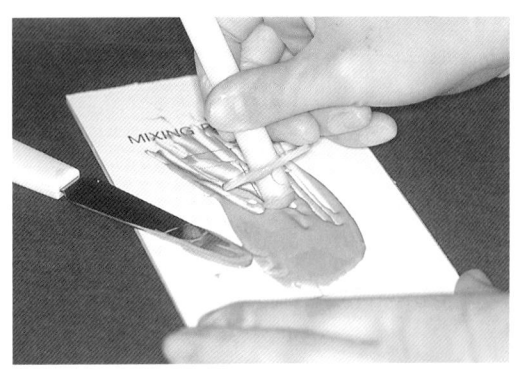

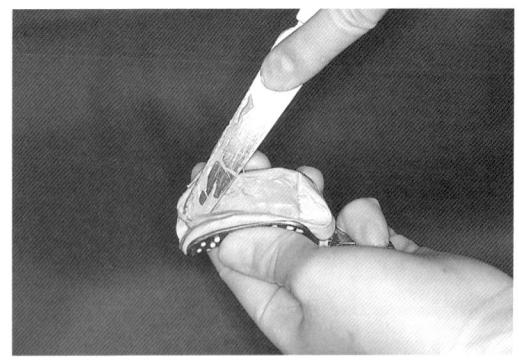

g,h：シリンジに練和泥を適当量採取し，残りは1次印象内に盛り付ける．

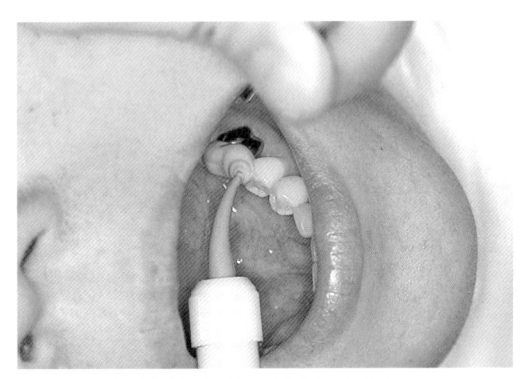

i：窩洞内に印象材を注入する．

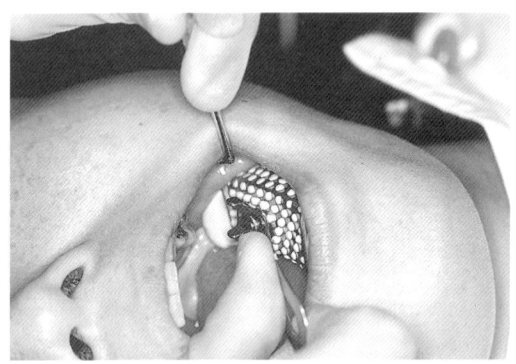

j：正しい位置に圧接し，そのまま完全硬化まで待つ．

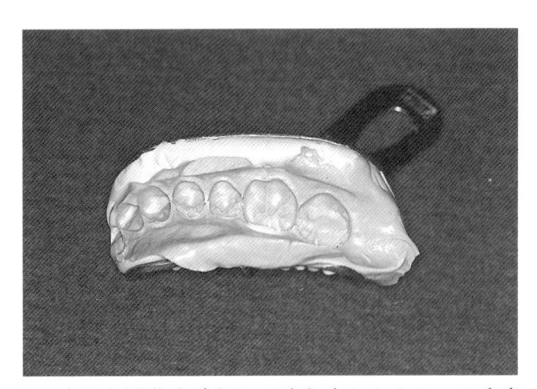

k：十分な硬化を確認して取り出したトレーの印象面．

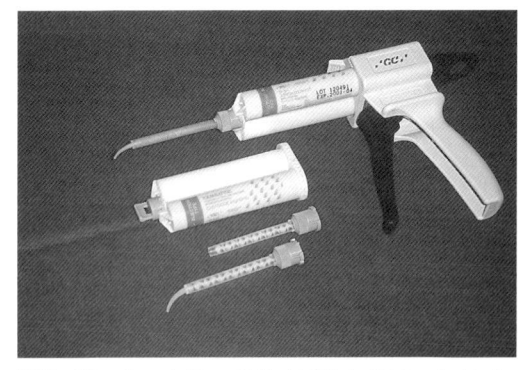

図5-74　カートリッジタイプのシリコーンラバー印象材．

から印象材を窩洞内に直接注入できる．印象材硬化後のトレー撤去は歯軸方向に一挙に行う．

● 積層印象法（1回法）

ヘビーボディタイプとインジェクションタイプ印象材を同時に練和する．シリンジに入れたインジェクションタイプを窩洞内および周辺の歯面上に注入し，ヘビーボディタイプを盛ったトレーをその上から圧接する．

第5章　各種修復方法と診療補助　71

表5-12　各種合着用セメントの主成分

セメントの種類	粉末の主成分	液の主成分
リン酸亜鉛セメント	酸化亜鉛	正リン酸水溶液
カルボキシレートセメント	酸化亜鉛	ポリアクリル酸水溶液
グラスアイオノマーセメント	フルオロアルミノシリケートガラス	ポリアクリル酸/イタコン酸の共重合体水溶液
レジン配合グラスアイオノマーセメント	フルオロアルミノシリケートガラス	ポリカルボン酸にレジンモノマーが添加された水溶液

5-3．合着用セメントおよび接着性レジンセメント

表5-12に合着用セメントの主成分を示した．

a．合着用セメント

基本的に粉末と液から構成され，両者を練和すると，酸-塩基反応によって硬化する．

1）リン酸亜鉛セメント（図5-75）

100年以上の歴史を有する合着用セメントであるが，歯質に対する接着性はなく，嵌合力で鋳造修復物を窩洞に保持する．粉末の主成分の酸化亜鉛が液成分のリン酸と反応して，第三リン酸亜鉛のゲルを生成して硬化する．

【特徴】
（1）液成分のリン酸により練和直後のセメント泥のpHが低く，合着直後に一過性の歯髄刺激が発現することがある．
（2）歯質との化学的接着力はほとんどない．
（3）粉液比が操作性（稠度，硬化時間など）や諸物性（圧縮強さ，引張り強さ，被膜厚さなど）に大きな影響を及ぼす．
（4）練和時の温度は硬化時間に影響を与える．
（5）セメント自体が練和時に発熱する．

【練和方法】
（1）厚手のガラス練板とステンレス製スパチュラを準備する．室温の高いときはガラス練板を冷却して用いるが，露天温度以下にしない．

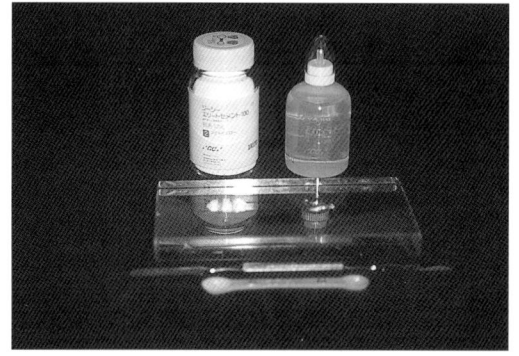

図5-75　リン酸亜鉛セメント（エリートセメント100/GC社）．

クールトロンを用いると，冷却温度をコントロールすることができるため便利である．
（2）ガラス練板上に正確な粉液比で粉末と液を採取し，粉末を少量ずつ加えて反応熱を緩和させる分割練和法（JIS規格では4分割，ADA規格では6分割）を使って練和する．
（3）練和の要点は分割練和の各段階で，練板の広い面積を使って十分に練り込むことである．
（4）総練和時間は約90秒とされているが，標準稠度の臨床的目安はスパチュラでセメント泥を引き上げたときに約10cm糸を引く程度でよい．

2）カルボキシレートセメント（図5-76）

歯質や金属に対する化学的接着性を有するが十分ではないために，嵌合力も鋳造修復物の保

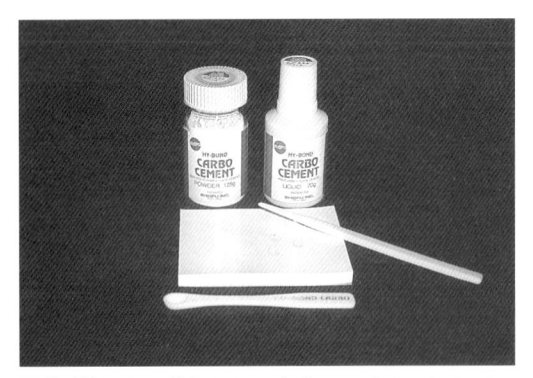

図 5-76　カルボキシレートセメント(ハイボンドカルボセメント/松風社).

持に大きな役割を果たす．液成分のポリアクリル酸のカルボキシル基が，粉末の酸化亜鉛の Zn とキレート結合して硬化する．

【特徴】
（1）練和直後のセメント泥の pH は低いが，合着後の pH の上昇が早いために歯髄刺激性が少ないといわれている．
（2）歯質や金属(卑金属)に接着性をもつ．
（3）粉液比の影響はリン酸亜鉛セメントより受けにくい．

【練和方法】
（1）専用の紙練板とプラスチック製スパチュラを準備する．
（2）紙練板上に正確な粉液比で粉末と液を採取し，約30秒間で一括あるいは2分割法により練和する．
（3）液は蒸発しやすいので，練和直前に採取するとよい．

3）グラスアイオノマーセメント(図5-77)

歯質や金属に対する化学的接着性を持つが十分ではない．しかし，機械的性質が比較的優れているので，鋳造修復物の保持に対して大きな嵌合力を期待できる．硬化反応は修復用グラスアイオノマーセメントと同様であるが，粉末粒子の大きさが修復用と比べて小さい．また最近では，レジン成分を配合することによりグラスアイオノマーセメントの物性を向上させた新しいタイプのセメントも臨床で使用されている．

【特徴】
（1）歯髄刺激性がほとんどない．
（2）歯質や金属(卑金属)に接着性をもつ．
（3）色調と熱膨張係数が歯質に近似している．
（4）フッ素を含有するために抗齲蝕性を有する．
（5）硬化前の感水や硬化後の過度の乾燥により物性が劣化する．
（6）粉液比の影響はカルボキシレートセメントと同様に受けにくい．

【練和方法】
（1）専用の紙練板とプラスチック製スパチュラを準備する．

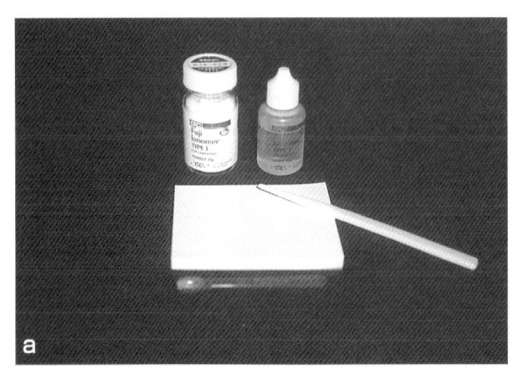

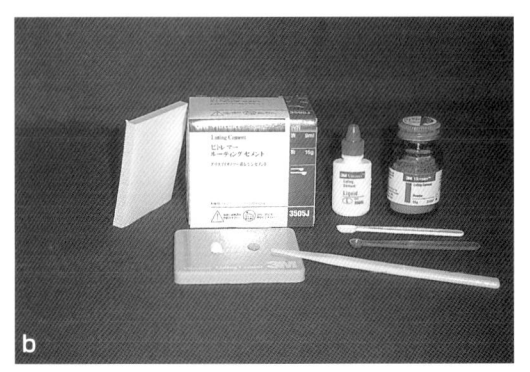

図 5-77　グラスアイオノマーセメント(a：フジアイオノマータイプI/GC社．b：ビトレマールーティングセメント/3M社).

第5章　各種修復方法と診療補助

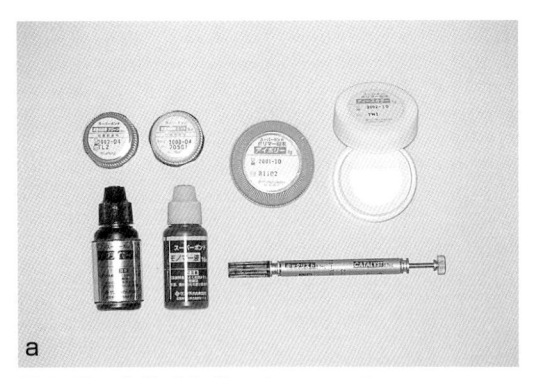

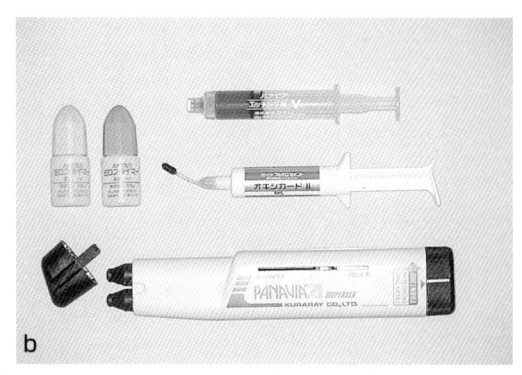

図5-78　化学重合型レジンセメント．a：スーパーボンドC&B(サンメディカル社)．b：パナビア21(クラレ社)．

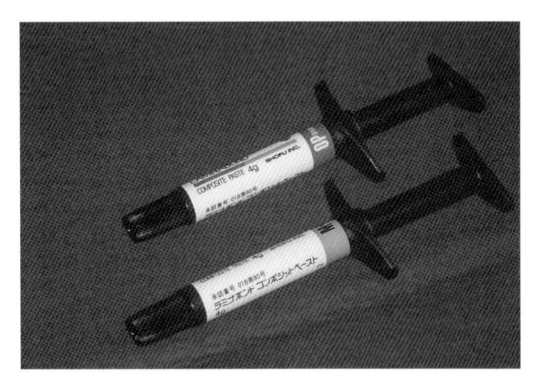

図5-79　光重合型レジンセメント(ラミナボンドコンポジットペースト/松風社)．

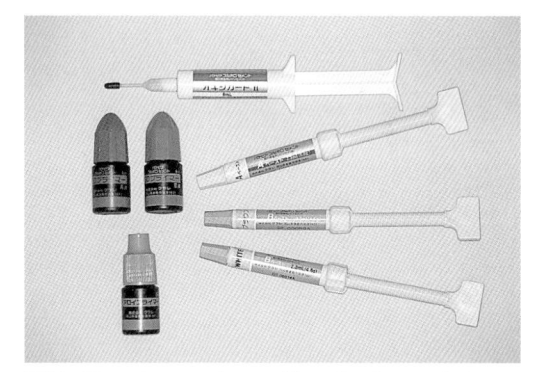

図5-80　デュアルキュア型レジンセメント(フルオロセメント/クラレ社)．

(2) 紙練板上に正確な粉液比で粉末と液を採取し，2分割法により約30～40秒間で練和する．
(3) 液は蒸発しやすいので，練和直前に採取する．

b．接着性レジンセメント

レジンセメントには化学重合タイプ，光重合タイプおよびデュアルキュアタイプ(光重合と化学重合の両方の重合機序をもつ)の製品がある．歯面処理と修復物の被着面処理を行い，レジンセメントを介在することによって，修復物が歯質に接着する．

　1) 化学重合型レジンセメント(図5-78)

粉/液タイプの4-META含有MMA系レジンセメント(スーパーボンドC&Bなど)と2ペーストタイプのリン酸エステル系レジンセメント(パナビア21など)がある．粉末と液，あるいはペーストとペーストの練和により化学的に重合硬化する．

　2) 光重合型レジンセメント(図5-79)

1ペーストタイプで可視光線照射により重合硬化する．したがって，光を透過しない金属修復物や厚みのあるレジンあるいはセラミック修復物の接着には応用できない．

　3) デュアルキュア型レジンセメント(図5-80)

2ペーストタイプで練和後に可視光線照射によって重合硬化するが，化学的な重合反応も起こる．したがって，厚みのあるレジンあるいはセラミック修復物の接着にも応用できる．

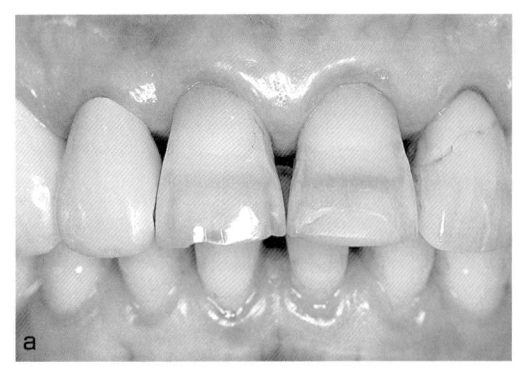

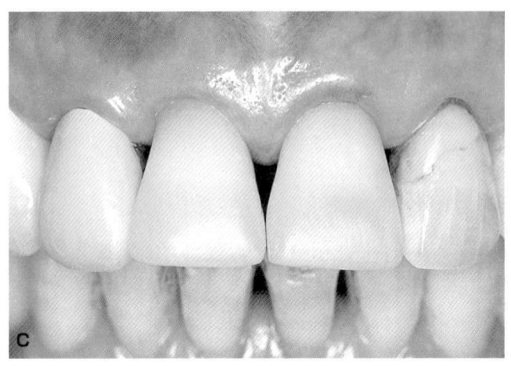

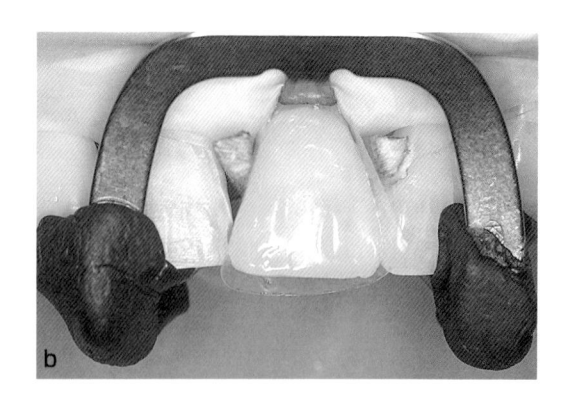

図5-81 コンポジットレジンベニア修復. a：1|1の唇側面に侵蝕症による摩耗が認められる. b：歯面処理後, コンポジットレジンを築盛. c：仕上げ研磨後の所見.

5-4 ラミネートベニア修復

ラミネートベニア修復とは, 歯の唇・頬側面をポーセレンあるいはコンポジットレジンで被覆して, 歯の色調, 形態, 位置などを改善することを目的とした審美的修復法である.

a. ラミネートベニア修復の種類

1) コンポジットレジン直接法（図5-81）

光重合型レジンペーストを形成面上に直接, 築盛・賦形して修復する方法である. 形態付与が技術的に難しく, また変色歯では, オペークレジンによるマスキング効果が十分に得られない欠点がある.

2) レジンラミネートベニア法

レジン製のラミネート（シェル）を接着性レジンセメントで, 形成面に接着する方法である. 既製シェルを形成面に適合するようにトリミングして用いる直接法もあるが, 作業模型上でコンポジットレジンや硬質レジンにより作製した自家製シェルを用いる間接法が一般的である.

3) ポーセレンラミネートベニア法

接着性レジンセメントを用いて, 間接法・作業模型上で作製したポーセレンラミネートベニアを形成面に接着する方法である.

b. ラミネートベニア修復の適応症と禁忌症

1) 適応症

（1）変色歯：テトラサイクリンなどの薬物による変色.

（2）発育異常歯：矮小歯, 円錐歯, エナメル質形成不全, ターナー歯, 斑状歯など.

（3）位置異常歯（軽度）：正中離開, 捻転, 傾斜など.

2) 禁忌症

（1）咬合圧が強く加わる場合：切端咬合, 歯ぎしりなどの悪習癖.

（2）エナメル質の崩壊が著しい場合.

（3）位置異常が著しい場合.

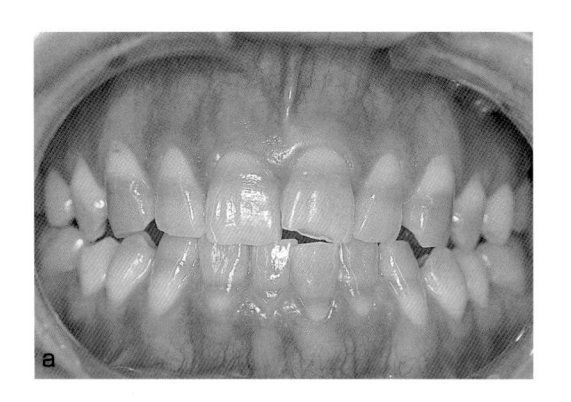

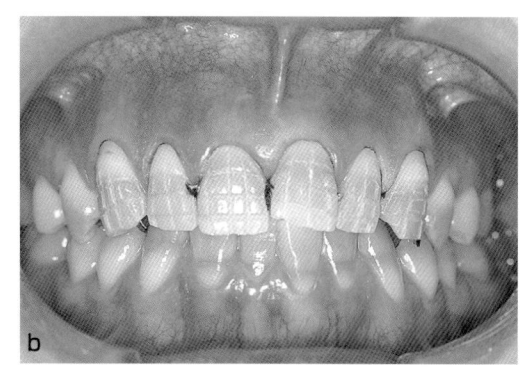

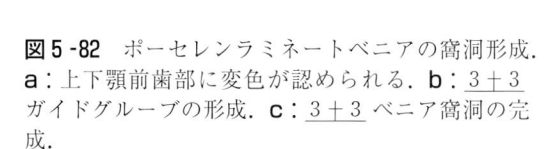

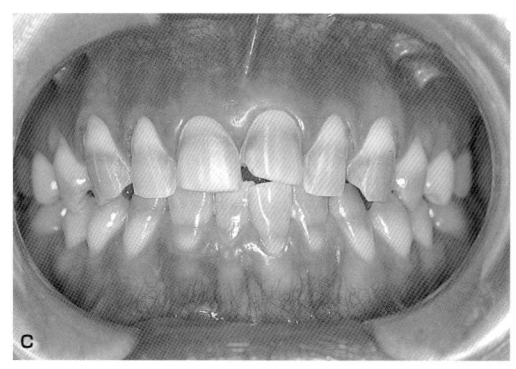

図 5-82 ポーセレンラミネートベニアの窩洞形成．**a**：上下顎前歯部に変色が認められる．**b**：3+3 ガイドグルーブの形成．**c**：3+3 ベニア窩洞の完成．

c．ポーセレンラミネートベニア修復

1）特徴
（1）歯質削除量が少なく，歯髄刺激性もほとんどない．
（2）色調・透明度が天然歯に近く，高度な審美修復が可能．
（3）化学的に安定しており，組織親和性に優れている．
（4）耐摩耗性に優れている．
（5）技工操作が複雑で熟練を要する．

2）修復手順
（1）前処置
患歯に齲蝕などがある場合はコンポジットレジンで修復する．必要に応じて歯肉圧排を施す．
（2）シェードの選択（色合わせ）．
（3）窩洞（唇面）形成（**図 5-82**）
小型球形ダイヤモンドポイントを用いて，歯質削除量の目安となるガイドグルーブを格子状に形成する．テーパーシリンダー型（ラウンドエンド）ダイヤモンドポイントを用いてエナメル質を均一に削除し，ホワイトアランダムポイントなどで形成面を滑沢に仕上げる．
（4）印象採得
シリコーンラバー印象材を用いて精密印象を採得する．
（5）暫間被覆（**図 5-83**）
必要に応じて形成面を暫間的に被覆する．被覆法としては，3か所ほどスポット状に酸処理した形成面に，光重合型コンポジットレジンを直接築盛する方法がある．
（6）ポーセレンラミネートの作製（技工操作）（**図 5-84**）
石膏作業模型から耐火模型を作製して，耐火模型の歯型上でポーセレンを築盛・焼成してポーセレンラミネートベニアを作製する．
（7）試適と色合わせ
暫間被覆物を除去して形成面を清掃し，ポーセレンラミネートを試適する．ラミネート内面

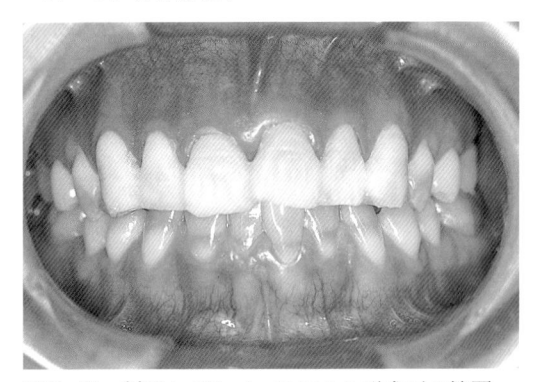

76　Ⅰ．保存修復学

図5-83 暫間レジンベニアによる形成面の被覆．

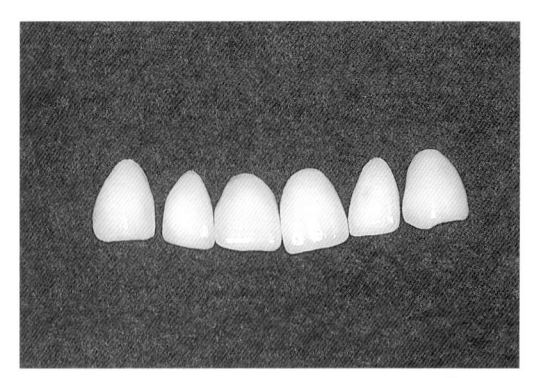

図5-84 ポーセレンラミネートベニアを作製．

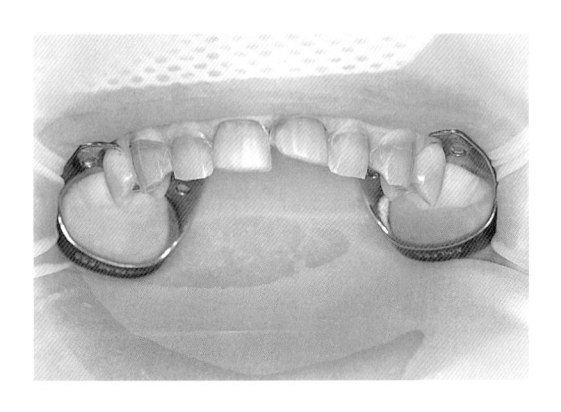

図5-85 ラバーダム防湿（4+4 露出）．

にレジンセメントを塗布して試適する．色の適合度を調べ，レジンセメントの色を選択する．試適に使ったセメントは専用クリーナーやアルコールで十分に除去する．

（8）修復歯の防湿（**図5-85**）

ラミネートの接着を施すうえでは防湿が重要である．ラバーダム防湿が望ましいが，装着できない症例では簡易防湿で対処し，十分な注意を払う．

（9）シランカップリング処理（**図5-86**）

まずラミネート内面を専用クリーナーやエッチング材を応用し，よく洗浄してから乾燥する．製品付属のシランカップリング剤を塗布してしばらく放置した後，エアー乾燥する．ラミネート内面にフッ酸処理を施すと機械的保持力が加わり接着強さが向上するが，フッ酸は強酸なので危険を伴うため，取り扱いには十分な注意を要する．

（10）接着歯面の酸処理

形成したエナメル質面に対し，エッチング材を塗布して酸処理を行い，水洗乾燥する．

（11）ラミネートの接着（**図5-87**）

光重合型あるいはデュアルキュア型レジンセメントを形成面に塗布し，ラミネート内面にも塗布して所定の位置に圧接する．余剰セメントを小筆で簡単に除去し，しっかり固定しながら短時間の光照射を行う．ラミネートは固定されているので，余剰のセメントをこの段階で可及的に除去した後，十分に光照射を行う．

（12）仕上げ研磨（**図5-88**）

セメントのバリはコンポジットレジンナイフや研磨用ダイヤモンドポイントなどで完全に除去する．隣接面は研磨用ストリップスで，歯頸部はホワイトポイントやシリコーンポイントで仕上げ，ポーセレン用の艶出し研磨材を使って最終研磨を行う．

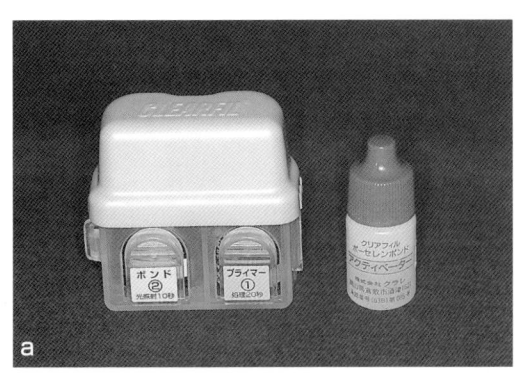

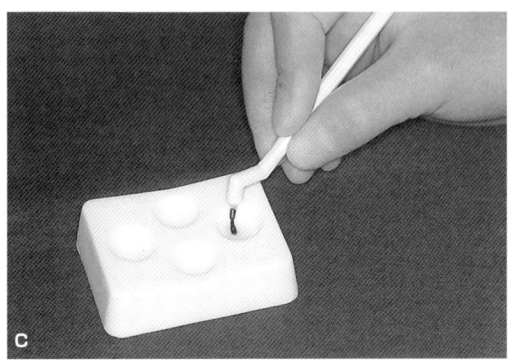

第5章 各種修復方法と診療補助 77

図5-86 シランカップリング処理．**a**：シランカップリング剤．左：メガボンドプライマー(クラレ社)．右：ポーセレンアクチベーター液(クラレ社)．**b**：ラミネート内面のリン酸処理．ラミネート内面に37%リン酸を塗布し10秒間ほど放置してから水洗乾燥する．**c**：シランカップリング剤の活性化．2液を等量同じ皿に採取して小筆でよく撹拌する．シランカップリング剤であるポーセレンアクチベーター液は，プライマー液により活性化する．**d,e**：ラミネート内面に塗布し，10秒間ほど放置してから乾燥する．

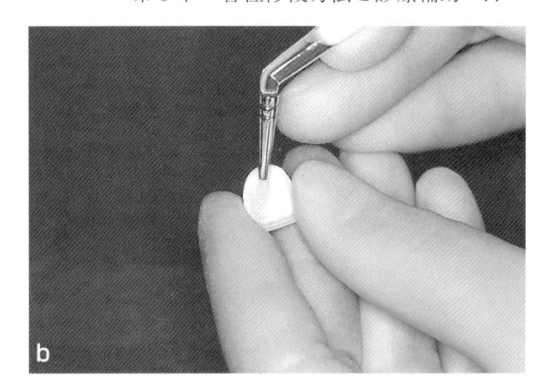

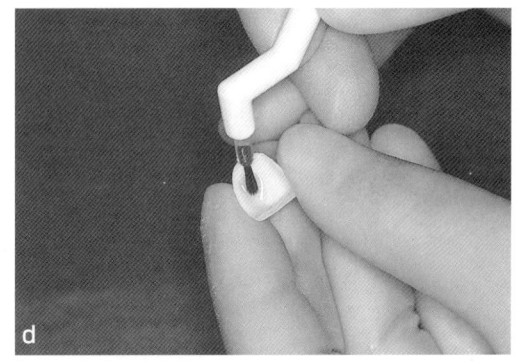

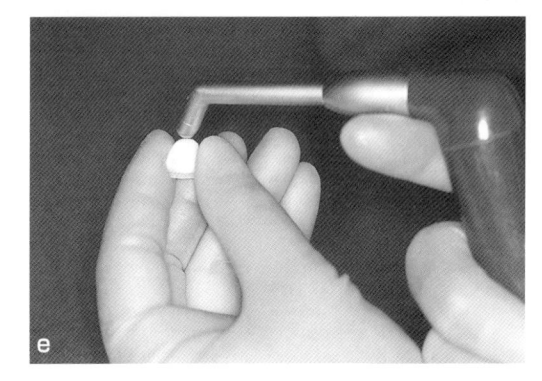

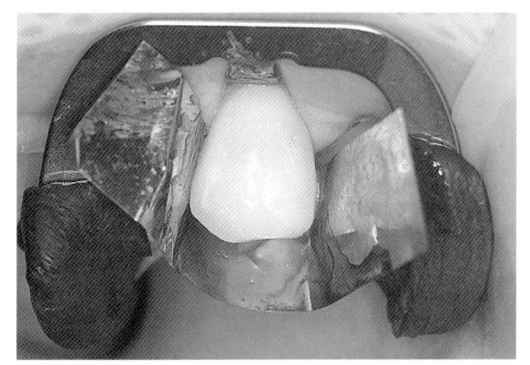

図5-87 デュアルキュア型レジンセメントでラミネートを接着．

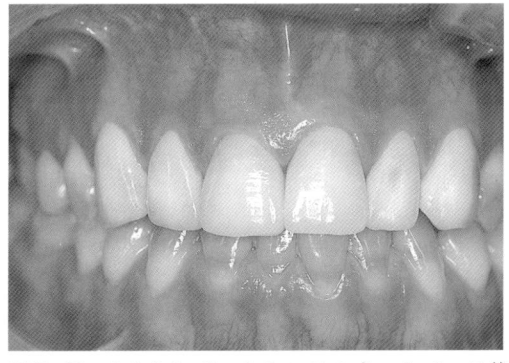

図5-88 3+3 にポーセレンラミネートベニア修復を施した．

78　I．保存修復学

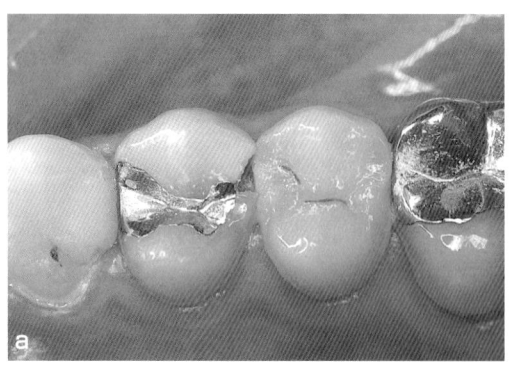

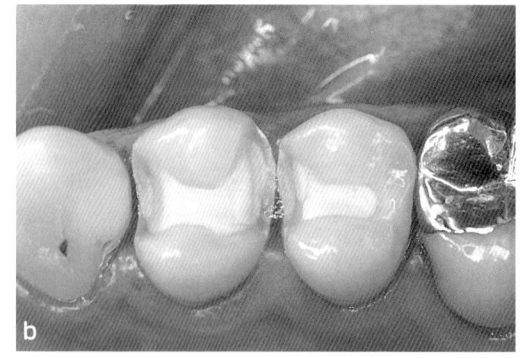

図5-89 コンポジットレジンインレー窩洞の形成（ミラー像）．**a**：術前所見（5 4 の隣接面に齲蝕が認められる）．**b**：コンケーブ窩洞の完成．

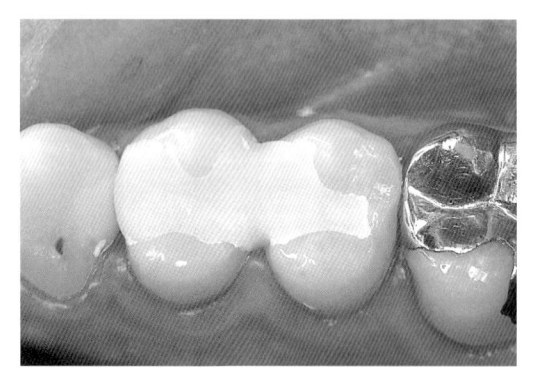

図5-90 暫間レジンインレーを作製して非ユージノール系仮着用セメントで仮着（ミラー像）．

5-5　その他の修復

a．コンポジットレジンインレー修復

　光重合型コンポジットレジンを用いた臼歯部修復は，日常の診療において盛んに行われている．しかし，隣接面を含む大型の窩洞では，修復物の形態付与に時間と熟練を要し，とくに，正確な隣接面接触点の回復や隣接面歯頸部の適合が困難である．そこで，直接充塡法が困難な症例では，間接法によるコンポジットレジンインレー修復が行われるようになった．

1）特徴

（1）レジンの重合収縮の影響が少なく，辺縁封鎖性が良好である．
（2）加熱処理により重合率が上がり，物性が向上する．
（3）適正な修復物の形態付与，接触点の回復が行える．
（4）歯質の削除量が多い．
（5）間接法では，2回の来院が必要である．

2）適応症

　1級複雑窩洞，2級窩洞，4級窩洞（歯ぎしりのある患者，咬合圧が強い患者や最後臼歯への応用は避けたほうがよい）．

3）修復手順

（1）シェードの選択（色合わせ）
（2）窩洞形成（**図5-89**）
　隅角に丸味のあるコンケーブ窩洞を形成する．
（3）印象採得：シリコーンラバー印象材を用いて精密印象を採得する．
（4）咬合採得，対合歯印象採得
（5）仮封（**図5-90**）
　レジンセメントの重合阻害を防ぐために，ユージノール系仮封材の使用は避ける．
（6）コンポジットレジンインレーの作製（技工操作）（**図5-91**）
　石膏作業模型の歯型上でコンポジットレジンを築盛して形態を付与する．光照射により重合硬化させ，歯型からインレー体を除去する．洗浄後，加熱重合を行い，形態修正ならびに仕上げ研磨を行う．

第5章 各種修復方法と診療補助 79

図5-91 コンポジットレジンインレーの作製(技工操作)(a〜i).

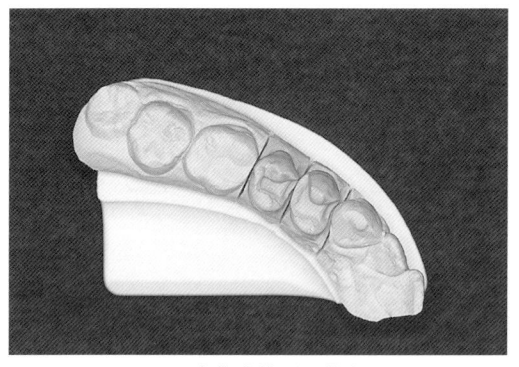

a：石膏作業模型の作製.

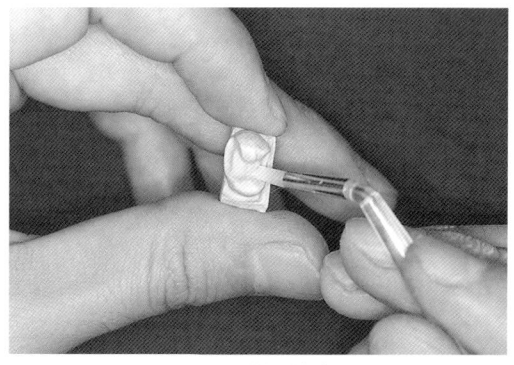

b：分離剤の塗布.

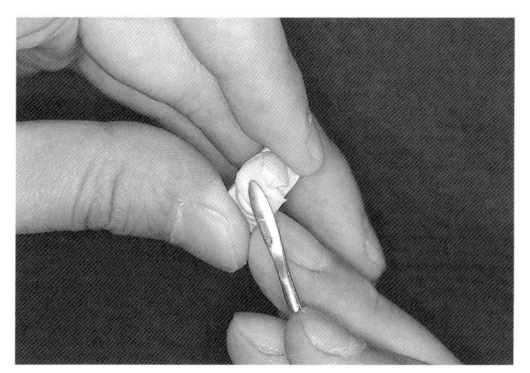

c：コンポジットレジンペーストの築盛.

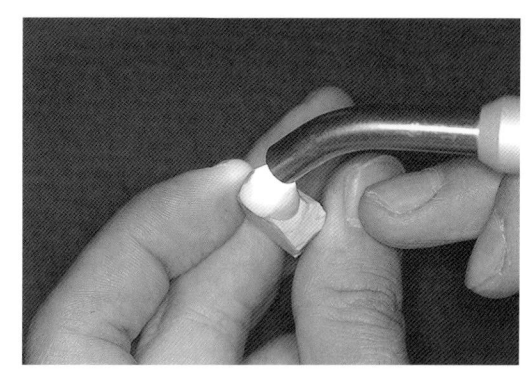

d：光照射による重合.

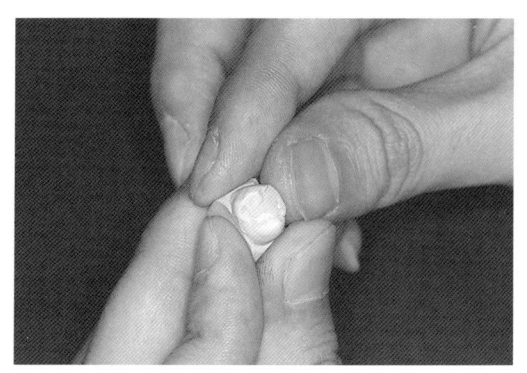

e：硬化したレジンインレー体を窩洞からはずす.

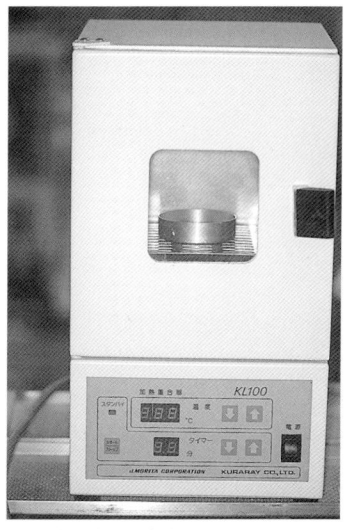

f：インレー体を加熱重合器(KL100)に入れ，100℃で15分間加熱し，物性を向上させる.

80　I．保存修復学

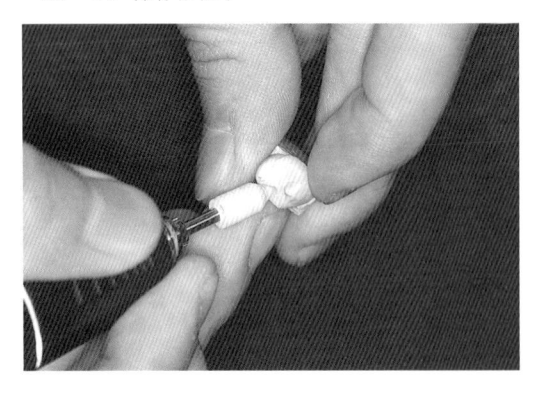

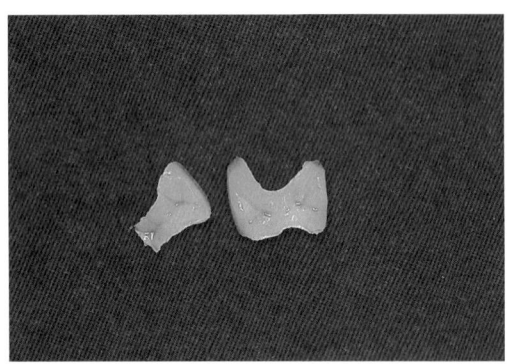

g：形態修正と仕上げ研磨．

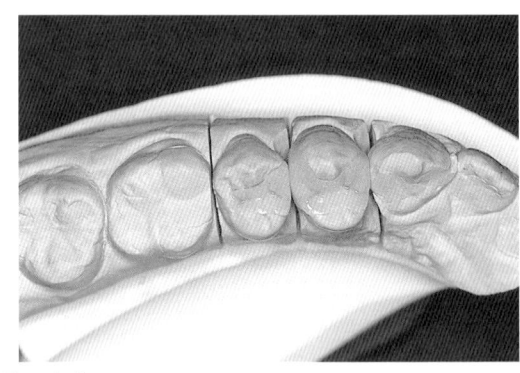

h,i：インレー体の完成．

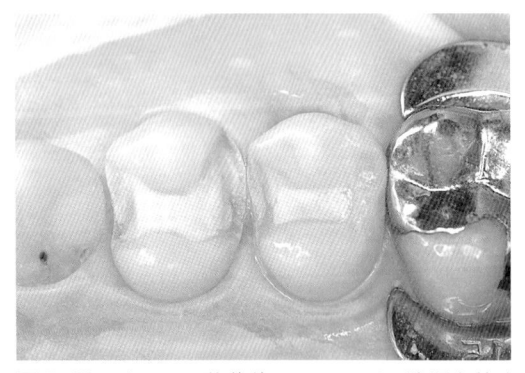

図5-92 インレー装着前にラバーダム防湿を施す（ミラー像）．

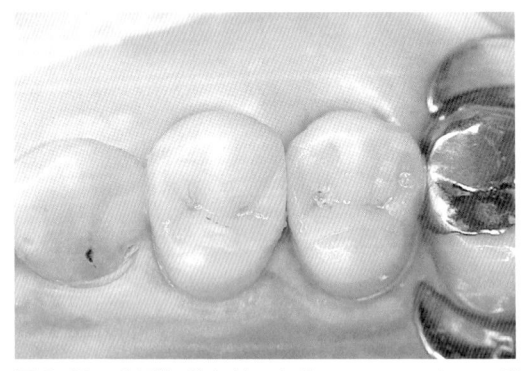

図5-93 歯面処理を行った後，デュアルキュア型レジンセメントでインレー体を装着する（ミラー像）．

（7）試適

　暫間被覆物を除去してインレー体を試適する．咬合調整はインレーを窩洞に接着した後に行う．

（8）修復歯の防湿（図5-92）

　ラバーダム防湿が望ましいが，装着できない症例では簡易防湿で対処し，十分な注意を払う．

（9）窩洞に対する接着システムの応用

　形成した窩洞面に対し，各種接着システムによる歯面処理を行う．

（10）コンポジットレジンインレーの接着（図5-93）

　デュアルキュア型レジンセメントを窩洞面に塗布し，インレー体を窩洞面に嵌入，圧接する．

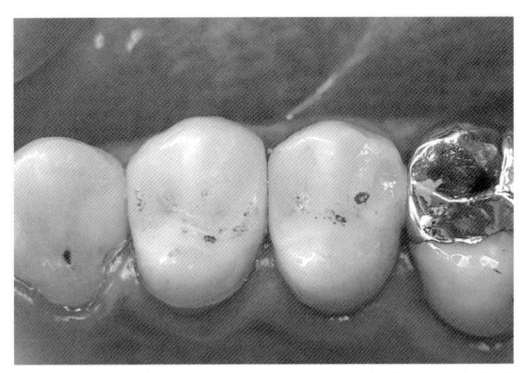

第5章 各種修復方法と診療補助 81

図5-94 咬合関係をチェックし，咬合調整を行う（ミラー像）．

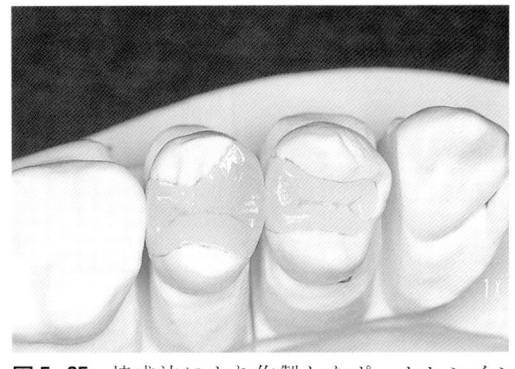

図5-95 焼成法により作製したポーセレンインレー．

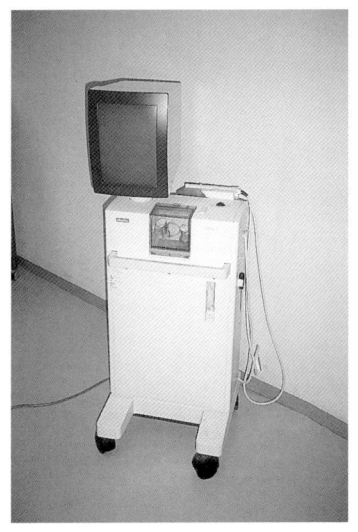

図5-96 セレック2．

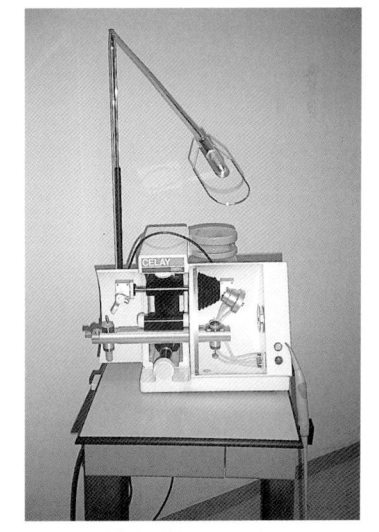

図5-97 セレイ．

余剰セメントを小筆で除去し，固定しながら光照射を行う．セメントのバリはコンポジットレジンナイフや研磨用ダイヤモンドポイントなどで完全に除去する．

(11)咬合調整(図5-94)

ラバーダムを除去し，咬合紙を使って咬合関係をチェックする．ホワイトアランダムポイントや超微粒子ダイヤモンドポイントを使って咬合調整を行い，最後にシリコーンポイントで最終仕上げを行う．

b．セラミックインレー修復

接着性レジンセメントの応用により，セラミックスを歯質に接着することが可能となり，内側性窩洞にも各種セラミックインレーが使用されるようになった．

1)種類

(1)焼成法ポーセレンインレー(図5-95)

耐火模型上で陶材の築盛と焼成を繰り返しながらインレー体を作製する．

(2)キャスタブルセラミックス法

石膏作業模型上でワックスアップし，埋没後，加熱・焼却する．ガラスインゴットを溶融し，専用の鋳造機を用いて遠心鋳造する．ガラス鋳造体をセラミング(熱処理)してインレー体を作

製する．

(3) 加熱加圧法

ガラスインゴットを鋳型に押し込む方法である．専用電気炉で融解したガラスインゴットは，真空下で鋳型に押し込まれ，加圧成型される．

(4) CAD/CAM(CIM)法

患者口腔内または模型窩洞上で小型CCDカメラを使って，光学的に印象採得を行い，コンピュータに記録する．モニター上でインレーの設計を行い，ミリング装置によってセラミックブロックからインレー体を削り出す．代表的なものにセレック2(**図5-96**)がある．

(5) 機械的ミリング法

作業模型で作製したレジンインレー(プロインレー)をスキャニング部にセットする．セラミックブロックをミリング部にセットする．プロインレー表面をスキャニングディスクでなぞると，ミリングディスクがこれと同じ動きをしてインレー体を削り出す．代表的なものにセレイ(**図5-97**)がある．

2) 特徴

(1) 着色や変色がほとんど生じない．
(2) 溶解性，吸水性がない．
(3) 硬度が高く摩耗を生じない．
(4) 審美性，生体親和性に優れている．
(5) 熱膨張係数が歯質に近似している．
(6) 対合エナメル質を摩耗させやすい．
(7) 窩洞への良好な適合性が得にくい．
(8) 縁端強度が低く，衝撃に弱い．

3) 適応症

1級，2級，MOD，3級，5級窩洞

4) 修復手順

接着方法はポーセレンベニア法に準じる．咬合調整は窩洞に接着してから行う．

Ⅱ. 歯内治療学

歯内治療学とは：
　歯の硬組織，歯髄および根尖歯周組織などの疾病に対する予防と治療に関する研究を行う学問である．すなわち，他の臨床歯科医学の基礎をなすものであり，的確な治療を行わなければ，歯の喪失につながり，複雑な補綴処置が行われる必要性が生じる．また，全身的にも歯性病巣感染や咀嚼障害により，直接的，間接的にいろいろな弊害を与えることになる．

歯内治療の目的：
1）歯の機能を維持させるために，健康な状態で歯を保存すること．
2）硬組織疾患から継発して生じる歯髄疾患を予防し，歯髄の健康を保持すること．
3）健康歯髄に戻り得ない病的歯髄を除去し，根尖性歯周炎の継発を予防すること．
4）歯髄疾患などに継発して生じた根尖性歯周組織疾患の治療を行い，健康な根尖性歯周組織に回復させること．
5）歯を生体内に，形態的にも機能的にも咬合器官として健康な状態に回復，保持させ，全身の健康維持を図ること．

第1章
歯髄および根尖性歯周組織疾患

1-1. 歯髄炎

歯髄は象牙質に囲まれた軟組織で，血管，神経，歯髄細胞，結合組織などから構成されている．萌出時は根尖孔がラッパ状に開いているが，2～3年で根尖孔が狭窄し完成する（図1-1）．齲蝕の進行に伴い齲窩が形成されると，残存する健康象牙質は薄くなっていく．そのため，軟化象牙質内に存在する細菌の刺激や，食事中の熱，甘味・酸味などの物理・化学的刺激が，歯髄に容易に達するようになる．歯髄を直視することはできないが，歯髄は充血し炎症を起こしてくる．その病態は，刺激の種類，強さ，期間などによってさまざまな所見を呈している．

一般に炎症とは刺激に対する生体の防御反応のことで，発赤，腫脹，発熱，疼痛，機能障害などの主要症候を示す．生活歯髄に対し細菌的，物理的，化学的刺激などが加わると，その刺激に対して防御反応が現れてくる．すなわち，まず血管の拡張や蛇行を示す充血が生じ，刺激の繰り返しや継続で，次第に細胞浸潤を伴う歯髄炎へと移行していく．この刺激が取り除かれない限り，周囲組織へ炎症が拡延していく．解剖学的に歯髄は冠部歯髄と根管歯髄に分けられるが，炎症が冠部歯髄に限局している場合を一部性歯髄炎（図1-2のa），また根尖近くの根管歯髄まで炎症が拡がった場合を全部性歯髄炎（図1-2のb）と呼んでいる．

A. 疼痛

歯髄にはレーダーのような役割があり，歯に加わる刺激を感知し，生体に対して疼痛という形で危険を警鐘している．齲蝕が浅在性から深在性へ進行するのに従い，歯髄の病態が悪化し，同時に疼痛も変化してくる．疼痛には，歯に加わる刺激がきっかけとなって生じる誘発痛と，何も刺激を加えなくても自然に生じる自発痛と

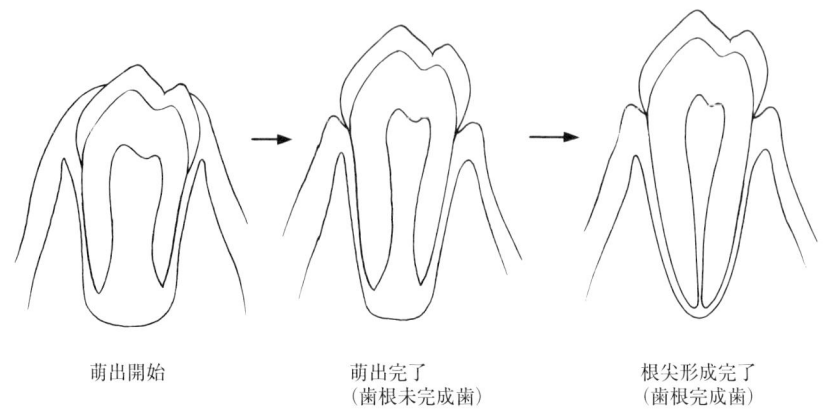

萌出開始　　　　萌出完了　　　　根尖形成完了
　　　　　　　（歯根未完成歯）　（歯根完成歯）

図1-1 永久歯の萌出と歯根の完成．

a. 一部性炎　　b. 全部性炎
図1-2　歯髄炎．

がある．浅在性齲蝕では残存する健康象牙質が厚いため，痛みはほとんどない．ところが，齲蝕の進行に伴って誘発痛が現れてくる．初期の誘発痛は擦過痛，冷熱痛，甘味・酸味などによる疼痛などで，初めは牽引性のツーンとしたものである．さらに病変が進行すると，刺激の強さが同じであっても，歯髄の病態悪化に伴い，痛みの程度や持続時間に変化してくる．すなわち，拍動性のズキズキする痛みへと変化し，持続時間が長くなっていく．痛みの持続時間は初期には短いが，炎症の進行に従い誘発痛が30秒以上の持続を示すようになり，ついには自発痛へと移行していく．したがって痛みの問診のときには，誘発刺激の種類，痛みの性状，持続時間，自発痛の有無などについてとくに診査する必要がある．

一方，歯根完成歯では，歯髄の血液循環が小さな根尖孔を介して行われており，さらに副側路が完全でなく，リンパ管も少ないため，一度炎症を起こすと歯髄腔の内圧が亢進して激痛を生じ易い．そして循環障害によって容易に壊死に陥りやすいのも，歯髄炎の特徴である．

B．種類（表1-1）

歯髄疾患には，歯髄炎の前駆段階としての歯髄充血がある．そして歯髄炎は，24時間以内に自発痛があったり，診査時に30秒～1分以上の

表1-1　歯髄疾患の臨床的分類

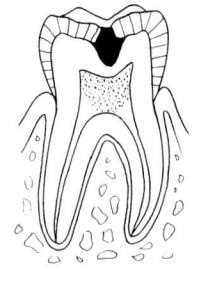

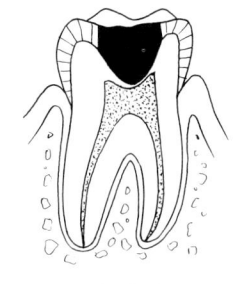

（1）歯髄充血
（2）歯髄炎
　　（a）急性歯髄炎
　　　　①急性単純性（漿液性）歯髄炎
　　　　②急性化膿性歯髄炎
　　　　③急性壊疽性歯髄炎
　　　　④上行性歯髄炎
　　（b）慢性歯髄炎
　　　　①慢性潰瘍性歯髄炎
　　　　②慢性増殖性歯髄炎
　　　　③慢性閉鎖性歯髄炎
（3）特発性歯髄炎
（4）歯髄の退行性変化
　　（a）石灰変性
　　（b）萎縮変性
　　（c）線維変性
　　（d）空胞変性
　　（e）脂肪変性
　　（f）内部吸収
（5）歯髄壊死
（6）歯髄壊疽

誘発痛を伴う急性歯髄炎と，症状がほとんどないか軽度な慢性歯髄炎とに分類される．

齲蝕は，その進行深度からC_1からC_4に分類され，それに伴って歯髄疾患が進行していく（図1-3）．正常歯髄から歯髄充血が生じ，さらに露髄のない状態での炎症の進行により歯髄は急性単純性歯髄炎に移行する．その後炎症の範囲は冠部歯髄の一部性から全部性へと進展し，最後には循環障害を併発して失活し，歯髄壊死へと陥っていく．一方，露髄を伴う場合（C_3）には，細菌感染により歯髄内に膿瘍形成（化膿）が起き，急性化膿性歯髄炎，急性壊疽性歯髄炎を経て歯髄壊疽へと移行する．さらに放置されると冠部歯髄は崩壊し，歯根だけが残った残根状態（C_4）へと進んでいく．

一方，慢性潰瘍性歯髄炎は，露髄があるものの激しい症状はなく，慢性増殖性歯髄炎は露髄部に歯髄ポリープを伴っているものをいう．また，慢性閉鎖性歯髄炎は露髄がなく症状もはっきりしないものをいう．さらに，歯周疾患などが原因となる上行性歯髄炎，原因の特定できな

C₁ 正常歯髄

C₂ 正常歯髄
↓
歯髄充血
↓
急性単純性歯髄炎

C₃ 急性化膿性歯髄炎
急性潰瘍性歯髄炎
急性増殖性歯髄炎

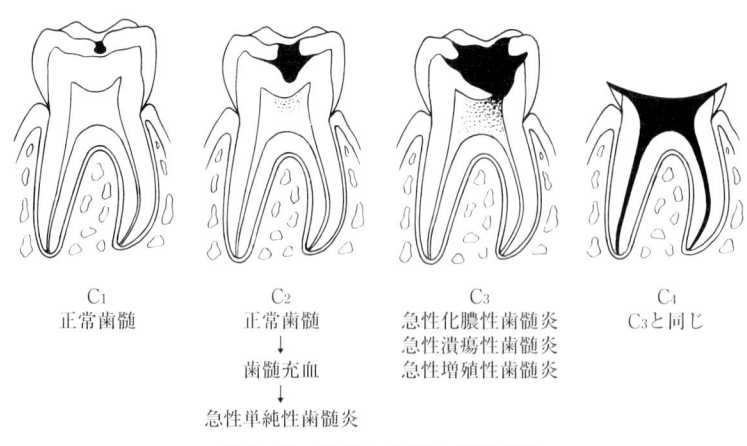

C₄ C₃と同じ

図1-3 齲蝕の分類と歯髄疾患.

い特発性歯髄炎，加齢変化による退行性変性などに分類されている．

近年では，臨床症状をもとに，歯髄疾患を「症状のある歯髄炎」と「症状のない歯髄炎」に分ける分類や，治療によって正常歯髄に戻りうる「可逆性歯髄炎」と正常に戻らず壊死・壊疽に移行する「不可逆性歯髄炎」とに分ける分類などが行われている．

a．正常歯髄

齲蝕や亀裂などのまったくない健全歯でも，歯に過度の強さの刺激が加わったり，刺激が長時間にわたって続く場合には痛みを生じる．このような正常歯髄の場合，過敏性や持続性がなく，痛みは刺激が加わってしばらくしてから生じ，また刺激を取り去ると直ちに消退するという特徴がある．疼痛は人間の感覚的表現であるため，人によってその尺度が異なり比較は困難であるが，普段の生活では痛みを起こさない程度の刺激で生じる痛みなのか，あるいは非常に強い刺激が加わったときだけ生じるものなのかにも留意すべきである．

また齲蝕が浅く歯髄が正常であっても，窩洞形成などによって露出した象牙質面に刺激が加われば一過性の疼痛が生じるが，歯髄はあくまでも健康状態にある．このときの痛みは残存象牙質の厚さが薄くなったためや，露出象牙細管を介して歯髄に刺激が到達することによるものであり，歯髄の炎症によるものと判断してはならない．したがって患者の主訴である疼痛が歯髄の炎症によるものなのか，あるいは硬組織の状態によるものなのかを鑑別診断することは，その後の処置方針に大きく影響してくるので十分注意しなくてはならない．

b．象牙質知覚過敏症

生活歯の露出象牙質面に歯ブラシなどの擦過刺激や冷刺激などの物理的刺激，あるいは甘味・酸味などの化学的刺激が加わると，知覚が亢進し，一過性で，持続のない鋭い疼痛を訴えるものを象牙質知覚過敏症という．その象牙質面には，過敏点や過敏帯といわれる疼痛知覚領域が存在する．その部分はヨードチンキに好染し，象牙質の電気抵抗値が低い．疼痛は一過性の牽引痛で，キリキリとしたツーンとする鋭いもので，針で刺されるような痛みとして表現される．持続時間のない一瞬の痛みで，刺激を取り去れば痛みは瞬時に消退する．もしこのような疼痛が持続性を示す場合には，歯髄に充血あるいはそれ以上の炎症があると判断される．

c．歯髄充血（図1-4）

歯に刺激が加わると，最初に現れるのが歯髄

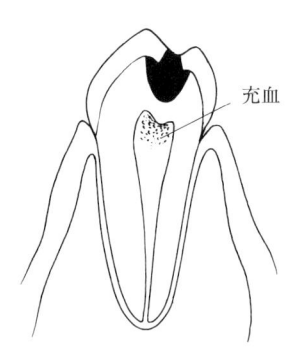

図1-4 歯髄充血．露髄はなく，血管の拡張と蛇行がある．

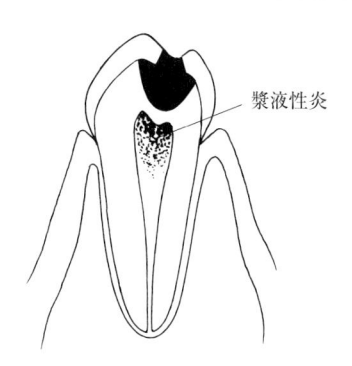

図1-5 急性単純性(漿液性)歯髄炎．露髄はなく，細胞浸潤が生じている．

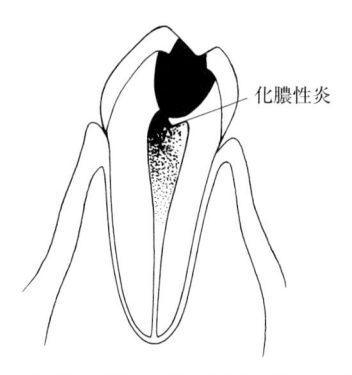

図1-6 急性化膿性歯髄炎．露髄があり，歯髄腔に膿瘍が形成される．

充血で，歯髄内の血流が増加し，血管の拡張，蛇行が生じる．この生体の反応は，正常組織に回復できる可逆性の組織反応である．

自発痛はなく，冷熱刺激，甘味・酸味などで短時間(数秒から30秒)の一過性の不快感や鋭い牽引性疼痛を示す．

この場合，中等度以上の齲蝕や修復物，摩耗がみられ，象牙質面の擦過痛があり，歯髄電気診ではしきい値(閾値)は正常かあるいは低下を示す．

d．急性歯髄炎

誘発痛が30秒〜1分以上持続したり，24時間以内に自発痛があるもので，歯髄充血から継発するものや慢性歯髄炎が急性発作を起こしたものなどがある．

1)急性単純性歯髄炎(図1-5)

歯髄充血から移行するもので，充血の著しいところに漿液性の滲出が生じている．初期には牽引性で間欠的な自発痛があり限局性であるが，根尖部歯髄まで炎症が波及した全部性歯髄炎では，放散性の持続性疼痛が生じ，打診痛を伴うようになる．

深在性齲蝕や大きな修復物があるが，露髄はなく，擦過痛がみられる．冷熱刺激に対して著明に反応するのが特徴で，歯髄電気診でしきい値の低下を示す．全部性歯髄炎に移行すると冷熱痛がひどくなり，打診反応を示すようになる．

一部性単純性歯髄炎は可逆性のものであり，鎮痛消炎療法により正常歯髄に回復する場合もある．

2)急性化膿性歯髄炎(図1-6)

齲蝕が歯髄腔まで達しており，化膿菌の感染がみられる．また慢性歯髄炎の急性発作により急性症状を呈したものもある．感染は明らかな露髄あるいは軟化象牙質を介した仮性露髄によって生じ，歯髄内に化膿性炎症がみられ，膿瘍形成(歯髄膿瘍)がある．炎症は冠部歯髄から根部歯髄へと拡延し，急性壊疽性歯髄炎を経て歯髄の壊疽に陥るか，あるいは慢性炎へと移行する．

間欠的な拍動性疼痛からはじまり，その後，持続性で放散性の激烈な痛みが生じる．冷熱，

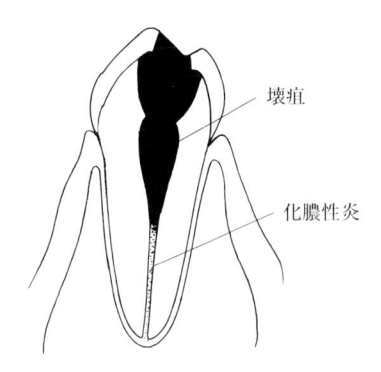

図1-7 急性壊疽性歯髄炎．歯髄が腐敗を起こし，深部は急性化膿性歯髄炎を起こしている．

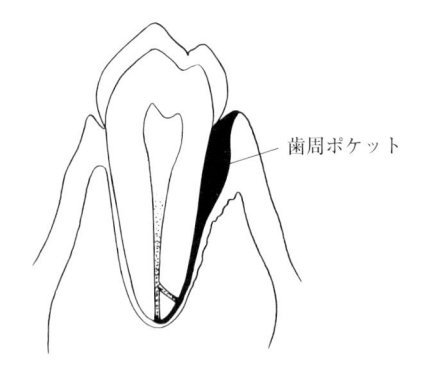

図1-8 上行性歯髄炎．歯周ポケット形成に伴い，根尖孔，根尖分岐，側枝などから歯髄に感染が起こり，急性化膿性歯髄炎を起こしている．

温熱ともに疼痛が生じるが，体が温まる夜間や就寝時に疼痛が発現しやすい．また全部性に移行した末期には，冷熱刺激で疼痛は緩解するようになるが，打診痛を伴ってくる．歯髄電気診ではしきい値が上昇し，所属リンパ節の腫脹・圧痛を認めることもある．エックス線診では歯髄腔に達する深在性齲窩が明らかにみられ，根尖部歯根膜腔の拡大を認めることもある．

3）急性壊疽性歯髄炎（図1-7）

急性化膿性歯髄炎が進行したもので，腐敗菌の混合感染が生じ，歯髄の一部が壊疽に陥っている．その範囲は一定せず，急性化膿性歯髄炎が歯髄壊疽に移行するまでのもので，腐敗臭を伴う急性化膿性歯髄炎と考えることができる．したがって臨床症状は急性化膿性歯髄炎と同様であるが，髄室開拡時に特有の腐敗臭を認めるのが特徴である．

歯髄電気診ではしきい値が上昇し，時には反応を示さないこともある．歯冠側が壊疽歯髄の状態にあるため無麻酔で髄室開拡ができるが，髄室穿孔とともに腐敗臭がみられる．また根管内歯髄が生活して化膿性炎を呈していることから，リーマー挿入時に激痛と出血を認め，生活歯髄の存在を知ることとなる．

4）上行性歯髄炎（図1-8）

歯周ポケットや隣在歯の根尖病変，顎骨骨髄炎などが原因となり，患歯の根尖孔や根尖分岐，根管側枝などから歯髄に感染が生じ，急性化膿性歯髄炎を惹起したものである．症状は急性化膿性歯髄炎と同様で，歯周ポケットが感染源の場合には根尖部に達する深い歯周ポケットを認める．その際，歯肉の発赤，腫脹，ポケットからの排膿などを伴うことが多い．歯髄への感染が根尖側から生じるため，逆行性歯髄炎とか上昇性歯髄炎とも呼ばれる．

e．慢性歯髄炎

歯髄に加わる刺激が比較的軽度で，しかも患歯の抵抗力が高い場合には，長期経過を示す障害が起こり慢性歯髄炎を生じる．また，急性歯髄炎の原因が除去されることで慢性炎に移行する場合もある．慢性歯髄炎は急性炎のような自発痛や持続性誘発痛はなく，ほとんど無症状か軽度な臨床症状を示すだけである．

1）慢性潰瘍性歯髄炎（図1-9）

齲蝕が進行して大きな齲窩を形成している．深部では歯髄腔に達する露髄があり（C₃），細菌感染が起こり，露髄部の歯髄表層に潰瘍形成がみられる．食物の齲窩内への圧入時に痛みが生じるが，臨床症状はほとんどない．温度診や打診に反応はなく，電気診でもほぼ正常値に近い．

2）慢性増殖性歯髄炎（図1-10）

慢性潰瘍性歯髄炎のうち，露髄面が大きく，

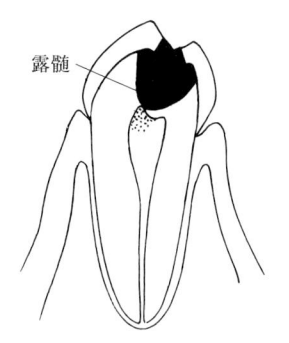

図1-9 慢性潰瘍性歯髄炎．露髄があり，歯髄面が齲窩と交通している．

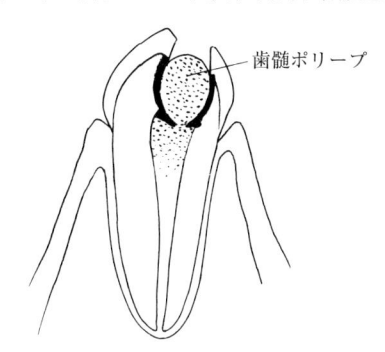

図1-10 慢性増殖性歯髄炎．露髄部に歯髄由来の息肉が形成している．

歯髄に加わる刺激に対しての抵抗性や修復能力が高い歯にみられる．露髄部には茸状の息肉（歯髄ポリープ）がみられ，この肉芽組織の表層は好中球の炎症性細胞が浸潤し，内部は毛細血管を豊富に含み，易出血性を示す．
臨床症状は慢性潰瘍性歯髄炎と同様である．

3) 慢性閉鎖性歯髄炎

大きく深い修復処置や深在性齲蝕に対する覆髄処置後に，歯髄充血の症状までは呈しないが，何らかの違和感を訴える場合がある．この場合，抜歯して標本観察を行うと慢性炎症が生じていることがあり，露髄のない慢性歯髄炎と考えられる．一般には正常歯髄として扱われ，経過観察されることが多い．

f．特発性歯髄炎（図1-11）

歯髄炎の明らかな原因が特定できないまま，強い痛みを突然訴える場合がある．時には急性化膿性歯髄炎の臨床症状を示すこともあるが，歯髄の変性などから生じる石灰変性，象牙質瘤（粒）が歯髄神経を圧迫していることが原因となっている場合もある．

g．歯髄の退行性変化

炎症や感染が必ずしも関係せず，弱い刺激の持続や加齢に伴って歯髄が変性を起こしている．通常，臨床症状はなく，歯の変色が生じたり，刺激に反応しにくくなる．退行性変化としては，

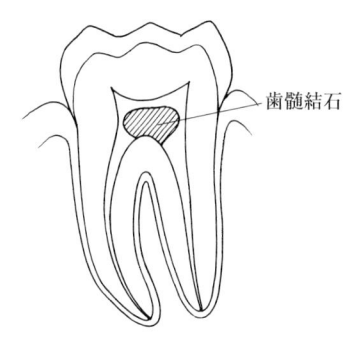

図1-11 特発性歯髄炎．歯髄結石などにより歯髄神経が圧迫を受けて生じる．

石灰変性，萎縮変性，線維変性，空胞変性，脂肪変性，内部吸収などがある．内部吸収は歯髄腔や根管内に生じる吸収で，自覚症状がなく，吸収が進み歯の表面まで肉芽組織が近づくと，歯の色がピンク色を呈することがある．

h．歯髄壊死

歯髄の炎症の進行により，歯髄組織が失活状態に陥ったものである．感染を伴わず蛋白が凝固した凝固壊死と，蛋白が分解した融解壊死とに分けられる．症状はなく，歯髄電気診に対して反応を示さない．

i．歯髄壊疽

歯髄壊死に感染を伴うもので，その代謝産物によって悪臭（壊疽臭）を発する．歯根膜への刺激源となり，根尖性歯周組織疾患を起こす原因となる．根尖病変を伴うものを複雑性歯髄壊疽という．根尖歯周組織に障害が起きると打診に

対して過敏反応を示すようになる．

1-2．根尖性歯周炎

歯は根面にあるセメント質とその外側の歯根膜によって，歯槽骨に強固に連結支持されている．歯が原因となり，周囲の歯根膜，セメント質，歯槽骨，歯肉などに炎症が生じたものを根尖性歯周炎という．その多くは根管内容物の化学的刺激，細菌的刺激によって，根尖孔を介して根管外部に影響を及ぼしている．

A．疼痛

慢性根尖性歯周炎はほとんど自覚する臨床症状がなく，咬合咀嚼時の軽度な違和感を自覚する程度である．一方，急性根尖性歯周炎は誘発痛や自発痛を伴い，とくに打診や根尖部圧痛などに反応を示す．また疼痛や歯肉の発赤，腫脹，圧痛などは，炎症の拡延状態によってその程度や範囲が異なってくる．

B．腫脹

歯髄疾患の場合，炎症を起こしている組織は歯髄組織に限局しており，周囲を象牙質という硬組織が囲んでいることから，歯肉に腫脹が生じることはない．一方，根尖性歯周炎では，歯根膜という軟組織に炎症が生じると，軽微な腫脹が生じ歯の挺出感などを呈するが，肉眼的にはまだ歯肉の腫脹はみられない．また，炎症が歯槽骨内に限局する場合には，歯肉の発赤がみられるだけで腫脹は伴わない．炎症が歯槽骨外壁の皮質骨から外側に進展し，骨膜に達するようになると硬い腫脹が生じてくる．さらに骨膜を越えて粘膜に達すると，歯肉や粘膜，顔面は著しい腫脹を示すようになり，波動を伴う軟らかい腫脹をきたすようになる．

表1-2　根尖性歯周組織疾患の臨床的分類

（a）急性根尖性歯周炎
　①急性単純性（漿液性）根尖性歯周炎
　②急性化膿性根尖性歯周炎（急性歯槽膿瘍）
　　Ⅰ　歯根膜期
　　Ⅱ　骨内期
　　Ⅲ　骨膜下期
　　Ⅳ　粘膜下期

（b）慢性歯髄炎
　①慢性単純性（漿液性）根尖性歯周炎
　②慢性化膿性根尖性歯周炎（慢性歯槽膿瘍）
　③慢性肉芽性根尖性歯周炎
　　（1）歯根肉芽腫
　　（2）歯根嚢胞

C．種類

臨床的には急性と慢性に分類される．急性炎では，一般に患歯に自発痛，強い打診痛があり，根尖部歯肉には発赤・腫脹がみられ，顔面の腫脹などを伴うものもある．また，慢性炎は無症状か軽度の場合をいう．急性炎には，主に外傷などの機械的刺激による単純性のものと，細菌感染が関係する化膿性のものとがある．慢性炎には，エックス線写真で歯根膜の拡大を示す軽度の慢性根尖性歯周炎から，根尖部歯槽骨に膿瘍形成を伴い，境界が不明瞭な透過像を示す歯槽膿瘍と，境界が明瞭な透過像を特徴とする歯根肉芽腫，歯根嚢胞がある（表1-2）．

a．急性根尖性歯周炎

強く急激な刺激などが根尖部に加わることにより，疼痛を伴う炎症状態を呈してくる．その原因，症状，経過などから単純性，化膿性に分けられる．

1）急性単純性根尖性歯周炎（図1-12）

歯に過度の外力が加わる打撲などの外傷では，歯根膜に間接的に力が加わる．また根管治療時に根管内小器具の不慮の突き出しが起こると，直接的に外傷が歯根膜に加わる．このように外力が直接的あるいは間接的に根尖部歯根膜組織に加わり，急激に炎症が発現したものが急性単

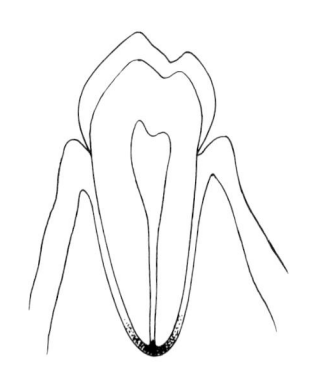

図 1-12 急性単純性根尖性歯周炎．根尖部歯根膜に外傷など物理的刺激で生じた非感染性の炎症である．

純性根尖性歯周炎である．原因が主に機械的なもので細菌感染が関係することがないため，刺激の程度によっては自然治癒することが多い．

2）急性化膿性根尖性歯周炎(図 1-13)

根管内の細菌的刺激や化学的刺激などが根尖孔外の生体組織に加わる際，その刺激が生体の防御能力を上回ると，根尖歯周組織に急激に膿瘍を形成する急性化膿性根尖性歯周炎(急性歯槽膿瘍)が生じる．根尖部の骨が破壊されるよりも急速に進行を示すため，エックス線写真では病変が明瞭には判断できない．エックス線写真で透過像がみられる急性化膿性根尖性歯周炎は，慢性的に経過し周囲骨を破壊してきた疾患が急性発作(フレアーアップ)を起こしたものと考え，フェニックス膿瘍として別に診断される．急性化膿性根尖性歯周炎はその炎症の拡延状況と症状から4期に分けることができる．

（1）歯根膜期

根尖部歯根膜に限局した化膿性炎症で，根尖部歯根膜に充血，滲出，膿瘍形成などが生じ，歯の挺出感を伴い，とくに垂直打診に反応する．

（2）骨内期

炎症が骨髄内に拡がり，歯槽骨内にまで膿瘍が形成されている(歯槽膿瘍)．内圧の亢進のために激しい拍動性疼痛があり，その自発痛は限局性から放散性へと変化する．根尖部相当歯肉は発赤，圧痛を伴う．患歯は著明に動揺し打診に強く反応する．

（3）骨膜下期

歯槽骨内の膿瘍形成がさらに歯槽骨壁(皮質骨)を越えて骨膜にまで達したもので，骨膜にまで炎症が波及している．病変の中心では硬結性の腫脹が生じ，オキシドールで硬結部を丹念に擦過すると白雪反応を認めるが，波動は認めない．同部の圧痛は著明で打診痛，自発痛などの臨床症状は最も激しく，耐え難いピークに達する．

（4）粘膜下期

膿瘍形成が骨膜を破り，粘膜下組織にまで進

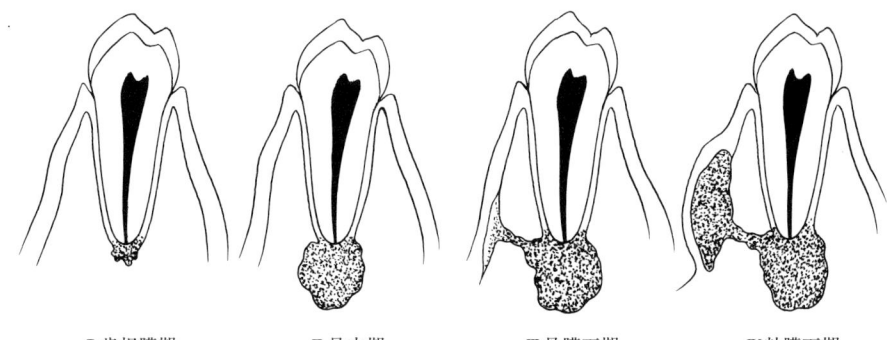

Ⅰ 歯根膜期　　Ⅱ 骨内期　　Ⅲ 骨膜下期　　Ⅳ 粘膜下期

図 1-13 急性化膿性根尖性歯周炎(急性歯槽膿瘍)．膿瘍形成が急速に生じ，激しい自発痛と打診痛がある．Ⅰ期：歯根膜期．膿瘍が歯根膜腔に限局している．Ⅱ期：骨内期．歯槽骨内に膿瘍がみられる．Ⅲ期：骨膜下期．皮質骨を破り，骨膜の下まで膿瘍が達している．Ⅳ期：粘膜下期．骨膜を破り，粘膜下まで膿瘍が達し，歯肉膿瘍を形成している．

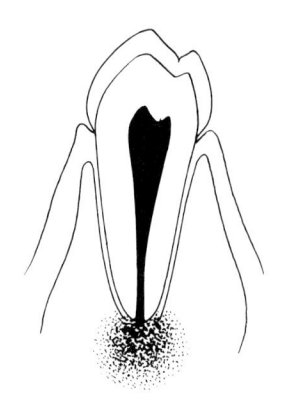

図1-14 慢性化膿性根尖性歯周炎(慢性歯槽膿瘍).症状はないが，エックス線写真で根尖部にび漫性の透過像を認め，膿瘍形成がある．

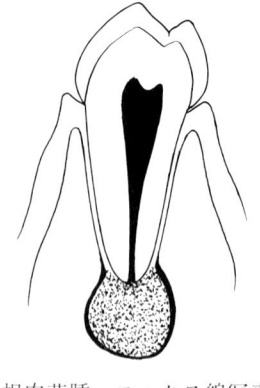

図1-15 歯根肉芽腫．エックス線写真で根尖部に明らかな透過像がある．

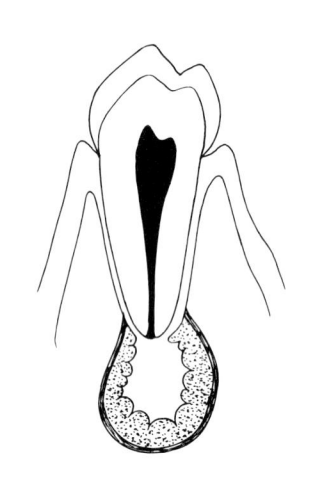

図1-16 歯根囊胞．大型の類円形の境界明瞭な病巣で，内部に囊胞液を含み，周囲を緻密骨(白線)が取り囲んでいる．上皮層，肉芽層，結合組織層の3層構造で，ゆっくりと大きくなる．

行している．膿瘍形成が歯肉や粘膜下に認められ，膿汁の貯留を触れる(波動)とともに，歯肉や顔面に著明な腫脹が生じる．疼痛は腫脹の発現とともに軽減するが，放置すると顎骨骨髄炎，上顎洞炎，口底蜂窩織炎，縦隔炎などを引き起こす．

b．慢性根尖性歯周炎

臨床症状はほとんどないが，エックス線写真などで根尖部歯槽骨に透過像の発現を認めることで発見されることが多い．

1)慢性単純性根尖性歯周炎

体力の低下時に軽度の咬合痛や不快感を訴えることもある．エックス線写真でも明らかな根尖病変は認められない．

2)慢性化膿性根尖性歯周炎(慢性歯槽膿瘍，図1-14)

自覚症状はほとんどなく，打診に対して違和感や軽度の打診痛，根尖部圧痛がみられる程度である．エックス線写真では根尖部周囲歯槽骨に境界の不明瞭な透過像を示す．根尖部の膿瘍形成に伴い，膿瘍腔から口腔や顔面につながった管腔(瘻孔)を形成することがある．膿瘍の自潰によって一時的に開口部が閉鎖することもあるが，原因を除去しない限り再発を繰り返す．所属リンパ節は固く腫脹は著明でなく，圧痛もない．

3)慢性肉芽性根尖性歯周炎

臨床症状はなく，エックス線写真でみつかる．

根尖透過像は円形を呈し，大型のものは歯根嚢胞の場合が多い．

(1) 歯根肉芽腫(**図 1-15**)

根管内容物の細菌的，化学的刺激が根尖歯周組織に加わり，根尖部に炎症性細胞浸潤を主体とする炎症性肉芽組織が発現する．エックス線写真では，円形の透過像として観察されるが，自覚症状はなく，誘発痛もみられない．

(2) 歯根嚢胞(**図 1-16**)

エックス線写真では歯根肉芽腫よりも大型の透過像を示し，周囲を歯槽硬線に連続する白線で取り囲まれている．症状はないが，大きくなると骨が膨隆し，菲薄化した骨面の触診で羊皮紙様感を触れる．病理学的には嚢胞壁は上皮層，炎症性肉芽組織層，結合組織層の3層構造を示す．嚢胞内容液は黄色味を帯びた粘稠性液体で，中にコレステリン結晶を含むことがある．小型のものは感染根管治療で治癒するが，大型では嚢胞摘出や根尖切除が必要になることがある．

第2章
歯内治療の概要

2-1. 歯髄の保存療法

歯髄炎の前駆症状である歯髄充血と可逆性歯髄炎の場合，その原因となっている刺激源を取り除き，患歯を安静に保つことで歯髄の健康を回復し，さらに健康維持を図ることができる．歯髄の保存療法には，歯髄鎮痛消炎療法，間接覆髄法，暫間的間接覆髄法，直接覆髄法などがあり，歯髄を除去せずに，健康歯髄を生活したまま残そうとする治療法である．

A. 薬剤の種類と所要性質

感染源や刺激源を徹底的に除去した齲窩内を消毒し，歯髄の健康回復，第二象牙質形成促進，歯髄の健康維持に働くことが必要である．歯髄の鎮痛消炎を図り，過度に亢進した歯髄の知覚機能を抑制して，歯髄への傷害性から守るものである．齲窩の消毒剤にはフェノール(石炭酸)系，チモール系，精油(揮発油)系，重金属系，パラホルムアルデヒド系などがあり古くから使用されているが，歯髄に傷害性に働くことがあるので，十分注意する必要がある．

B. 歯髄鎮痛消炎療法(図2-1)

歯髄充血や急性一部性単純性歯髄炎，歯の切削後に一時的に知覚の亢進が起こると予測される歯などの可逆性歯髄反応の場合，歯髄の保存を前提とする鎮痛消炎療法が行われる．それに対し，回復の見込みのない不可逆性歯髄炎では，除去を前提とする鎮痛消炎療法が行われる．すなわち，前者は知覚の亢進や疼痛のある歯を健康な状態に戻そうとする処置であるのに対し，後者は疼痛の緩和が主な目的で，歯髄に傷害性に働く薬剤を用いることから，使用される薬剤で痛みを取り除いた後に歯髄除去を行う必要がある．

a. 歯髄の保存を前提とする処置(図2-1のa)

歯髄疾患が可逆性の場合，歯髄を傷害せず健康状態に回復させることを目的として行われる．

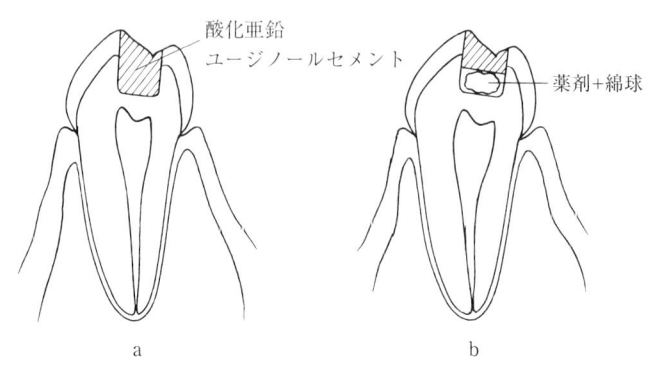

図2-1 歯髄鎮痛消炎療法．a：保存を前提とする．最終的に修復，補綴処置を行う．b：除去を前提とする．最終的に歯髄除去に移行する．

軟化象牙質などの刺激源を完全に除去した後，酸化亜鉛ユージノールセメントを窩洞に填塞する．次回来院時に歯髄の健康状態を確認した後，最終処置としての修復処置，補綴処置等を施す．

b．歯髄の除去を前提とする処置(図2-1のb)

非可逆性の急性歯髄炎で歯髄の除去を行う必要があるが，治療時間の制約とか麻酔が禁忌の患者などで直ちに抜髄処置を行えない場合，まずは急性症状を消退させる目的で施される．また非可逆性歯髄炎の慢性歯髄炎の場合で，次回以降に歯髄除去の診療計画がある場合にも用いられる．すなわち，歯髄に傷害性があるような薬剤を含んだ小綿球を窩底部に応用し，疼痛の緩和除去を行う．その後，歯髄除去療法に移行する．

C．覆髄法(歯髄覆罩法)

健康な生活歯髄の場合，感染歯質をすべて除去した後で歯髄を保護し，健康を維持することを目的に施される．

a．間接覆髄法(図2-2)

炎症や充血のない歯髄が健康な象牙質によって囲まれている場合で，歯髄に加わる外来刺激を遮断したり，第二象牙質形成を促進させる目的で施される．すなわち，患歯の安静と治癒促進を図るために，窩洞の歯髄側窩壁(窩底部)にセメント類を貼薬し，薬効を期待する．

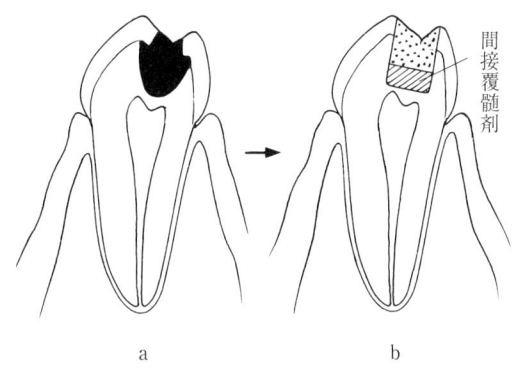

図2-2 間接覆髄法．齲窩の軟化象牙質を完全に除去し(a)，健康象牙質窩底を歯髄保護のセメント類で覆う(b)．

b．直接覆髄法(図2-3)

健康象牙質によって囲まれている正常歯髄が外力などにより露出した場合，その露髄部が2mm以下と小さい場合には歯髄の保存療法が行われる．露髄面を清掃消毒し，第二象牙質の形成を促進する薬剤を歯髄に貼付し，処置後に露髄面を硬組織で閉鎖し，歯髄の正常状態を保とうとする方法である．

c．暫間的間接覆髄法(図2-4)

IPC法とも呼び，若年者の急性齲蝕において，歯髄に近接する深在性齲蝕がある場合に応用される．すなわち，歯髄は健康象牙質により被覆されているが，軟化象牙質の完全除去が困難な場合，一時的に故意に軟化象牙質を残存させる方法である．

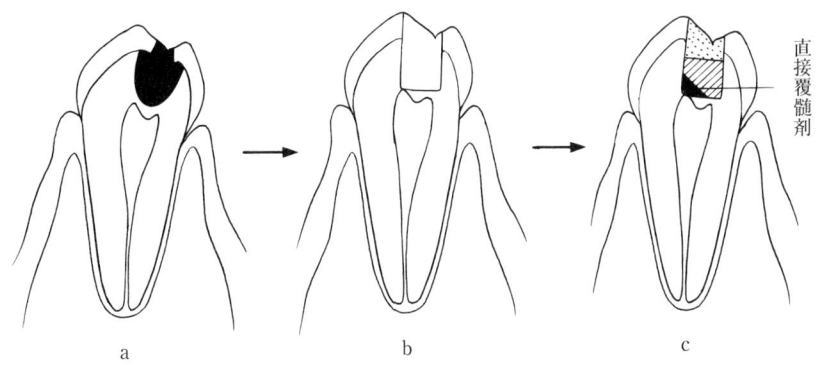

図2-3 直接覆髄法．露髄のないC₂歯で(a)，健康象牙質部に露髄が起きた場合(b)，露出した健康歯髄面に覆髄剤を応用後，裏層，仮封する(c)．

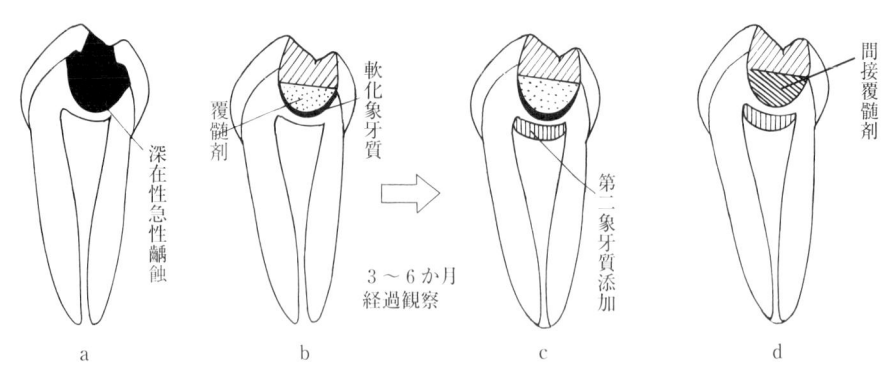

図 2-4 暫間的間接覆髄法．若年者の幼若永久歯の深在性急性齲蝕に適応される(**a**)．一層軟化象牙質を残して覆髄剤を応用する(**b**)．3～6 か月の経過観察後，歯髄腔内に第二象牙質が添加したことを確認(**c**)．軟化象牙質の完全除去を行い覆髄する(**d**)．

軟化象牙質を残した窩底部を洗浄後，水酸化カルシウム製剤を貼付し，数か月の経過観察を行う．第二象牙質が歯髄腔内に添加されたことをエックス線写真で確認した時点で，残しておいた軟化象牙質を再度改めて完全に除去する方法で，露髄を避けるための処置である．最終的には通法の間接覆髄を施し，修復処置を行って患歯の治療を終了とする．

2-2．歯髄の除去療法

A．歯髄切断法

歯髄に強い炎症があり，正常歯髄に戻ることが期待できないような非可逆性歯髄炎の場合，歯冠部歯髄のみ，あるいは根管歯髄を含めたすべての歯髄が除去される．

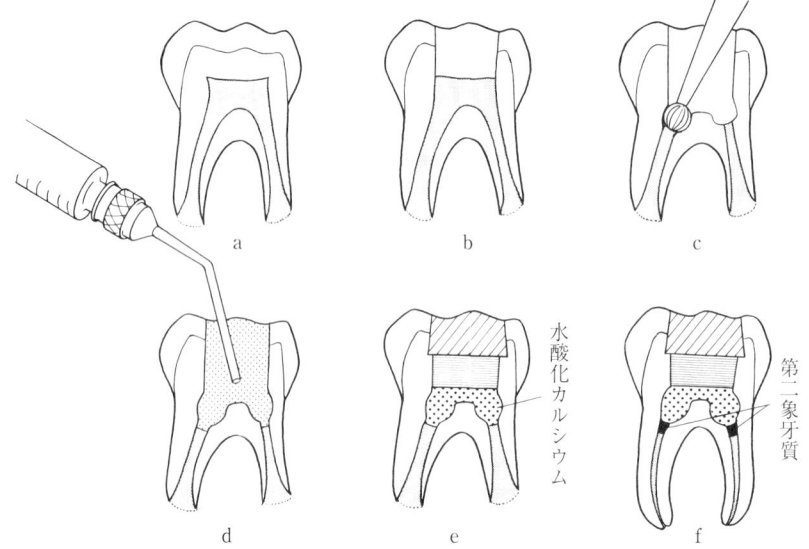

図 2-5 生活歯髄切断法(歯髄一部除去療法)．とくに歯根未完成永久歯(**a**)では，天蓋を除去後(**b**)，根管口部で歯髄を器械的に切断し(**c**)，ケミカルサージェリーにより歯髄を一層溶解後(**d**)，覆髄剤を断髄面に応用して(**e**)，断髄面への象牙質橋添加と根尖の継続的形成を期待する(**f**)．

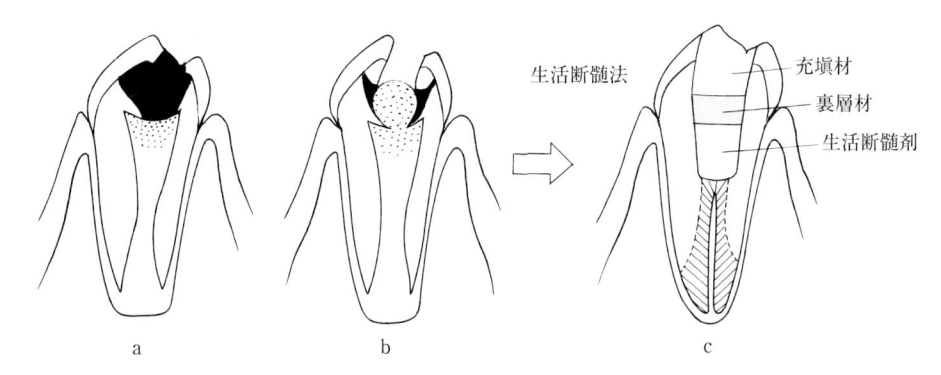

図2-6 歯根未完成歯の生活歯髄切断法．a：慢性潰瘍性歯髄炎．b：慢性増殖性歯髄炎．a，bともに生活歯髄切断法が適応される．c：アペキソゲネーシス（根尖の生理的発育）．歯根の継続的形成を期待する．

a．生活歯髄切断法（図2-5）

　不可逆性の炎症が歯冠部歯髄に限局している場合，歯冠部歯髄のみを除去する．すなわち，一部除去療法と呼ばれ，正常な根管歯髄を生活した状態で残す方法である．とくに根尖の未完成な幼若永久歯や乳歯に用いられ，残存する根管歯髄が根管象牙質の形成を続けるため，歯根の成長は継続する．切断された歯髄創面には，術後に象牙芽細胞が再度配列し，庇蓋硬組織（象牙質橋，デンティンブリッジ）と呼ばれる第二象牙質を形成する．

　歯根未完成歯における慢性潰瘍性歯髄炎や慢性増殖性歯髄炎では（図2-6），歯根の継続的形成を維持する目的で，積極的に生活歯髄切断法が行われる．根管歯髄を生活したまま保存することにより，歯根部根管内に象牙質形成が継続して起こり，本来の歯根の長さまで成長することを期待できる．このよう処置をアペキソゲネーシス（歯根形成能温存法）と呼んでいる．

b．失活歯髄切断法

　失活剤で壊死した歯髄を除去した後，根管口部に防腐性薬剤（乾屍剤）を貼付する．すなわち，歯髄が壊死した状態で根管内に残す方法である．術後，根尖孔はセメント質様組織の添加により閉鎖傾向を示してくる．治療成績が十分でないことから，近年では使用される頻度は少なくなってきている．

B．抜髄法（図2-7）

　冠部歯髄と根部歯髄をすべて除去する療法のことで，炎症歯髄の回復が期待できない不可逆性炎の場合，あるいは補綴上の理由等で歯髄をすべて除去する必要がある場合に施される．原則として前歯では舌側から，臼歯では咬合面から髄室に達する窩洞を形成し（髄室開拡），歯冠部歯髄を除去した後，根尖部の根管狭窄部（生理学的根尖孔）まで歯髄を除去する．歯髄が完全に除去された後の根管空隙には，最終的に根管充填剤が填塞され，根尖孔部の治癒を期待する．

a．麻酔抜髄法（図2-8）

　除痛法として局所麻酔を用いる方法で，直接抜髄法と呼ばれる．浸潤麻酔や伝達麻酔により，歯髄の知覚を鈍麻させておき，生活歯髄を除去する．症例によっては，抜髄当日に根管充填まで行うことがあり，直接抜髄即時根管充填法（直抜即充）と呼んでいる．

b．失活抜髄法（図2-9）

　除痛法として除活剤（失活剤）を用いる方法で，間接抜髄法と呼ばれる．歯髄に失活剤を貼付し，再来時に失活した歯髄を除去する方法である．

98　II．歯内治療学

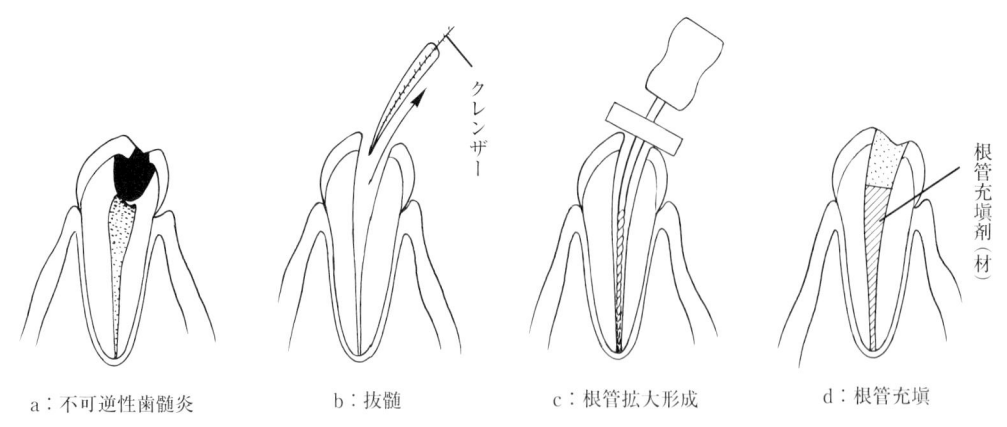

a：不可逆性歯髄炎　　b：抜髄　　c：根管拡大形成　　d：根管充塡

図2-7　抜髄法（全部歯髄除去療法）．歯髄が正常歯髄に戻る可能性のない場合（不可逆性歯髄炎）(a)，歯髄を根尖孔まですべて除去し(b)，根管充塡剤を充塡できる空隙を形成して(c)塡塞を行う(d)．

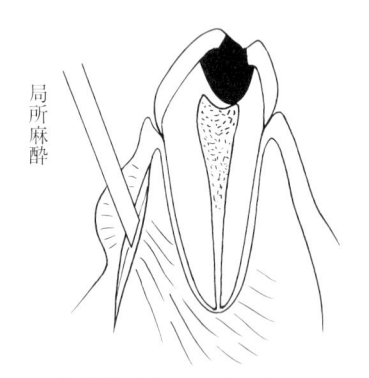

図2-8　麻酔抜髄法．局所麻酔下で知覚鈍麻した生活歯髄を除去する．

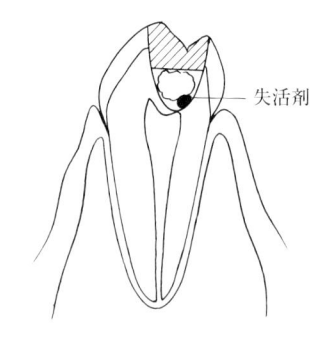

図2-9　失活抜髄法．失活剤で壊死した歯髄を除去する．

失活剤には亜ヒ酸糊剤とパラホルム糊剤があるが，急性歯髄炎や根尖未完成歯には非適応（禁忌）とされる．

2-3．根管充塡法

抜髄と感染根管治療における最終処置で，根管内容物を除去し，空虚となった根管空隙を充塞する方法である．すなわち，根管充塡剤（材）を的確に充塡するのに必要な形態を付与し，根管の消毒の後，根尖歯周組織を刺激しない材料で緊密に根尖孔部を封鎖する．

一般に根管充塡法には，ガッタパーチャポイントとシーラーが広く用いられており，その圧接方向から側方加圧法と垂直加圧法に分けることができる．また，使用する薬剤の種類から，糊剤根管充塡とポイント根管充塡などの種類がある．

2-4．器具

歯髄の保存療法に使用される器具は，歯の切削器具と薬剤応用器具を参照されたい．ここでは根管治療と根管充塡を中心に述べる．

A．抜髄針，根管探針（図2-10）

ブローチホルダーに装着して使用される細い針状の金属線である．抜髄針はステンレス鋼や

第2章 歯内治療の概要　99

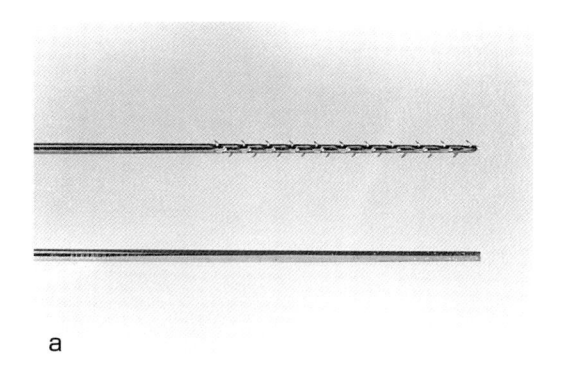

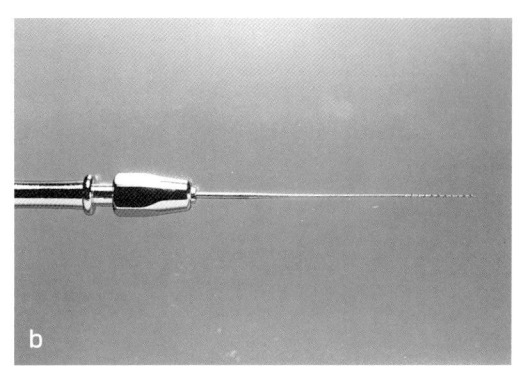

図2-10 抜髄針と根管探針．ブローチホルダーに装着して使用される．a：上；棘の付いたクレンザー（歯髄を絡めて引き抜く）．下；棘のないブローチ（根管清掃用綿栓や根管貼薬用綿栓で清掃，貼薬を行う）．b：ブローチホルダーに取り付けて用いる．

炭素鋼製の金属線に棘（トゲ）を付けたもので，別名をクレンザーやバーブドブローチという．抜髄の際に根管内に挿入して回転させ，歯髄組織を絡ませて一気に歯髄を引き抜くのに使用される．使用したクレンザーは感染性医療廃棄物として処理される．

一方，根管探針とは棘（トゲ）のないスムースなもので，別名をスムースブローチとかミラー探針という．根管の位置や方向，数を確認するために根管内に挿入したり，根管内の清掃や根管貼薬のための綿栓を巻くのに使用される．断面が四角（スクエア）と丸（スムース）があり，太さで000，00，0，1，2，3の6種類（JIS規格）がある．

B．リーマー・ファイル（図2-11）

根管用小器具 canal instrument と呼ばれ，抜髄や感染根管治療時に根管壁象牙質を切削し，根管径を大きくするとともに，根管表面を滑沢化するのに使用される．断面が三角のリーマー，四角のK-ファイル，丸のH-ファイルなどのほかに，菱形，長方形，多角形などの多種類が市販されている（図2-12）．リーマーは根尖孔まで器具を穿通し到達させるのに有効であり，ファイルはヤスリとして根管壁を磨き上げるのに使用される．材質はステンレススチール製で，

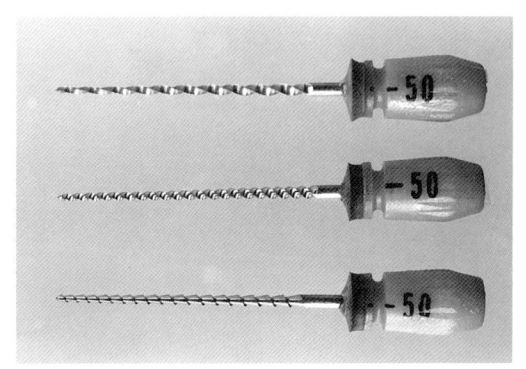

図2-11 リーマー，ファイル．上：リーマー．中：K-ファイル．下：H-ファイル．

その形状は国際規格化されており，刃部の長さが16mm，先端が号数の100分の1mmで，先端はV字状を呈し，その角度は75度±15度と定められている（図2-13，表2-1）．把持部から先端までの長さは21，25，28mmがある．

使用後は付着した汚れを取り除き，薬液消毒，オートクレーブ滅菌などを施し，専用のリーマーボックス等に整理保管して繰り返し使用する（図2-14）．

一方，近年では形状記憶合金であるニッケルチタン製のファイルが各種登場し，その柔軟性から湾曲根管への有効性が支持されている（図2-15）．また，根管治療用の超音波発生装置では，専用のファイルを取り付けて使用する（図2-16）．

100　II．歯内治療学

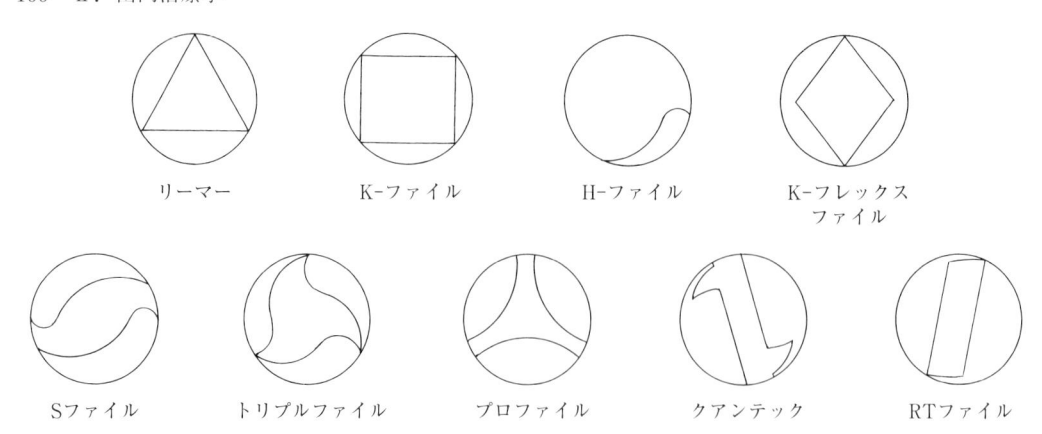

図2-12　ファイルの各種断面形態．さまざまな断面の形態があり，柔軟性，切削性が異なっている．

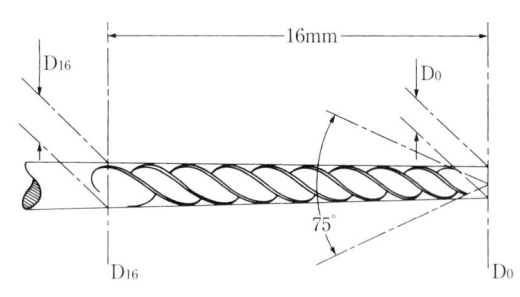

（上段）リーマー，K-ファイル，H-ファイル，K-フレックスファイル
（下段）Sファイル，トリプルファイル，プロファイル，クアンテック，RTファイル

図2-13　リーマー，ファイルの国際規格．

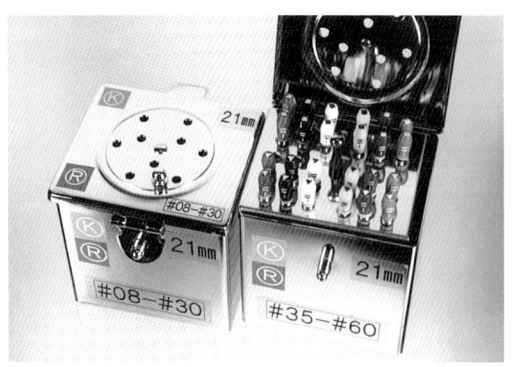

図2-14　リーマーボックス．リーマーとK-ファイルが滅菌されている．患者ごとに使用され，リーマー類の長さや種類がその都度選択される．

表2-1　根管内小器具の規格サイズとカラー（ADA No.28）

Size	D0	D16	把持部の色
06	0.06	0.38	Pink
08	0.08	0.40	Gray
10	0.10	0.42	Purple
15	0.15	0.47	White
20	0.20	0.52	Yellow
25	0.25	0.57	Red
30	0.30	0.62	Blue
35	0.35	0.67	Green
40	0.40	0.72	Black
45	0.45	0.77	White
50	0.50	0.82	Yellow
55	0.55	0.87	Red
60	0.60	0.92	Blue
70	0.70	1.02	Green
80	0.80	1.12	Black
90	0.90	1.22	White
100	1.00	1.32	Yellow
110	1.10	1.42	Red
120	1.20	1.52	Blue
130	1.30	1.62	Green
140	1.40	1.72	Black

直径（誤差±0.02mm）

mm 表示

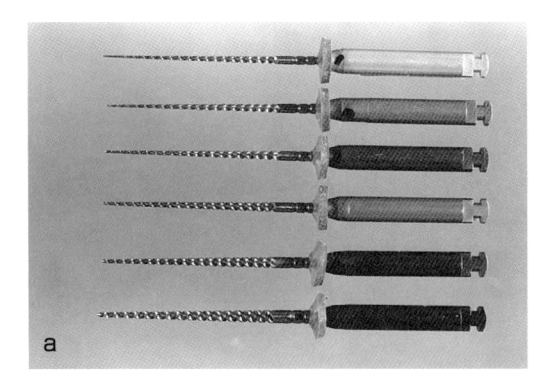

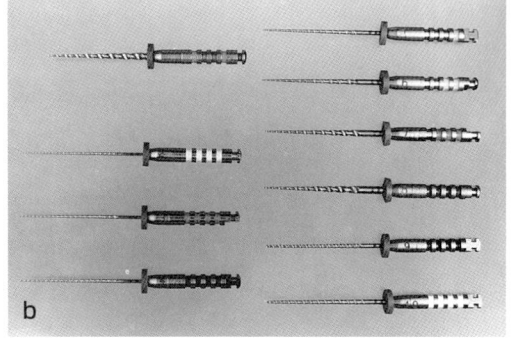

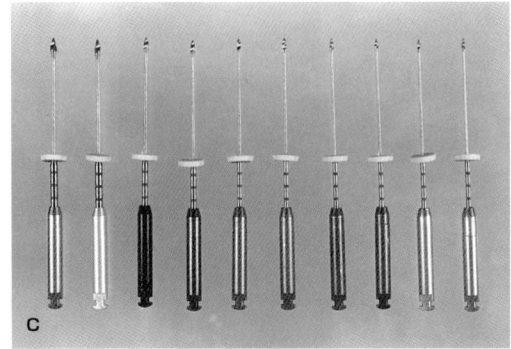

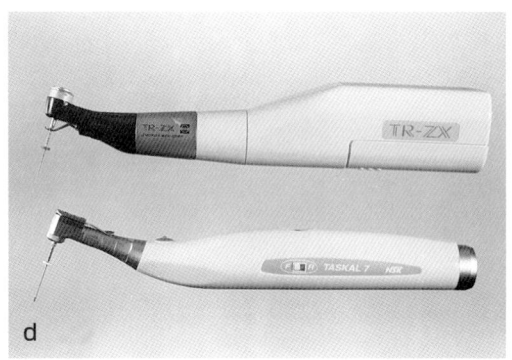

図2-15　各種ニッケルチタン製ファイル．a：プロファイル．b：クァンテック．c：ライトスピード．d：充電式回転器具．

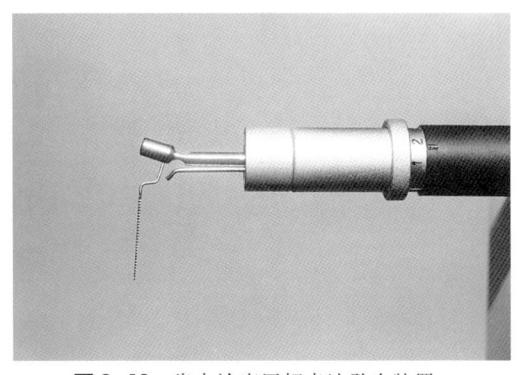

図2-16　歯内治療用超音波発生装置．

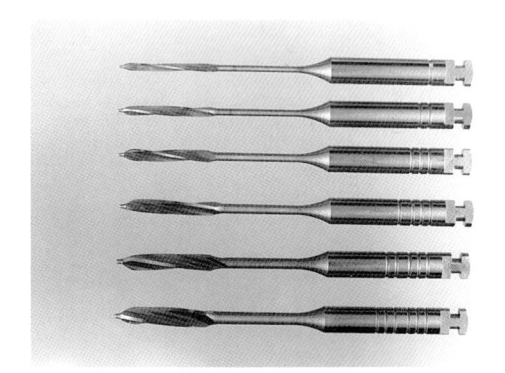

図2-17　ピーソーリーマー（先端に刃部のないラルゴタイプ）．根管口部を太くし，根管への器具到達を容易にし，根管の直視直達が可能になる．

C．ピーソーリーマー（図2-17）

　髄室開拡を行い，天蓋を完全に除去して歯冠部歯髄を取り除くと根管口が見えてくる．根管の多くは根管口部付近で狭窄したり，斜めに走向しやすい．そこで根管の入り口を太くし，器具の挿入方向を修正することは，器具の根尖孔への直達を可能にし，器具挿入を容易にする．それらを期待してピーソーリーマー類が使用される．

　一般には，根管の根管口側1/3を＃15から25まで拡大した後，ピーソーリーマーの小さい

102　Ⅱ．歯内治療学

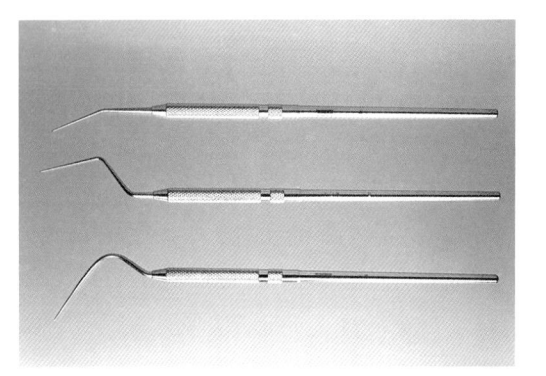

図2-18　スプレッダー．上：前歯用，中：上顎臼歯部用，下：下顎臼歯部用．

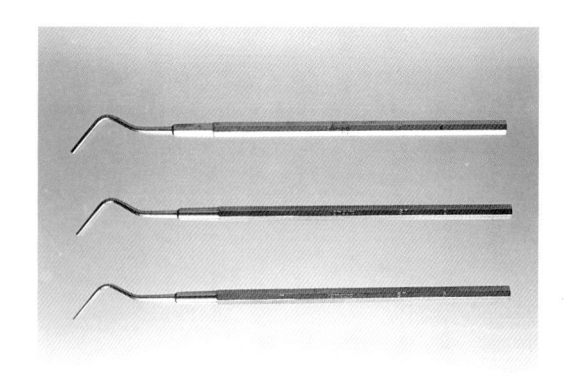

図2-19　プラガー（大，中，小）．

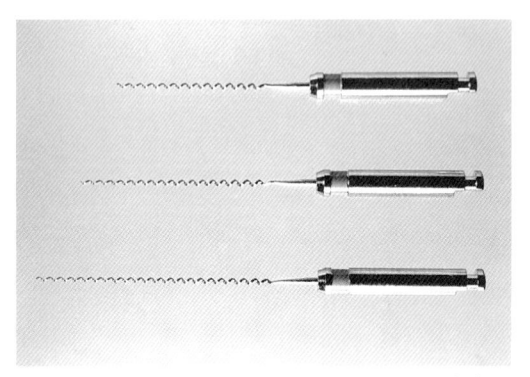

図2-20　レンツロ，ペーストキャリアー．根管充填用シーラーや，糊剤根管充填材を根尖孔まで運ぶ小器具である．コントラアングルに装着し，正回転でゆっくり回すと，セメントや糊剤が根尖孔まで送り込まれる．

ものから順に使用し，ロウト状に拡大形成を行う．これにより，髄室壁と根管がスムースに移行するため，機械器具の根管内挿入が容易となり，拡大形成の手助けとなる．

D．スプレッダー（図2-18）

側方加圧根管充填時の際，根管内に挿入したメインポイント（主ポイント）に沿って挿入する針状の金属器具である．根管内に挿入することにより，根管壁へポイントを押しつけて圧接することができ，その空隙にアクセサリーポイントを追加し，根管をガッタパーチャポイントで気密に充塞するのに使用される．

E．プラガー（図2-19）

垂直加圧根管充填や側方加圧根管充填に，根管内のガッタパーチャポイントを，根尖方向に圧接して気密性を高めるのに使用される．

F．ヒートキャリアー

金属製のへら型の手用器具で，火炎等で熱し，根管充填後のポイントを根管口部で切断するのに使用する．

G．スパイラルルートフィラー（図2-20）

根管充填に使用される糊剤あるいはシーラー（セメント類）を，根管内に輸送したり塡入するのに使用される．レンツロ，ペーストキャリアーなどとも呼ばれ，根管ポストの印象時に印象材を送り込むのにも使用される．

2-5．材料薬品

A．次亜塩素酸ナトリウム（図2-21のa）

露髄面の洗浄消毒，歯髄の溶解除去，根管の洗浄などに広く使用され，化学式はNaOCl，別名をヒポクロリットソリューション（ヒポクロ，HS）ともいう．塩素系薬剤で，強力な有機質溶解作用を有し，消毒，漂白，脱臭などの作

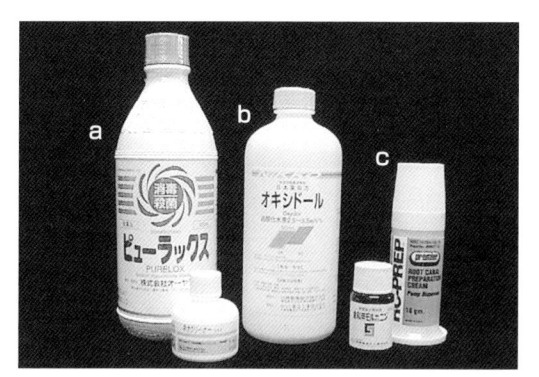

図2-21 根管の化学的清掃剤. **a**：次亜塩素酸ナトリウム. **b**：過酸化水素水. **c**：EDTA製剤（RC-Prep, モルホニン）. 根管壁象牙質を脱灰する.

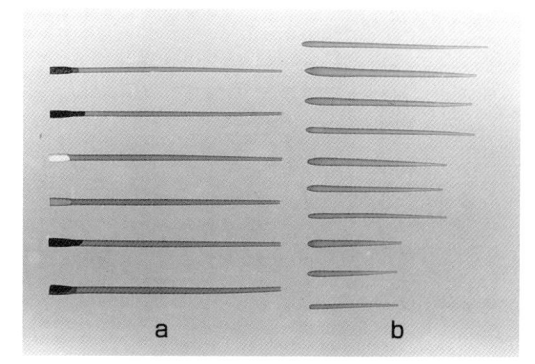

図2-22 ガッタパーチャポイント. **a**：主ポイント（マスターポイント）. **b**：補助ポイント（アクセサリーポイント）.

用がある．オキシドール（3％過酸化水素水，H_2O_2）と交互に使用されることが多く，その際発生する酸素で清掃消毒効果がさらに増強する．直接覆髄法や生活断髄法で露出歯髄面の一部溶解，清掃消毒を行ったり（ケミカルサージェリー），根管治療時の根管洗浄に使用される．

B. 過酸化水素水（図2-21のb）

3％の過酸化水素水をオキシドールといい，化学式はH_2O_2，窩洞の清掃，根管の清掃，創面の洗浄消毒，膿瘍形成部の診査などに使用される．また歯の漂白法の際は30％の高濃度のものを使用するが，組織への腐食性が高いので使用には注意が必要である．

C. EDTA；Ethylen Diamin Tetra Acetic Acid（図2-21のc）

エデト酸ナトリウムのことで，根管壁象牙質を脱灰して軟化，溶解する化学的清掃剤として使用される．薬剤は中性で，カルシウムとのキレート作用による脱灰作用を示す．生体を傷害することなく化学的拡大が行われる．モルホニンやRC-Prepなどがある．

D. フェノールとその誘導体

フェノールは石炭酸のことで，化学式が$C_6H_{12}OH$，強い消毒力と疼痛性麻痺および制臭作用がある．歯髄に対する鎮静，鎮痛効果があり，齲窩の消毒に適しているが，タンパク凝固作用があるため浸透性が悪く，高濃度では腐食性が強い．そこでフェノール誘導体（パラクロロフェノール，クレゾール，ユージノール，チモール，クレサチンほか）を用いたり，エタノールや揮発油類の配合した合剤を使用する．

E. ホルマリンクレゾール

ホルマリンとクレゾールの合剤で，根管消毒薬として使用される．ホルマリンはホルムアルデヒドガスを発することから，浸透性に優れた強力な非特異的殺菌作用を有している．一方，強い組織刺激性があるため，使用の際は十分注意する必要がある．

F. ガッタパーチャポイント（図2-22）

根管充填に使用される固形の根管充填剤（材）で，主ポイント（マスターポイント）と補助ポイント（アクセサリーポイント）がある．主ポイントの規格は同じ号数のリーマーやファイルと同

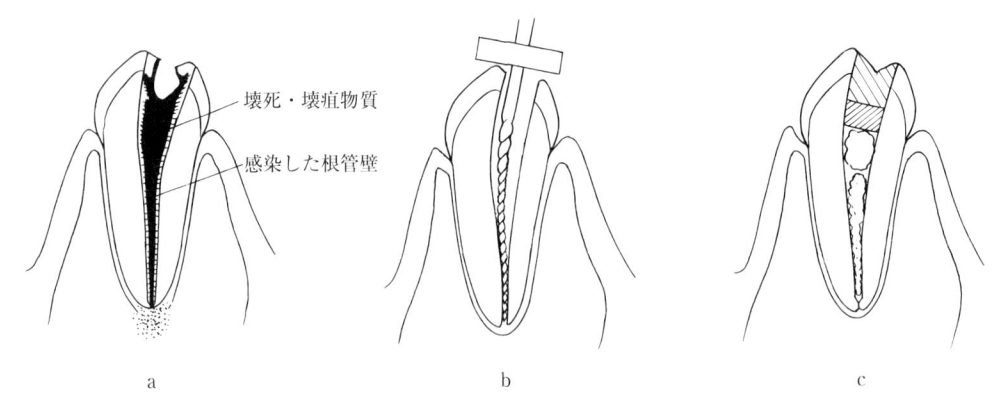

図2-23 感染根管治療. 歯髄が壊疽に陥り，根管壁象牙質が細菌感染を生じているものを感染根管という（a）．その感染歯質を可能な限り除去し（b），根管内を消毒後（c），気密に填塞する一連の流れを感染根管治療という．

じで，テーパー等も一致している．成分はガッタパーチャ，酸化亜鉛，ワックス，重金属塩からなっており，熱可塑性で加熱により軟化する．補助ポイントは規格化されておらず，太さ，長さ，テーパーが異なる大，中，小，細，太，㊥など数種類がある．

G．ホルムアルデヒド製剤

ホルムアルデヒドガスは水溶性の気体で，水に溶けたものをホルマリンと呼んでいる．ホルムアルデヒドガスの縮合物は白色の固体で，パラホルムと呼ばれ，徐々にホルムアルデヒドガスを発生して消毒作用を示す．根管消毒剤にはホルモクレゾール（FC，クレゾール含有），ホルマリングアヤコール（FG，グアヤコール含有），ホルマリングアヤコールレジン（FR，グアヤコールとの縮合物）などがある．また，パラホルムを含有し除活法に使用されるパラホルム糊剤，グアヤコール含有合剤のペリオドン（Po）は根管消毒剤として使用される．

H．水酸化カルシウム製剤

水酸化カルシウムは歯髄の第二象牙質形成能を賦活する作用（石灰化促進）がある．そのため，間接覆髄法，暫間的間接覆髄法，直接覆髄法，生活歯髄切断法に広く使用される．また，刺激性がなく，消毒作用や滲出液抑制効果があることから，抜髄後や難治性の感染根管治療根管消毒剤としても使用されている．根尖がラッパ状に太く開大した根管に応用し，根尖部を硬組織によって閉鎖しようとする術式をアペキシフィケーション（根尖閉鎖法）と呼んでいる．

I．亜鉛華ユージノール製剤

一般に酸化亜鉛ユージノール製剤とも呼ばれ，粉剤に酸化亜鉛，液剤にユージノールを主成分とし，セメント状に練和して使用される．ユージノールには消毒作用，鎮静作用があり，単味では歯髄刺激性があるものの，酸化亜鉛と混ぜることで作用は適度に弱まる．仮封，歯髄の鎮痛消炎療法，根管充填材，裏層材などに使用される．一方，レジンに対し硬化抑制があるため，直接接触しないようにする．

2-6．感染根管治療法（図2-23）

齲蝕や外傷によって歯髄が壊死した歯とか，根管治療の不良経過症例などにみられる根尖性歯周疾患の治療法である．基本的には根管内容

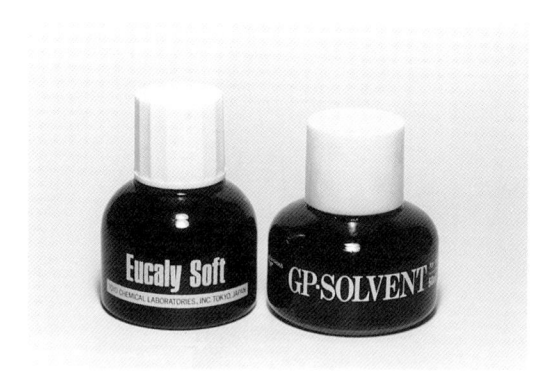

図2-24 ガッタパーチャ軟化・溶解剤.

物の除去，感染した根管壁象牙質の除去，根管の消毒，気密な根管充填を行う一連の作業をいう．すなわち，根尖歯周組織に有害に働く根管内の刺激物質を完全に除去し，根管の拡大形成を行い，洗浄，消毒を行った後，その根管空隙を気密に充填する．再根管治療の場合，既存のガッタパーチャポイントの除去を行うには，生体刺激性の少ない専用の軟化，溶解剤が用いられる(図2-24)．

A. 急性根尖性歯周炎

根管から根尖歯周組織に加わる有害刺激が生体の防御機構を上回り，生体が自らの力では治癒しない場合，①原因を除去する，②局所と心身の安静を図る，③局所と全身の抵抗力を増強することの三大原則により，治癒を図ることを基本にしている．

a．抜髄法

急性全部性歯髄炎が原因で根尖性歯周炎を生じている場合に行われる．

b．感染根管治療

根尖歯周組織の急性炎症時には，根尖孔外に強い炎症が生じており，膿瘍形成などとともに根尖部周囲の内圧亢進が生じている．その場合，根管内容物を除去するとともに，根管を開放し，根管からの排膿路を確保することで膿瘍の減圧を図る．慢性化した後，根管内容物を徹底的に除去し，根管の消毒，根管充填を行う．

c．化学療法

急性根尖性歯周炎の場合，対症療法として各症状に合わせた薬剤を投与する．すなわち，抗炎症剤，鎮痛剤，抗菌剤，消炎酵素剤，サルファ剤，各種ホルモン剤，精神安定剤などの投与を併せて行い，化膿性炎症の拡延を防止するとともに，急性炎の慢性化を図る．

d．罨法療法

急性炎症時の滲出抑制，拡散防止，消炎，鎮痛などを目的に，10～15℃の冷罨法を間欠的に行う．また，温罨法により血液循環を促進し，消炎鎮痛作用を増加する．

e．外科的療法(切開排膿)

急性根尖性歯周炎の粘膜下期，触診において波動を触れる場合に行う．膿瘍中心部を切開して排膿を図り，ドレーンを挿入して排膿路を確保し，治癒の促進を図る．骨内期で骨に穿孔して排膿路を外科的に確保する方法を骨穿孔法という．

f．体力増進

全身的に十分な安静と栄養価が高くビタミンの豊富な食事をとり，体力増進を図る．

g．局所の安静

外傷性咬合がみられる場合は咬合調整し，外傷などの場合には暫間固定を行い，咬合圧からの安静を図る．また，根管内の貼薬薬剤が刺激している場合は，刺激性のない薬剤に変えたり，根管の作業長を併せて修正する．

B. 慢性根尖性歯周炎

根管内には壊疽歯髄や貯留した滲出液，細菌，食物残渣などがみられ，根尖歯周組織を刺激している．急性根尖性歯周炎と同様に根管の拡大形成，清掃・消毒，気密な根管充填の三大原則に則り治療が行われる．

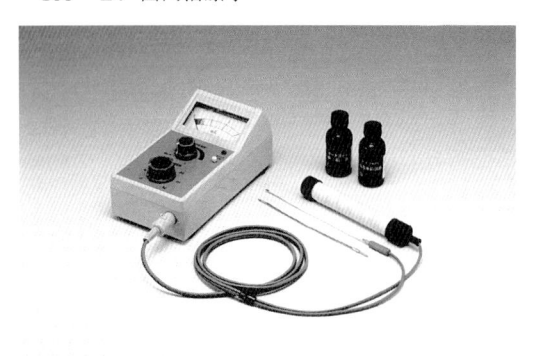

図2-25 カントップ・ジュニア（イオン導入器）．

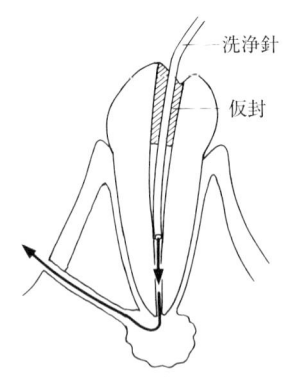

図2-26 根管通過法．

a．感染根管治療
根管内の内容物を除去し刺激源を取り除く．

b．機械的清掃
リーマーやファイルで根管を拡大し根管壁内の細菌を除去する．

c．化学的清掃
機械的清掃と併用されるもので，根管内に無機質溶解剤や有機質溶解剤を応用し，化学的に根管内の清掃を行う．

d．根管の消毒
根管消毒薬により主根管ならびに根管壁や根尖分岐，側枝などの消毒を行う．また，不十分な場合はイオン導入法などを用いて電気的に消毒剤を深部にまで応用する．

e．外科的歯内治療
通法の治療では十分な経過が得られない場合，観血的処置で原因の除去を図る．

f．根管充填
治療の最終処置として気密な根管充填を行い，ふたたび細菌感染が生じることのないようにする．

C．感染根管の補助療法

通法の感染根管治療だけでは，根管の無菌性の確保が困難な場合に行われる．

a．イオン導入法（図2-25）
根管拡大形成で器具操作が及ばない根管壁深部や根管側枝，根尖分岐，根管イスムスなどに対し，消毒効果のあるイオンを電流で輸送し消毒する方法である．薬剤として，亜鉛イオンを含むヨードヨード亜鉛液や銀イオンを含むアンモニア銀溶液などが用いられる．専用のイオン導入器を使用し，プラス極のカーボン電極部を生理食塩液で湿らせたガーゼで包み，患者に患歯と同側の手で把持してもらう（指輪ははずしておく）．もう一方のマイナス極の電極を根管内の薬液に接触させ，電流の流れる回路をつくる．患者が痛みを感じない最大の電流で通電を行う．通電量はアンモニア銀で25mA分，ヨードヨード亜鉛で50mA分になるよう時間を設定する．

b．根管通過法（図2-26）
瘻孔を有する慢性根尖性歯周炎の難治症例において，根管内に根管洗浄液を圧入する．その際，根尖部病変内を洗浄し，瘻孔から洗浄液を排出させるように循環させる．洗浄液には抗菌剤溶液，アクリノール液，生理食塩液などが使用される．

c．吸引洗浄法
根管内の汚物を清掃除去するため，陰圧を利用して行うものである．すなわち吸引を行いながら薬液で根管内の洗浄を行う．根尖孔の外部組織を減圧することにより消炎を期待する．また，内容物の押し出しを避け，急性化を防止することができる．

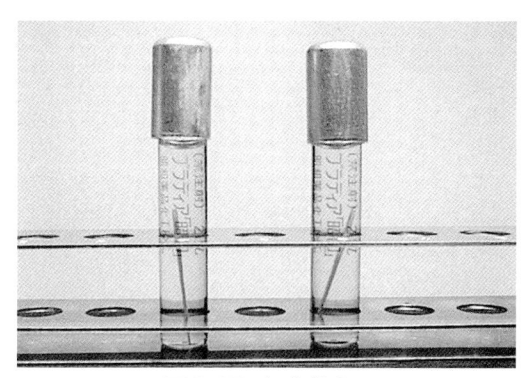

図2-27 細菌検査.

d．オゾン療法
根管内に細い送気管を入れ，オゾンによる組織賦活作用を利用する方法である．

e．高周波療法
根管内の薬剤に高周波電流を通電することによって薬液の温度を上昇させ，消毒効果を高めるものである．

D．細菌検査(図2-27)

感染根管治療において，根管の拡大形成，清掃，消毒が完了したら，根管内の無菌状態を細菌検査で確認する．細菌培養試験と塗抹試験があるが，一般に培養により根管内の生菌の有無を確認する．

ラバーダム防湿下で仮封材と貼薬綿栓を除去し，滅菌ペーパーポイントを根管内に1分間挿入して釣菌する．培養液中にペーパーポイントを投入し，48時間培養を行う．透明な培養液に色の変化や微生物コロニー形成のないことを確認して無菌とする(P.121参照)．

2-7．外科的歯内治療

急性症状の緩和，治癒の促進，そして通法の根管治療では治癒が期待できない場合，歯を保存する最終手段として行われる．

A．膿瘍切開(図2-28)

急性化膿性根尖性歯周炎の粘膜下期において波動を伴う膿瘍形成がみられる場合，外科的に切開を加えて排膿路を確保する．これによって

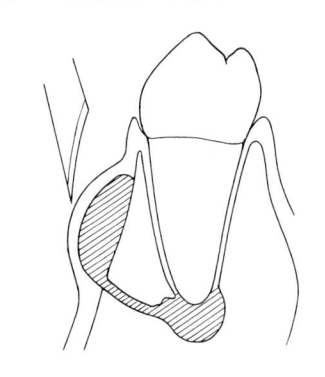

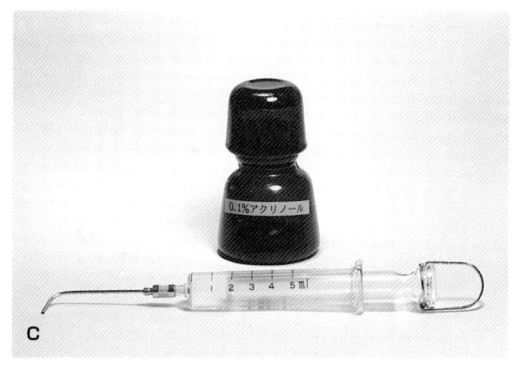

図2-28 膿瘍切開．膿瘍形成が粘膜下期に達した場合，症状改善や治癒促進を目的に膿瘍部を切開する(a)．ディスポーザブルメス(b)で切開し，膿瘍腔内をよく洗浄する(c：洗浄液と洗浄用シリンジ)．

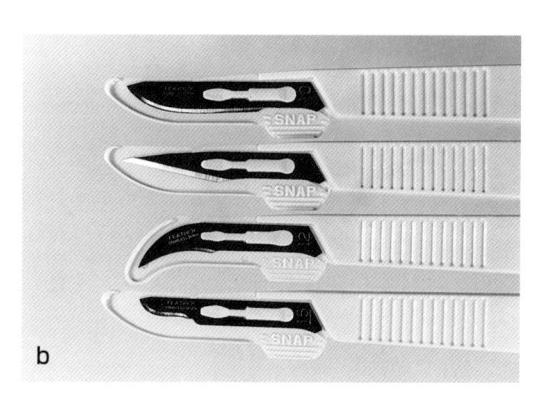

108　Ⅱ．歯内治療学

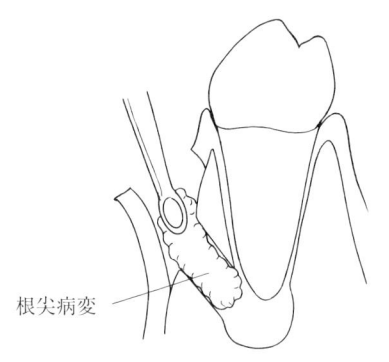

図 2-29　根尖搔爬．根尖部に根管治療の予後に影響を与える可能性のある病変がある場合，それらを観血的に除去する術式である．

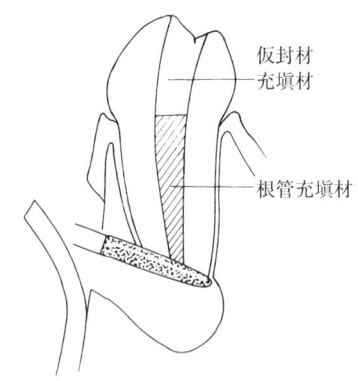

図 2-30　根尖切除．根尖部根尖孔がガッタパーチャポイントで気密に填塞されている場合，根尖部側枝等の除去を含めて，根尖を切断する術式である．

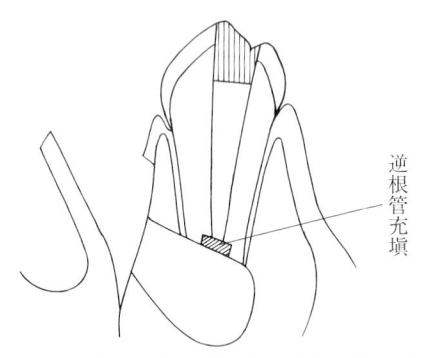

図 2-31　根尖部逆根管充填．根尖部切断面の閉鎖が期待されない場合，窩洞形成を行い充填を行う．

膿瘍内圧が下がり，痛みから開放されるとともに，膿瘍の治癒が促進する．波動のある腫脹部周囲に麻酔を施し，中心部を滅菌ディスポーザブルメス(b)で切開する．排膿後，洗浄用シリンジ(c)で膿瘍腔内を洗浄し，切開部が閉鎖しないようにガーゼドレーン，ラバードレーンなどを挿入する．

B．根尖搔爬（図2-29）

根尖病変の原因や臨床症状の原因が根尖孔外にあり，根尖部根管に異常がみられないときに行われる．根尖部病変の搔爬を行うとともに，病変部に面した根面の研磨を行う．

C．根尖切除（図2-30）

根尖病変や臨床症状の原因が根尖部歯根内にある場合，根尖部の切断除去と病変の搔爬除去を行う．切断面の根管がガッタパーチャポイントとシーラーで十分に閉鎖されている場合は，根尖の切除と病変の搔爬のみが行われる．一方，根尖孔の封鎖性が悪い場合には，根尖孔部に窩洞形成を行い，充填処置（逆根管充填，**図2-31**）が行われる．根尖切除を行う歯の根管充填を術中に行う方法もあるが，シーラーが硬化する時間がかかるため，事前に根管充填を済ませておくほうがよい．

D．歯根切断法（図2-32）

完全分岐根を有する大臼歯において，多根歯のうち保存不可能な歯根のみを除去する方法である．事前に根管充填を行ったり，術中に逆根管充填を行ったりする．

E．歯根分離法（ルートセパレーション）（図2-33）

根分岐部病変や頰舌方向の歯の破折がみられる下顎大臼歯において，頰舌方向に根分岐部で切断分割し，歯根を分離して保存する．すなわち歯根は2つの小臼歯として扱われ，歯を抜かずに保存できる．

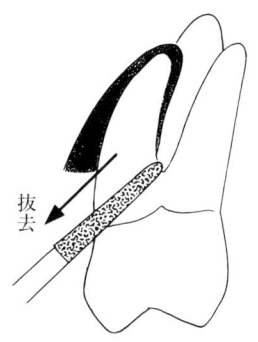

図2-32 歯根切断法．上顎の多根歯で，1根に限局した垂直性骨吸収がある場合，当該根のみを歯頸部で切断除去し，残りの歯根を保存する．

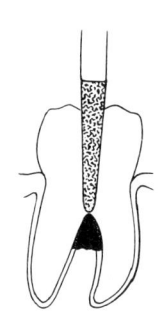

図2-33 歯根分離法．下顎大臼歯の完全分岐根管では，分岐部に何らかの病変がある場合，歯冠を分岐部に達する切断を行い，歯を二分割して保存しようとする術式である．

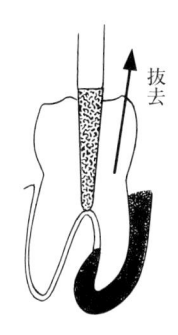

図2-34 歯牙分割一部保存療法．下顎大臼歯などで近心あるいは遠心根を切断除去し，残った半分を積極的に保存する．

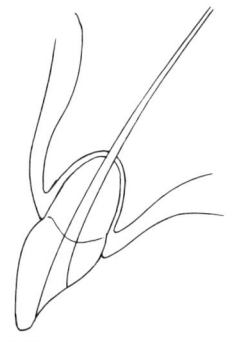

図2-35 歯内骨内インプラント．短小な歯根，動揺歯，根尖破折歯などに対し，根管口から根尖孔を通り，緻密骨に達する金属やセラミック製の合釘を挿入する．

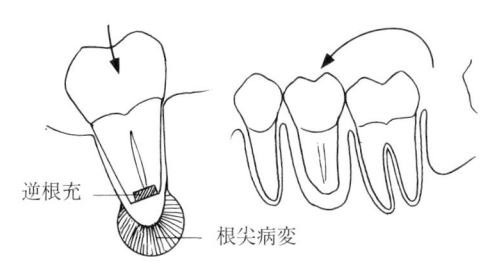

F. 歯牙分割一部保存療法（ヘミセクション）（図2-34）

下顎大臼歯において近心根あるいは遠心根のうち半側を除去し，残りの歯根を保存する方法である．

G. 歯内骨内インプラント（図2-35）

短根歯の症例において，歯根－歯冠比の改善のために行われる．根尖孔を穿通してピンを歯槽骨内に打ち込み，歯の安定性を高める．

H. 再植・移植（図2-36）

外傷により脱臼した歯を元の歯槽窩に戻すことを再植という．一方，麻酔下で歯を抜歯し，根尖切除や逆根管充填を行った後，根尖病変を

図2-36 再植・移植．外傷により歯槽骨から抜けた歯を，元の位置に戻すことを再植という．また，根尖切除術が困難な場合，患歯を抜歯して根尖を切除し，元に戻すのを意図的再植という．また，抜去歯を別の歯の抜歯窩などに移動させることを移植という．

a. 再殖　　b. 移植

搔爬した歯槽窩に戻す方法を意図的再植術という．また保存不可能な歯を抜歯し，他の部位の歯をその抜歯窩に移動する方法を移植という．

第3章
歯髄処置

3-1. 歯髄処置用薬剤・材料の準備

薬剤や材料を準備するときには,歯髄処置内容を十分に理解しておく必要がある.同じ薬剤でも処置内容によって練和物の仕上げ方が異なることがあるので注意する.また,常に制腐的処置を心掛け,清潔な環境で操作を行う.チェアサイドで汚染された器材を短時間に滅菌したい場合,簡易型乾熱滅菌器を用いて滅菌し,繰り返し使用する(図3-1).

A. 歯髄の鎮痛消炎剤

患者の訴える歯髄の痛みに対し,薬剤を用いて取り除くもので,貼薬する薬剤により保存を前提とするものと除去を前提とするものに分けられる.

a. 材料・薬品

可逆性歯髄炎には酸化亜鉛ユージノールセメントを使用し(保存を前提),不可逆性歯髄炎にはユージノール単味,フェノール系薬剤,揮発油系薬剤,チモール類などを窩洞の深部に貼薬する(除去を前提).

b. 術式

軟化象牙質を齲蝕検知液で赤く染め出し,鋭利なスプーンエキスカベーター(図3-2)や良く切れるスチール製ラウンドバー(図3-3)などで完全に除去する.齲窩をオキシドールで清掃し,薬剤を応用する.

歯髄を保存する方針の場合には,軟らかめに

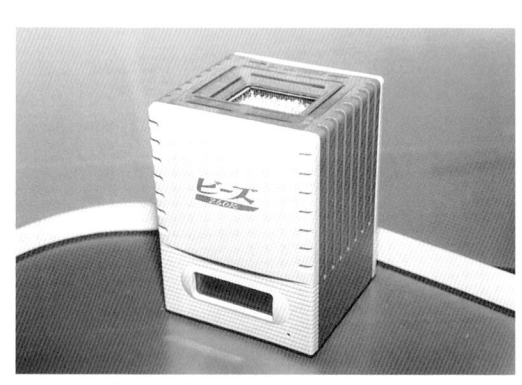

図3-1 簡易型乾熱滅菌器(デジタル表示温度計付ガラスビーズ滅菌器).

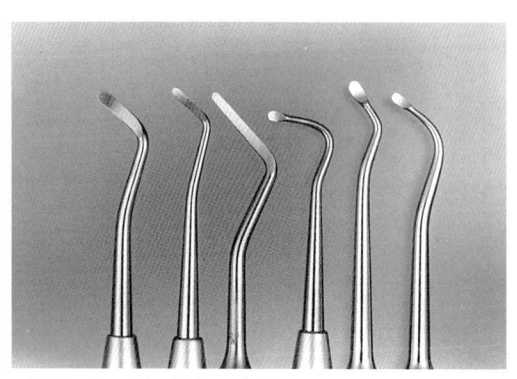

図3-2 形の異なる各種のエキスカベーター.

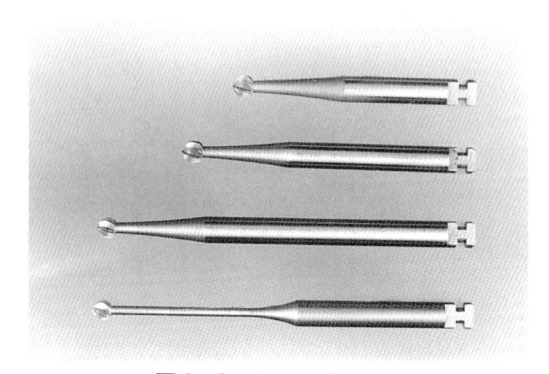

図3-3 ラウンドバー.

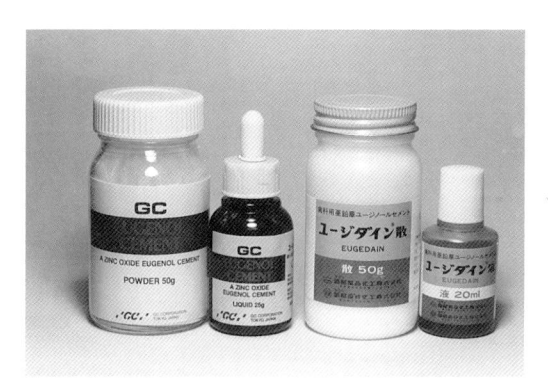

図3-4 酸化亜鉛ユージノールセメント(ZOE).

練った酸化亜鉛ユージノールセメントを窩洞に塡塞し，1〜2週間の経過観察を行い回復の状態を確認する．

一方，歯髄除去を行う方針の場合には，各種薬剤を含んだ小綿球を窩底深部に貼薬し，硬めに練った酸化亜鉛ユージノールセメント(図3-4)で仮封を行う．

c. 器具の取り扱い

酸化亜鉛ユージノールセメントは紙練板と金属スパチュラを用いて練和する(図3-5)．使用後は軟らかいうちにアルコールガーゼや専用清掃剤で拭き取っておく．

B. 間接覆髄剤(材)

窩底象牙質に健康な象牙質が存在し，正常歯髄を有する歯に対して施される．窩底象牙質の厚さが薄いと，外来の物理的，化学的刺激が歯髄組織に加わりやすいため，それらの刺激を遮断するために薬剤が使用される．また，歯髄の損傷や炎症の治癒を図り，歯髄面に第二象牙質形成を促進させる作用を期待する薬剤もある．

a. 材料・薬品

水酸化カルシウム製剤(図3-6)は，第二象

図3-5 ZOEセメントの練和．a：紙練板と金属スパチュラ．b：練和の仕上げ．歯髄の消炎鎮痛療法には軟らかめに練和して用い，仮封用には硬めに練和して用いる．

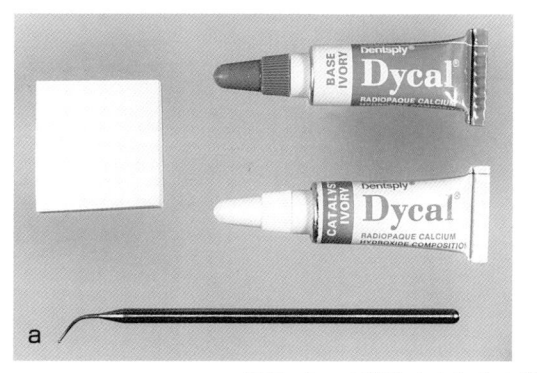

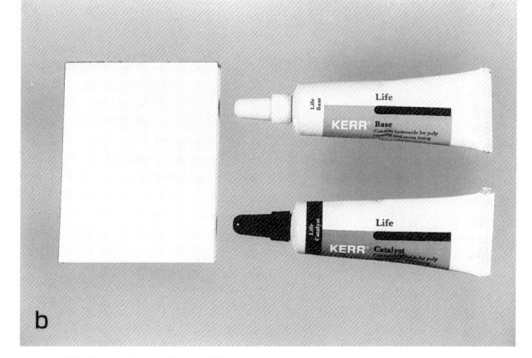

図3-6 水酸化カルシウム製剤．a：ダイカル．b：ライフ．

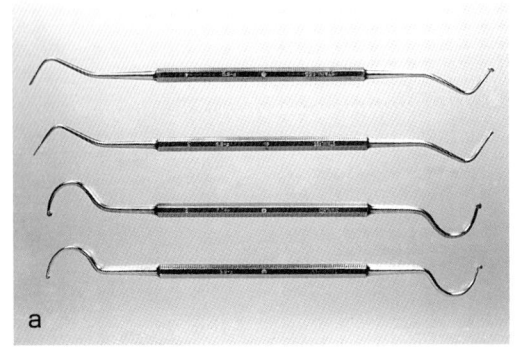

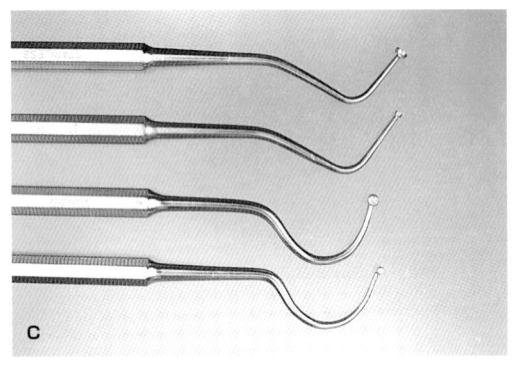

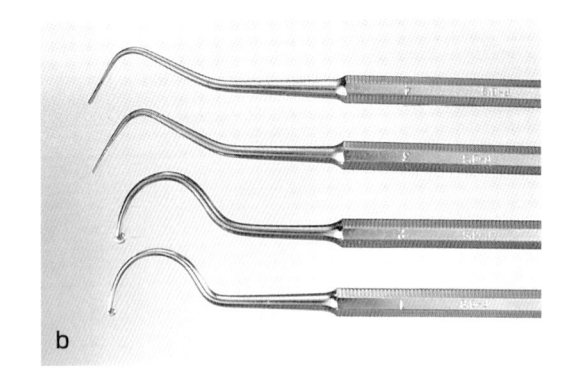

図3-7 FB式裏層塗布器．**a**：両頭に塗布部を持つ．**b, c**：塗布部の拡大．

牙質形成を促進し，歯髄の保護効果が高い．酸化亜鉛ユージノールセメントは歯髄の鎮痛消炎作用が期待できる．その他歯髄刺激性が少なく理工的強度のあるグラスアイオノマーセメント，カルボキシレートセメント，リン酸セメントなどがある．

b．術式（P.94の図2-1参照）

遊離エナメル質を除去して齲窩の開拡を行い，齲蝕検知液で染め出された軟化象牙質を徹底的に除去する．窩底部の健康象牙質をオキシドールや重曹水，生理食塩液などの刺激の少ない溶液で洗浄する．必要に応じ窩底の電気抵抗値を測定し，露髄のないことを確認した後，窩底面に薬剤を応用する．その際，へら型充塡器，FB式裏層塗布器，ストッパーなどが使用される（**図3-7**）．

C．直接覆髄剤（材）

健康象牙質で覆われている正常歯髄が外傷によって偶発的に露出した場合，露髄面の大きさがおよそ2mm以下であれば，薬剤を貼付して歯髄の保護が行われる．露髄面には庇蓋硬組織（デンティンブリッジ，象牙質橋）の形成が起こり，創面が閉鎖されて治癒する．

a．材料・薬品

露髄面に応用される覆髄材（剤）として，水酸化カルシウムやα-TCPなどが使用される．水酸化カルシウムの粉末を滅菌生理食塩液との筆積み法で歯髄面に直接応用したり（**図3-8**），LifeやDycalなどを使用し直接歯髄面に付属のアプリケーターで貼薬を行う．α-TCPはセメントとして市販されており，液と粉を練和して使用する．

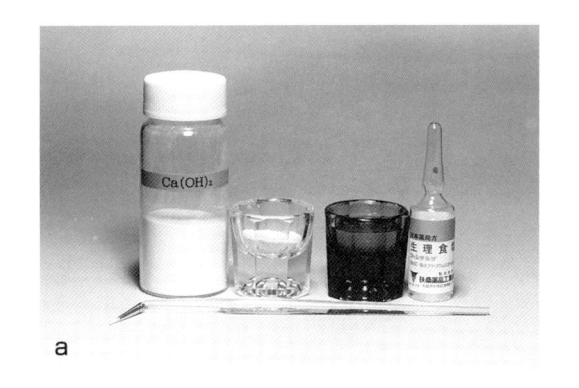

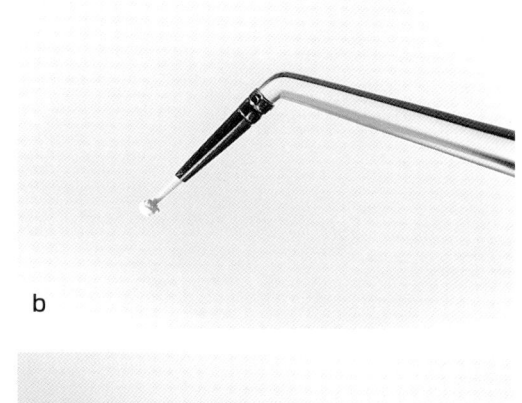

図3-8 水酸化カルシウム筆積み法. **a**: セット一式. **b**: 滅菌筆. **c**: FB式裏層塗布器.

b. 術式（P.95の図2-3参照）

窩洞形成中に偶発的に生じた露髄では, ラバーダム防湿などの無菌的処置の下で, 直ちに露髄面の清掃消毒が行われる. また, 外傷による破折などで露出した歯髄では, 露髄している歯髄の表層の一部を高速切削にて搔爬除去し, 直径が2mm以下の新鮮な創面を形成後に清掃消毒を行う. 清掃消毒は一般に5〜8％の次亜塩素酸ナトリウムNaOClと3％過酸化水素水H_2O_2が併用され, 露出歯髄面を5分程度交互洗浄し, 歯髄表層を溶解しながら清掃消毒を行う. この方法はケミカルサージェリーと呼ばれ, 生活断髄などでも行われる. 最後に滅菌生理食塩液(0.9％NaCl)で洗浄し, 創面を滅菌綿球で軽く乾燥後に, 薬剤を無圧的に貼付する. その上部をリン酸亜鉛セメントなどで仮封後, 術後の経過観察にて自発痛のないことを確認する. その後1か月ほどの経過観察を行い, 歯髄炎症状がなく, 歯髄が生活状態にあることを確認して最終修復を行う.

c. 器具の取り扱い

貼薬に使用される器具は, オートクレーブやガス滅菌, 乾熱滅菌などですべて滅菌して使用する. また, 筆積み用の筆や, 滅菌練板, 裏層塗布器などは使用中も注意して使用されなくてはならない. 不容易に素手で触ったり, 唾液が露髄面に触れたりしないように注意を払う. 簡易型感熱滅菌器は, チェアサイドで容易に行える滅菌法として有効である.

D. 暫間的間接覆髄剤（P.96の図2-4参照）

若年者の深い急性齲蝕で, 齲窩が歯髄に接近しており, 健康な象牙質が一層しか残存しない症例に施される. すなわち軟化象牙質を完全に除去しようとすると, 健康象牙質が菲薄なため, 偶発的に露髄を生じる危険性が高い. この場合,

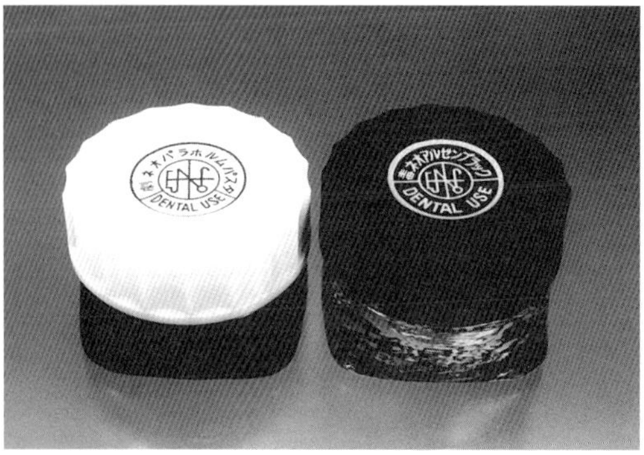

114　II．歯内治療学

図3-9　歯髄失活剤．左：ネオパラホルムパスタ．右：ネオアルゼンブラック．

軟化象牙質の一層を故意に残し，水酸化カルシウム系薬剤で間接覆髄法を行う．その後3〜6か月の経過観察を行い，エックス線写真上で第二象牙質が添加されたことを確認する．その後，残しておいた軟化象牙質の完全除去を行う．窩底部を直接覆髄法に準じた方法で清掃消毒後，間接覆髄を行い，最終修復，補綴処置に移行する．

E. 生活断髄剤（P.96の図2-5参照）

歯冠部歯髄に不可逆性炎症があり，歯髄の除去療法が必要な場合で，しかも根管歯髄が保存可能な正常歯髄と診断された生活力旺盛な歯に行われる．局所麻酔下で髄室開拡を行い，冠部歯髄を除去後，滅菌ラウンドバーを用いて根管口部直下で歯髄を切断する．その後ケミカルサージェリーを行い，切断面への象牙質形成を目的として水酸化カルシウムやα-TCPを歯髄面に貼付する．術後，根管歯髄は生活した状態で保存され，断髄面は象牙質橋が添加し封鎖を示す．

F. 歯髄失活剤（図3-9）

三酸化砒素（亜ヒ酸）製剤とパラホルム糊剤（トリオキシメチレン）の二種類がある．軟化象牙質を除去した後，露出した歯髄面あるいは歯髄に最も近接する窩底部に，半米粒大の糊剤を貼付し，その上に小綿球をおいてリン酸亜鉛セメントのような固いセメントで仮封する．歯髄が失活するには，亜ヒ酸では，小児で24時間，大人で48時間の時間を必要とする．またパラホルム糊剤では，7日ほどの経過を必要とし，歯髄は徐々に壊死に陥る．この際，一過性に疼痛が発現することがあるので，鎮痛剤の投与が行われる．歯根未完成歯には失活剤を使用しない．

G. 局所麻酔剤

口腔粘膜を乾燥し，麻酔薬を塗布する表面麻酔法，注射針を用いて麻酔薬を注入する浸潤麻酔法，手術部位よりも中枢側に麻酔薬を注入する伝達麻酔法などがある．

1）表面麻酔にはリドカイン（キシロカイン），メピバカイン（カロカイン），テトラカイン（ポントカイン），安息香酸メチルなどがある．粘膜面を乾燥させ，塗布後3〜4分ほど放置すると効果が現れてくる．

2）浸潤麻酔には前述のリドカイン（キシロカイン）やプロピトカイン（シタネスト）などが使用され，注入とともに麻痺が得られる．持続時間を延長するために血管収縮剤が含有されているため，高血圧症や糖尿病の患者などでは，血圧や血糖値を上げるエピネフリンを避け，血圧への影響が少ないオクタプレシンなどが用いられる．

3）伝達麻酔は浸潤麻酔と同じ薬剤が使用される．専用の長い注射針を使用し，施術部位よりも中枢側に麻酔薬を注入する．

※多発している注射針の針刺し事故の防止として，キャップは手で持たず，テーブル上に置いて針ですくい上げるか，もしくは針刺し防止用のスタンドなどを用いるようにする（図3-10）．

第3章 歯髄処置　115

疼痛発現の有無で生死を判定する．また，対照歯として用いた健全歯の値と比較して病態の判定を行う場合もある．

B．使用方法

診査する歯の唇，頬側面に電極を接触させ，術者が電極を持った手か反対の手で患者に触れると電流の流れる回路ができ，歯に電気刺激を与えることができる．

a．器具・器材（図3-11）

乾電池を電源としたAnalytic technology社 pulp testerが広く使用されている．電導性ペーストとして，心電図用電極クリーム（ケラチンクリーム），歯磨剤などが使用され，電極先端にごく少量を用いられる．

b．術式（図3-12）

簡易防湿を行ったのち，歯肉側への漏電を防止するために，歯面を綿球で清拭し気銃で十分に乾燥する（a）．電極の先端に電導性ペースト（b）を塗布し，金属把持部を素手で持つ．指で患者の皮膚か粘膜に触れ，まず対照歯頬面の歯冠側1/3の位置に電極を接触させる（c）．スイッチは接触と同時に入り，自動的に刺激が増加していく．その増加する速さはダイヤルで調節でき，通常は5前後で使用する．患歯に疼痛あるいは熱感を生じたら手を上げて合図するよう説明しておき，直ちに歯面への接触をやめ，

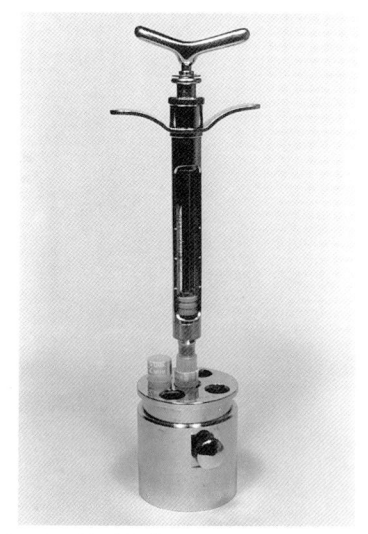

図3-10　局所麻酔用シリンジのスタンド．

3-2．電気歯髄診断器の取り扱い

歯髄の生死判定を目的として，歯に電気的刺激を与える機器である．心臓ペースメーカーを使用している患者への使用は禁忌なので，診査前に問診をしておく．また，鎮痛剤や精神安定剤の服用も値に影響するので注意する必要がある．

A．原理

歯冠部のエナメル質表面から歯髄に向かって電気的刺激を加え，その刺激を徐々に増加させ，

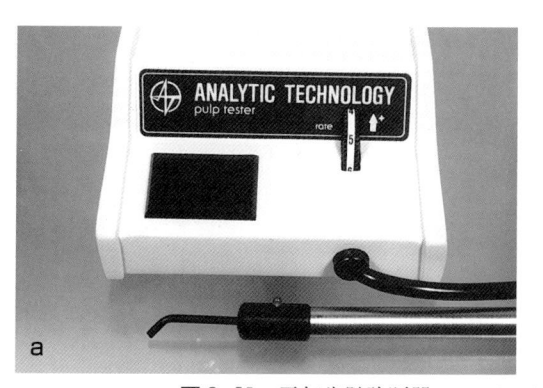

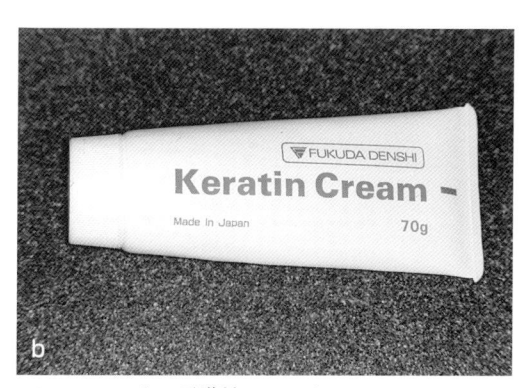

図3-11　電気歯髄診断器．**a**：Analytic pulp tester．**b**：電導性ペースト．

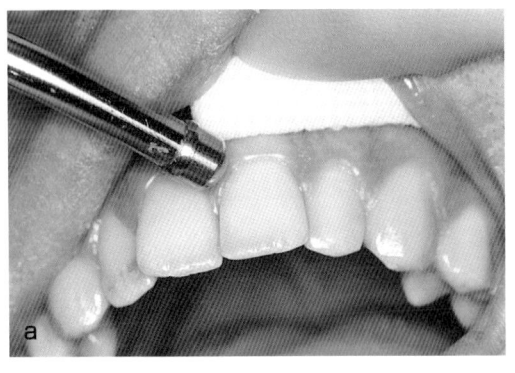

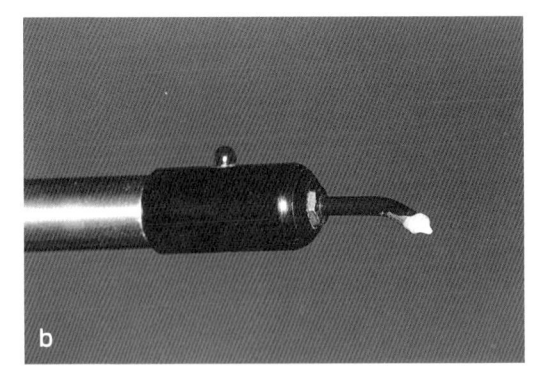

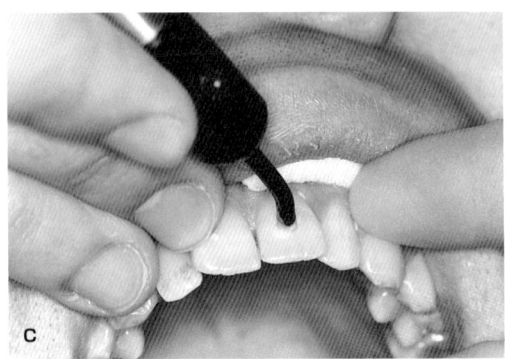

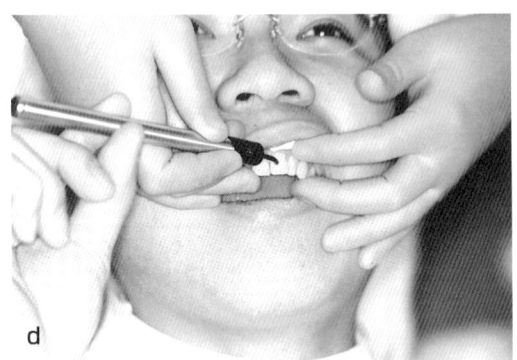

図3-12 術式．**a**：簡易防湿と歯面の乾燥．**b**：接触チップ先端にペースト塗布．**c**：通電状態(術者はグローブをはずして金属部を把持する)．**d**：通電状態(術者はグローブを着用し患者が金属部に触れる)．

そのときの値を記録する．術者がゴム手袋を使用しているときは，患者自身に患歯と同側の手で電極の金属把持部を触れてもらい(d)，疼痛があったら手を離すように説明しておく．疼痛が現れた値をしきい値(閾値)として記録し，対照歯と比較する．

c．器具の取り扱い

使用後は電極先端のペーストを拭き取り，把

第 4 章
根管処置

　根管の拡大形成，根管消毒，根管充塡などの一連の作業で，不可逆性歯髄炎に対する抜髄（根管治療），根尖性歯周炎に対する感染根管治療の際に行われる．

4-1．根管治療用器具の種類と取り扱い

　抜髄に用いられる器具と感染根管治療に用いられる器具はほとんど共通している．使用後は滅菌と消毒を行っておく必要がある．

A．種類

　基本セットを患者ごとにユニットテーブル上に用意し，処置に必要な器具を追加する．

a．基本セット(図4-1)

　基本セットとして，ミラー，ピンセット，探針，スプーンエキスカベーター，へら型充塡器などがある．根管処置の際は，さらにミラーのブローチ，根管洗浄器具などが追加される．

b．ラバーダム防湿器具(図4-2)

　ラバーダムシート，ラバーダムパンチ，ラバーダムクランプ，クランプフォーセップス，ラバーダムフレーム，フロスシルク，はさみなどが使用される．ラバーダムシート以外は使用後に薬液消毒や高圧蒸気滅菌を施し，繰り返し使用する．

c．バー・ポイント類(図4-3)

　切削用バーとして，ダイヤモンドバー，カーバイトバー，スチール製ラウンドバー，フィッシャーバーを使用する．また，バー先端がスムースな形態をしており，先端では切削能力のない特殊バーもある．

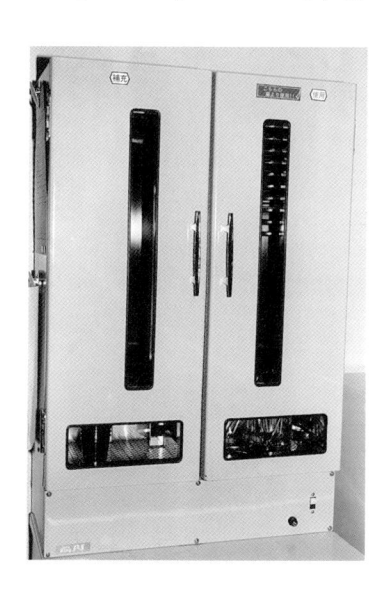

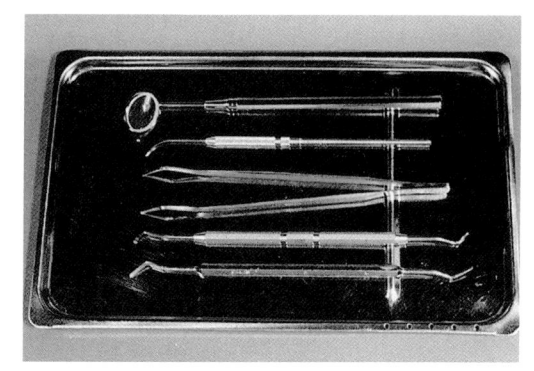

図4-1　a：紫外線消毒保管器；滅菌済みの基本セットをPSバットごと保管する．b：基本セット；ミラー，探針，ピンセット，エキスカベーター，へら型充塡器．

118　II．歯内治療学

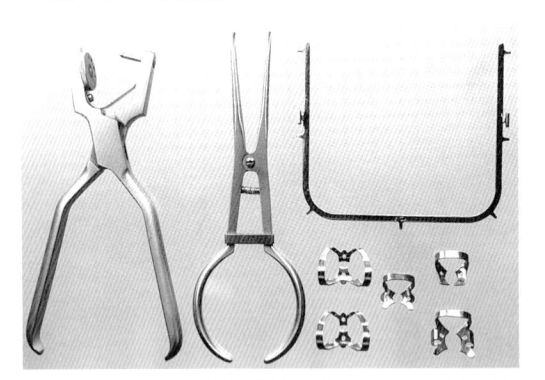

図4-2　ラバーダム防湿セット．ラバーダムパンチ，フォーセップス，ヤングのフレーム，クランプがある．

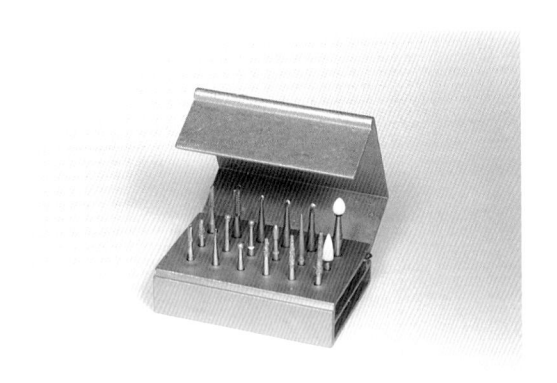

図4-3　バースタンド．患者個人ごとにバースタンドが用意され，使用後は滅菌が行われ再度使用される．

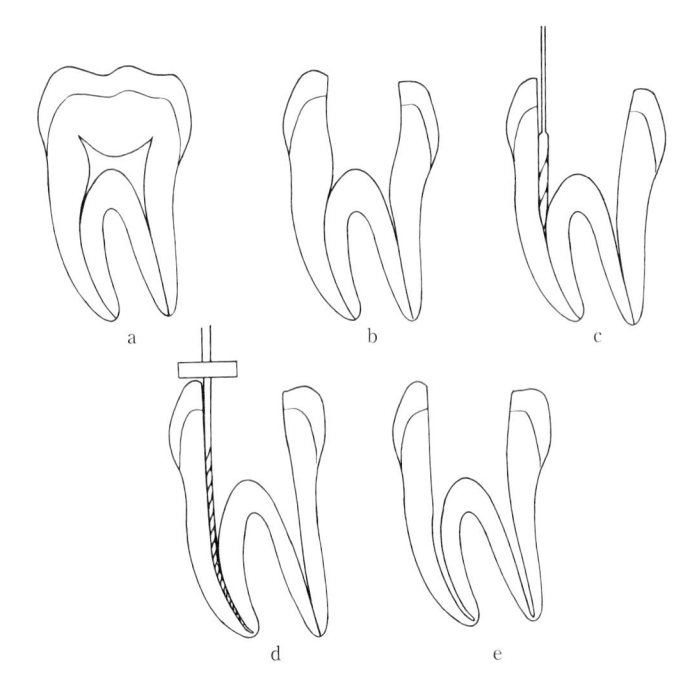

図4-4　根管の拡大形成．**a**：術前，**b**：髄室開拡，**c**：根管口明示，**d**：根管の穿通(作業長測定)，**e**：拡大形成終了．

d．根管内使用小器具

根管治療は髄室開拡から始まり，根管口明示，作業長決定，根管の拡大形成の手順で進められる(**図4-4**)．根管壁の切削には，リーマー，K-ファイル，H-ファイルが使用される．その他ブローチ，クレンザー，ラルゴリーマーなどが根管内に使用される．

近年，各種断面形態のステンレススチール製の器具やニッケルチタン製の形状記憶合金製根管小器具もみられる．器具の使用時，清掃時には，器具の破損状態を検査し，刃部に伸び，破折が生じた不良器具は廃棄する(**図4-5**)．

作業長は専用のエンドドンティックゲージ(**図4-6**)やステップ式器具により，正確に合わせる(**図4-7**)．根管の拡大形成中は器具に付着した削片をアルコールガーゼやスポンジ式

第4章 根管処置 119

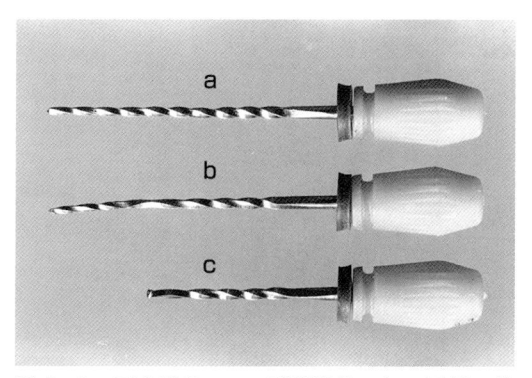

図4-5 不良器具．a：正常器具．b：刃部の伸び．c：破折器具．

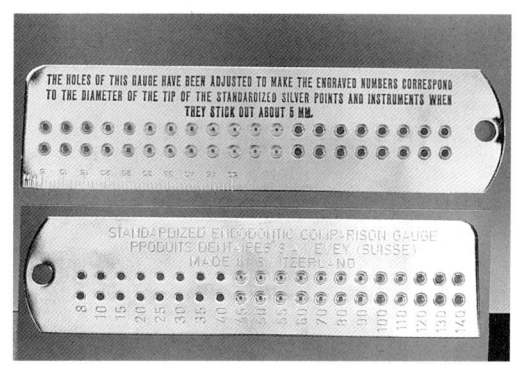

図4-6 エンドドンティックゲージ．ストッパーを合わせたり，ガッタパーチャポイントのサイズの確認に使用される．

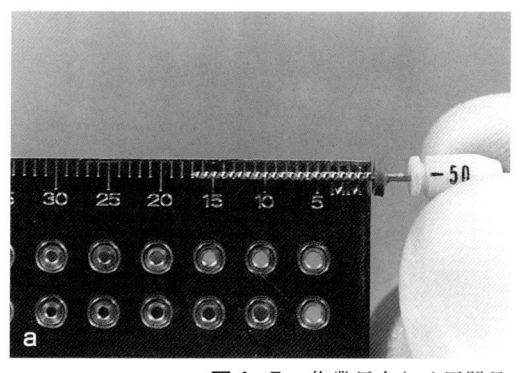

図4-7 作業長合わせ用器具．ゲージ（a）やステップ（b）がある．

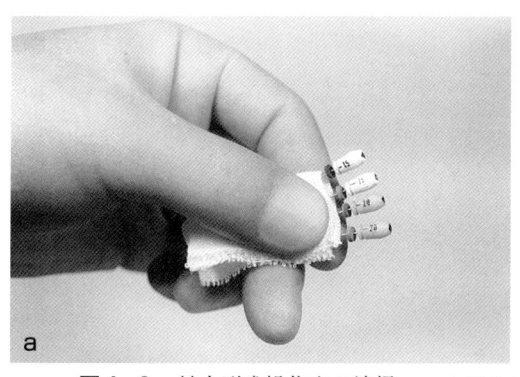

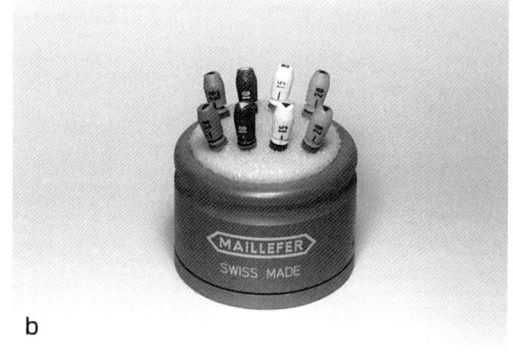

図4-8 拡大形成操作中の清掃．a：アルコールガーゼでの清拭．b：スポンジ式スタンド．

器具等で清拭する（図4-8）．

e．根管洗浄用器具（図4-9）

ガラスシリンジやプラスチックシリンジに，根管洗浄用針，パイロゾン針を取り付けて使用する．色違いのガラスシリンジを使用し，次亜塩素酸ナトリウムと過酸化水素水による交互洗浄が行われる．また，超音波器具に歯内治療用チップを装着し，超音波洗浄を行う方法も効果的とされている．

f．根管清掃・貼薬器具（図4-10）

根管の拡大形成時に生じる象牙質削片などを根管洗浄で洗い流した後，滅菌したブローチ綿栓あるいはやペーパーポイントで根管内を清拭し乾燥する．ペーパーポイントは規格化された

120　Ⅱ．歯内治療学

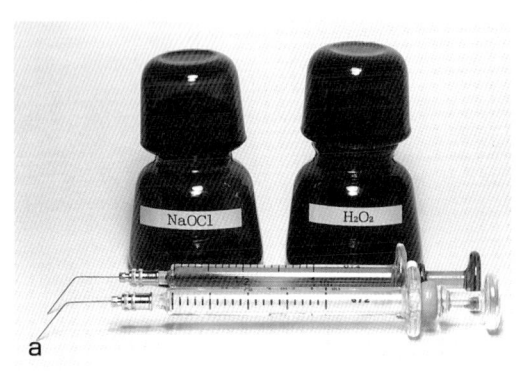

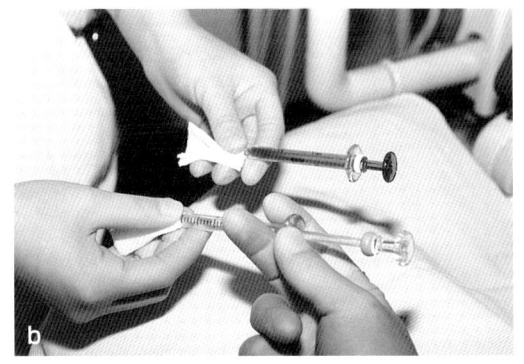

図4-9　根管の交互洗浄．a：根管洗浄用シリンジ．b：シリンジの受け渡し(薬液を衣服に滴下しないように注意する)．

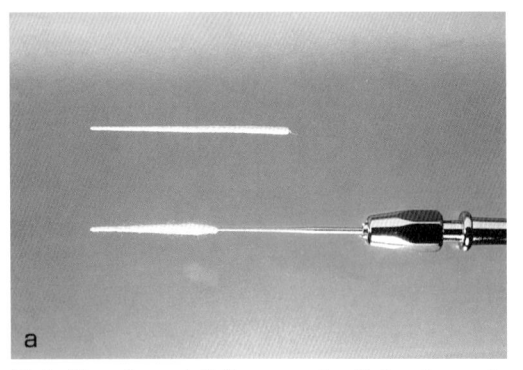

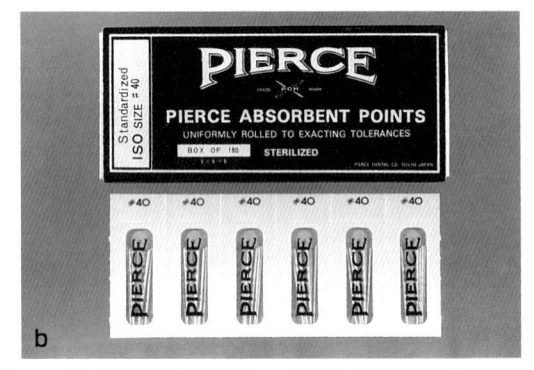

図4-10　ブローチ綿栓，ペーパーポイント．スムースブローチに綿花を巻き付け，根管の清掃や根管貼薬に使用する．根管の太さに合わせたペーパーポイントがある．a：上；ペーパーポイント．下；ブローチ綿栓．b：滅菌済みペーパーポイント．

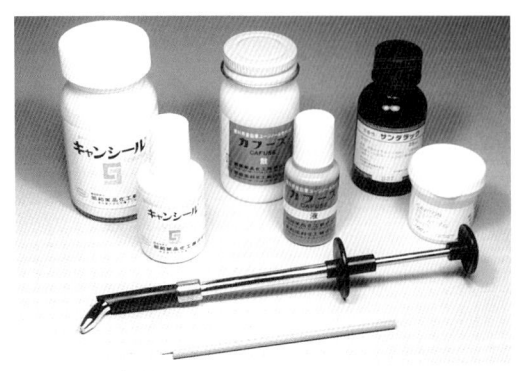

図4-11　各種仮封材．仮封セメント，水硬性セメント，樹脂類などがある．

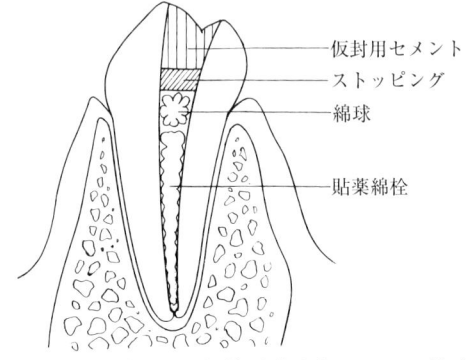

図4-12　二重仮封．根管貼薬を行ったら，綿球を根管口部に置き，ストッピングとZOEセメントなどの2種類の材料で仮封する．

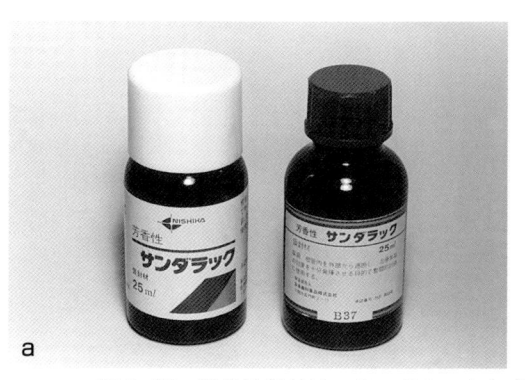

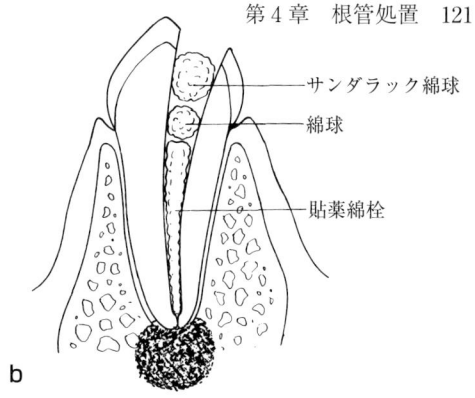

図4-13 開放性仮封材．サンダラック(a)を綿球にしみこませて窩洞部に置き仮封する．

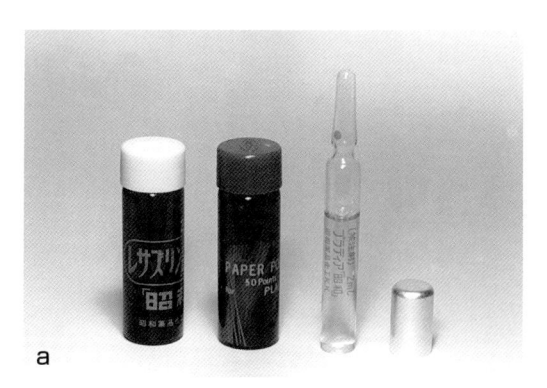

図4-14 簡易型根管内細菌検査キット．a：プラディア「昭和」．b：簡易型嫌気培養カプセル．

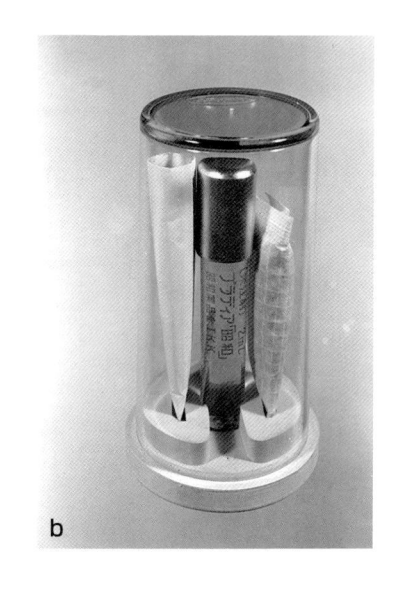

ものもあり，太さや形態に合わせて選択できる．
　根管消毒剤は貼薬用綿栓，ペーパーポイント，綿球などに付けて根管内，あるいは根管口部に置かれ仮封される．仮封材は使用される根管貼薬剤，歯種，部位，来院までの期間などに応じて選択される(図4-11)．二重仮封には，ストッピングと仮封用セメントが使用され，厳密な仮封が行われる(図4-12)．仮封にはへら型充填器やストッパーなどが用いられる．また，急性化膿性根尖性歯周炎などでは，サンダラック綿球を用いた開放性仮封が施される(図4-13)．

g．細菌検査器具(図4-14)

　根管内の無菌試験を行う器具で，嫌気培養を行う場合，脱酸素剤と二酸化炭素発生剤を用いた簡易型培養法が行われる．細菌の釣菌には，滅菌ペーパーポイントを根管内に挿入する．その後，培養液の入ったアンプル(プラディア)に投入し，37℃孵卵器中で48時間培養し生活している細菌の有無を検査する(図4-15)．

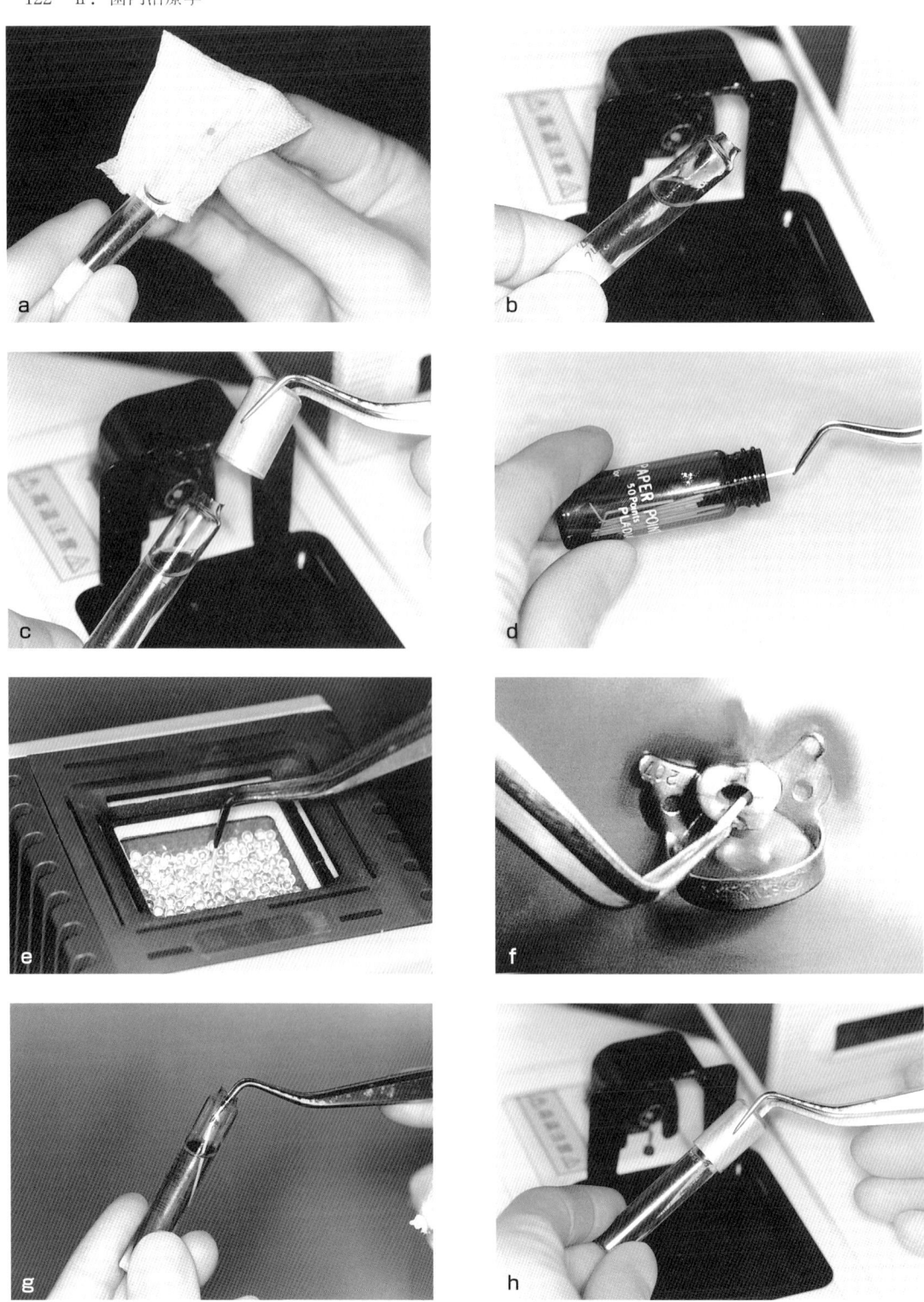

図4-15 細菌検査術式．**a**：アンプルカット．**b**：火炎滅菌．**c**：滅菌キャップで被覆．**d**：ペーパーポイント把持．**e**：ペーパーポイントの滅菌．**f**：根管内に1分間挿入して釣菌．**g**：培地内に投入．**h**：キャップを取り付け孵卵器中で培養．

B．器具の取り扱い

根管治療は可能な限り制腐的環境で行い，歯髄，根管，根尖歯周組織へ感染が起きないように努めなければならない．一度使用した器具は清掃，消毒を行ってからケースに戻すようにしなければならない．また，使用済みのリーマーやファイルでの針刺し事故がないように細心の注意を払う必要がある．

4-2．根管治療用薬剤の種類と取り扱い

A．種類

a．根管清掃剤（P.103の図2-21参照）

次亜塩素酸ナトリウムとオキシドールによる根管の交互洗浄が一般に行われている．ともに消毒効果があり，また混合時に生じる化学反応で酸素が発生し，根管内の削片を洗い出すことができる．その他の洗浄液としては，滅菌生理食塩液，滅菌蒸留水，アクリノールなどが使用される．また，超音波振動を応用した洗浄法もあり，水道水の還流効果も認められている．

b．根管の化学的清掃拡大剤

有機質溶解作用を目的に次亜塩素酸ナトリウムが使用される．本剤は根管内に残留している歯髄片や軟組織を溶解除去するとともに，高い消毒効果，脱臭，漂白作用を期待できる．オキシドールと併用すれば，発泡による洗浄効果も高く，消毒効果も高まる．

無機質溶解作用を目的として，エデト酸ナトリウム（EDTA），フェノールスルホン酸（PSS）が使用される．EDTAは中性で刺激性を示さない，PSSは強酸のため強い刺激性を持っており，現在では使用されなくなっている．EDTA製剤にはRC-Prep，モルホニンなどがあり，拡大形成時に根管壁象牙質を軟化するとともに，根管壁とファイルの滑りが良くなり，拡大形成の補助として役立つ．

また，化学的作用がなく，根管壁との器具の滑りを良くする潤滑油として使用される材品もある（グリセリン，リムエードなど）．

c．根管消毒剤（表4-1）

いくつかのグループに分けられる．

1）フェノール系

フェノール・カンフル，カンファー・カルボール（CC）

モノパラクロロフェノール・カンフル（CMCP）

2）ホルムアルデヒド系

ホルモクレゾール（FC）

ホルマリングアヤコール（FG）

ホルマリングアヤコールレジン（FR）

ペリオドン（Po）

3）水酸化カルシウム系

水酸化カルシウム－蒸留水糊剤

カルシペックス

カルキル

4）抗生物質

歯科用クロラムフェニコール（CP）

テラコートリル軟膏

3 MIX

5）その他

ハロゲン系製剤，塩素化合物，揮発油系，銀製剤，色素剤

などの薬剤を選択して使用する．

4-3．エックス線写真の準備

根管処置を行う際にはエックス線写真が不可欠である．根管治療は歯の内部にある根管を治療対象としており，根尖孔周囲を肉眼で直視することはできないため，術前，術中，術後にエックス線写真を撮影する必要がある（表4-2）．エックス線写真は二次元的で平面的観察

表 4-1 歯内治療用薬剤

主成分	商品名(略称)	齲窩の消毒	鎮痛消炎療法	間接覆髄法	直接覆髄法	暫間的間接覆髄法	生活断髄法	歯髄除活薬	根管清掃	根管消毒剤	根管充填材	仮封材	歯の漂白法	備考
ユージノール系	酸化亜鉛ユージノールセメント(ZOE)	液	○	○	○							○		
	(亜鉛華ユージノールセメント)	液	○	○	○									
	根管充填用亜鉛華ユージノールセメント										○			
	仮封用亜鉛華ユージノールセメント											○		
石炭酸	液状フェノール(C)		○											
	フェノールカンフル(CC)カルボールカンファ	○	○							○				
	パラモノクロロフェノールカンフル(CMCP)	○	○							○				
揮発油	チョウジ油		○											含ユージノール
	クレオドン		○							○				含グアヤコール
ホルムアルデヒド系	ホルマリンクレゾール(FC)									○				
	ホルマリングアヤコール(FG)									○				
	ホルムアルデヒドグアヤコールレジン(FR)						○			液	○			
パラホルムアルデヒド系	パラホルム糊剤							○						…60%
	ペリオドン(Po)									○				…50%
亜ヒ酸	亜ヒ酸糊剤(AsP)							○						毒薬
抗菌剤	歯科用クロラムフェニコール(CP)									○				
	テラコートリル軟膏									○				含オキシテトラサイクリン
	テラマイシン軟膏									○				同上
色素剤	アクリノール(リバノール)									○				
塩素系	次亜塩素酸ナトリウム 5〜8%, 10%								○					有機質溶解剤(HS)
EDTA	エデト酸塩								○					無機質溶解剤
潤滑剤	リムエード								○					溶解作用なし
酸素系	オキシドール(OX) 3%H_2O_2								○					交互洗浄
	30%過酸化水素水 30%H_2O_2												○	
	過硼酸ナトリウム $NaBO_3 \cdot 4H_2O$												○	

表 4-2 根管治療時のエックス線撮影

1. 術前写真
   標準撮影
   偏心投影
2. 術中写真
   リーマー挿入時(根管長測定)
   マスターポイント挿入時(ポイント試適)
3. 術後写真
   根管充填直後
   予後診査時

にとどまるため,エックス線の主線の投入角度を変えて撮影する.偏心投影法を併せて行うことにより,立体的な構築ができるようになる.

A. 前準備

ラバーダムフレームのみをはずして,ラバーダムシートはクランプとともに装着したままエックス線室へ入る.

a. 防護衣の準備

患者を椅子に誘導したら,鉛入りのエプロンを装着し,頸部から下へのエックス線照射を防御する.

表 4-1 つづき

主成分	商品名(略称)	齲窩の消毒	鎮痛消炎療法	間接覆髄法	直接覆髄法	暫間的間接覆髄法	生活断髄法	歯髄除活法	根管清掃薬	根管消毒剤	根管充填剤	仮封材	歯の漂白法	備考
銀製剤	サホライド RC 3.8%Ag(NH$_3$)$_2$F									○				
	アンモニア銀 Ag(NH$_3$)$_2$OH									○				イオン導入法(IRCT)
脂肪酸セメント	キャナルス N(CAN-N)										○			非ユージノール系根管充填剤
	キャンシール											○		同上
水酸化カルシウム製剤	水酸化カルシウム Ca(OH)$_2$			○	○	○								滅菌生理食塩液と併用
	カルキル				○									
	カルシペックス				○									
	カルビタール(CV)			○	○	○	○							含ヨードホルム
	VITAPEX										○			含ヨードホルム,シリコンオイル
	DYCAL/LIFE			○	○	○								
アパタイト剤	アパタイトライナー			○	○									α-TCP
	アパタイトルートシーラー										○			ハイドロキシアパタイト, α-TCP
	ファイナペック APC										○			ハイドロキシアパタイト
樹脂類	ガッタパーチャポイント(GP)										○			殺菌・防腐作用なし
	テンポラリーストッピング(ST)											○		
	サンダラック											○		開放性仮封剤
ヨード系	ヨードチンキ(J)								○					
	ヨードヨード亜鉛									○				イオン導入法
	ヨードグリセリン(JG)									○				パスタ状
溶剤	GP-ソルベント										○			ガッタパーチャの除去
	ユーカリソフト										○			同上
	クロロホルム										○			同上
チオグリコレート培地	昭和ブラディア培地(S-培)													根管内細菌検査
塩化ナトリウム	滅菌生理食塩液 0.9%NaCl				○		○	○						歯髄面,根管内洗浄
セメント類	セメント類;リンセ,カセ,グセ,etc			○								○		

b. 頭部位置の設定(図4-16)

　上顎の歯を撮影する場合には,開口時の上顎咬合平面が床と平行になるように安頭台(ヘッドレスト)を調整する.同様に下顎の歯を撮影する場合には,開口時の下顎咬合平面が床と平行になるようにする.

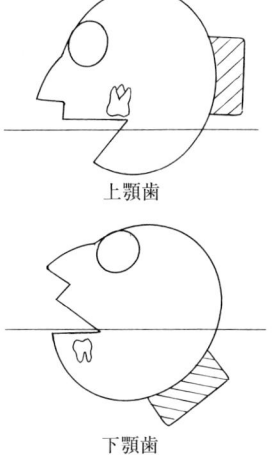

上顎歯

下顎歯

図4-16 頭部の設定.撮影対象歯の咬合平面が床と平行になるようにする.

1) 標準撮影法
(1) 垂直方向

a. 二等分法

b. 平行法

(2) 水平方向

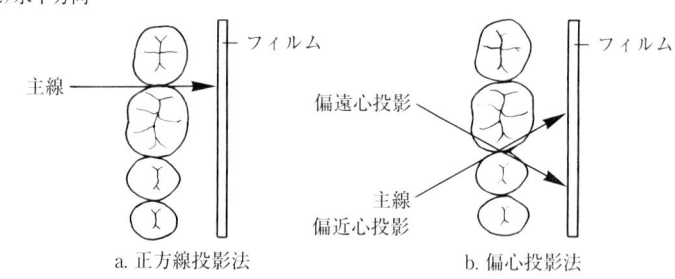

a. 正方線投影法

b. 偏心投影法

2) 咬翼法

3) 咬合法

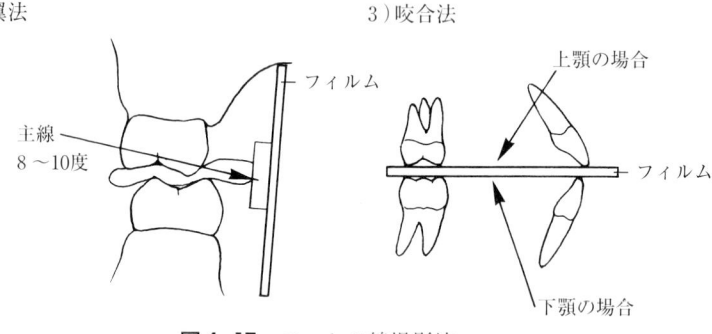

図4-17 エックス線撮影法.

B. 撮影方法

a. 撮影の種類 (図4-17)

1) 標準撮影法

(1) 垂直方向

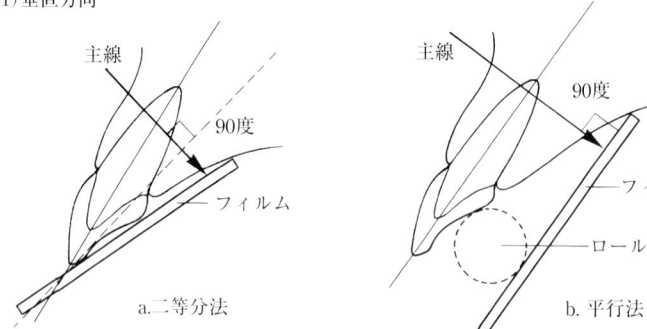

歯軸とフィルムの角度により，主線の入射方向が変化してくる．

①二等分法：歯軸とフィルムのなす角度を二等分する平面に対し，主線が垂直に交わるように設定する．

②平行法：歯軸と平行にフィルムをセットし，主線がフィルムに垂直に交わるように撮影する．

(2) 水平方向

歯列に対する角度のつけ方で，隣在歯との重なり具合を調整する．

①正放線投影法：隣在歯と重ならないように

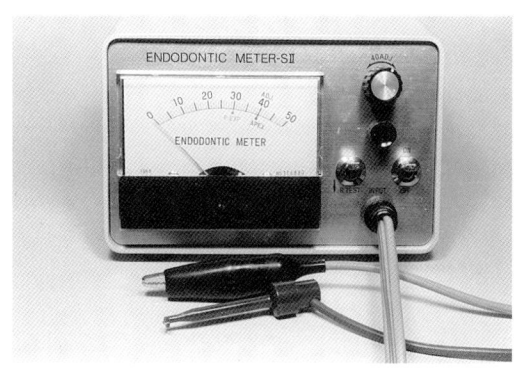

図4-18 単一電流による機器．露髄や残髄の診査も可能である．

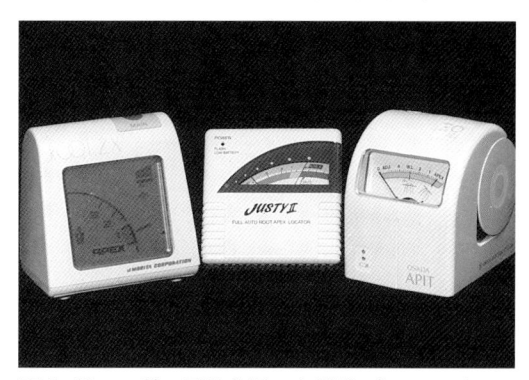

図4-19 二種の電流を用いた機器．左：ルートZX，中：ジャスティⅡ，右：アピット．

する．
　②偏心投影法：近心あるいは遠心側から約20度の角度をつけて照射する．
　2）咬翼法
　フィルム中央に垂直な紙を貼り，上顎と下顎の歯で咬んだ状態で撮影する．歯頸部や隣接面カリエス，歯槽骨頂部の診査に有効である．
　3）咬合法
　大型のフィルムを上下の歯で咬んだ状態で撮影し，広範囲の診査が可能である．

b．フィルムの設定
　撮影する方法を決定後，フィルムを口腔内にセットし，撮影対象の歯が中央の位置にくるようにする．その後，歯種に対応する水平，垂直方向の照射角度を合わせる．

c．撮影方法
　照射条件は，患者の性別，年齢，部位，フィルムの種類などによって若干異なるので，撮影機器の指示に基づいて設定を行う．
　患者には動かないように指示し，歯科医師が照射ボタンを押し照射する．

d．現像・乾燥・保管
　指定された温度の現像液を用い，適切な現像時間で現像処理を行う．フィルムによっては現像後に硬膜処理が必要なものもある．フィルムの表面は非常に傷が付きやすいので取り扱いには十分注意する．床に落ちた場合は，水を裏面に流し込み，浮かせるようにして拾い上げる．フィルムは十分乾燥してから袋に入れる．乾燥が不十分だと紙や他のフィルムに貼り付いて取れなくなってしまうことがある．

4-4．電気的根管長測定器の取り扱い

　電気的根管長測定（Electric Measurement of Root Canal Length, EMRと略）は，「口腔粘膜と根尖部歯根膜の抵抗値が歯種，年齢に関係せずほぼ一定である」という原理に基づいている．

A．種類

　使用されている電流の違いで，機種の特性が異なっている．単一電流を使用したものは露髄の診査，残髄の診断が可能である．一方，2種の電流を使用したものは測定精度が良好で正確である．

a．単一電流によるもの（図4-18）
　1）エンドドンティックメーターSⅡ

b．2種の電流によるもの（図4-19）
　1）ルートZX
　2）ジャスティⅡ
　3）アピットⅦ

128　II．歯内治療学

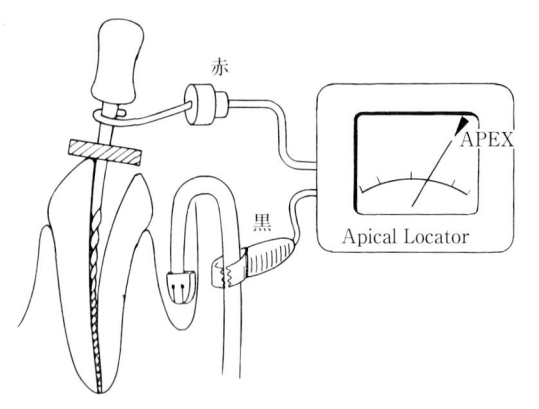

図 4-20　使用方法（電気回路図）．

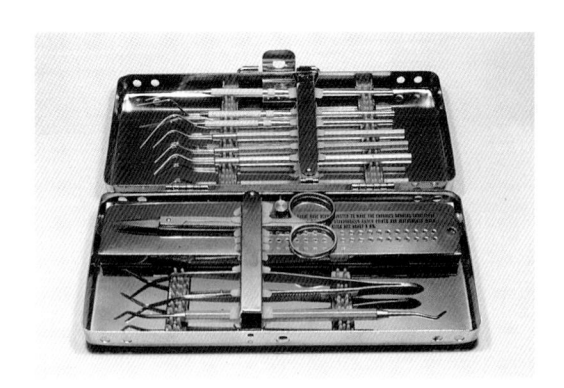

図 4-21　根管充填セット．

B．使用方法（図 4-20）

メーターの＋極を患歯に挿入したリーマーやファイルに，また，－極のコードを頬粘膜接触板に接続することで，リーマー先端→根尖孔→歯根膜→歯槽骨→口腔粘膜へと電気が流れる回路を作り測定を行う．

a．粘膜端子の接続

口腔粘膜に接触するように金属製排唾管や口角導子などを挿入し，黒色の－極を接続する．

b．根管内器具の挿入

術前エックス線写真の根管径を参考に，太さがほぼ一致する号数のリーマーあるいはファイルを選択する．根尖を刺激しないために，まずエックス線上での歯の長さ以下での挿入を行い測定を開始する．

c．測定方法

根管内に挿入したリーマーやファイルに＋極のICクリップを接触させる．そのときのメーター指示値を読み，少しずつ根尖孔方向に器具を進める．根尖孔を示す値にメーター値に達したら，綿球やストッピングなどでリーマーやファイルを根管内に固定する．

d．エックス線写真撮影

根管内に小器具を固定した状態でラバーダムフレームのみを除去し，ラバーダムシートを折りたたんでエックス線フィルムをセットする．現像後，エックス線写真状のリーマー先端の位置を確認し，作業長を最終的に決定する．

4-5．根管充填剤（材）の種類と取り扱い

根管充填は根管処置の最終処置で，予後成績に最も影響を与えるといわれる．根管内の空虚となった部位を填塞するにはポイントとセメントの併用法が広く用いられている．その際，無菌的に，過不足なく，気密に根管を充塞する．根管充填用器材は，エンドドンティックゲージ，はさみを含めセットで消毒保管される（図 4-21）．

A．種類

a．硬固物

熱可塑性を示すガッタパーチャポイント，金属製のシルバーポイントがある．リーマーの国際規格と同じ規格化がなされており，拡大形成された根尖部根管形態はポイントとほぼ一致する（図 4-22）．

ガッタパーチャポイントは安価で，生体に無刺激性で組織親和性が高い．一方，薬理作用はなく，根管壁との接着性がないためシーラー類が併用される．

シルバーポイントは金属線のため，細くて湾

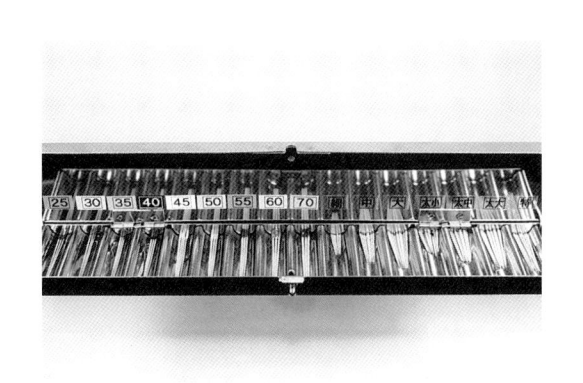

図4-22 ガッタパーチャポイントの整理箱.

曲した根管へ応用される．極微動作用により消毒作用を有するが，溢出すると腐食され易く，高価である．

b．シーラー（図4-23）

根管充填用セメントとも呼ばれ，ポイントと根管壁を気密に密着させるのに使用される．根管内で硬化して強固に根管を閉鎖し，組織親和性で，消毒作用などの薬理作用を有する．

c．糊剤

いつまでも軟らかいまま残存し，硬化しない．

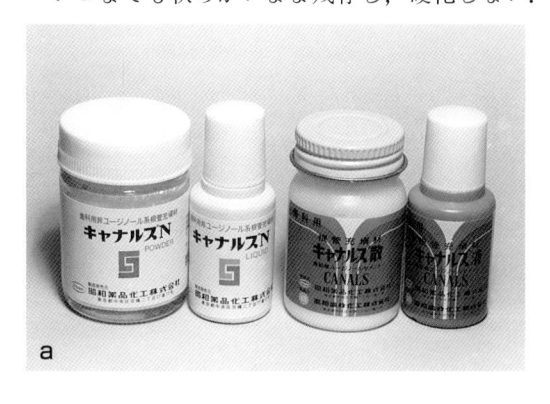

図4-23 根管充填用シーラー．a：左；非ユージノール系シーラー．右；ユージノール系シーラー．b：薄い被膜を作る硬さ．c：クリーム状で2～3 cm糸を引く硬さ.

硬組織形成を促進する薬理効果を期待して水酸化カルシウムなどが用いられ，各種消毒剤が添加される．根管貼薬剤として根尖部の骨性瘢痕治癒を期待する暫間的な使用とする考え方もみられる．ヨードホルム製剤と水酸化カルシウム製剤などがある．

B．方法

拡大形成された根管の状態に応じ，最も適切な方法が選択される．根管の形態や根尖孔の大きさ，期待する創傷治癒パターンなどによって加圧方法，使用器材などが選択される．

a．固形剤(材)による方法

ポイントとシーラーの併用根管充填で，使用するポイント数や加圧方法からさらに分類される．

1）ポイント数

リーマー，ファイルと同じ規格のポイントを主ポイント(マスターポイント)として使用し，追加されるポイントを補助ポイント(アクセサ

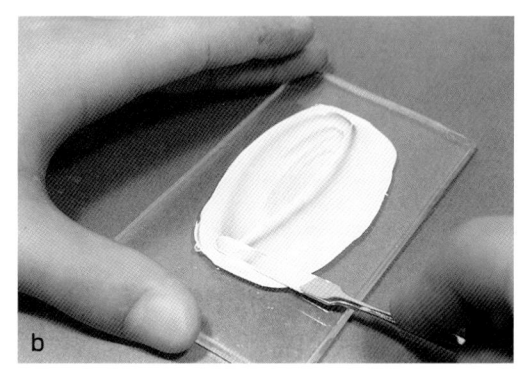

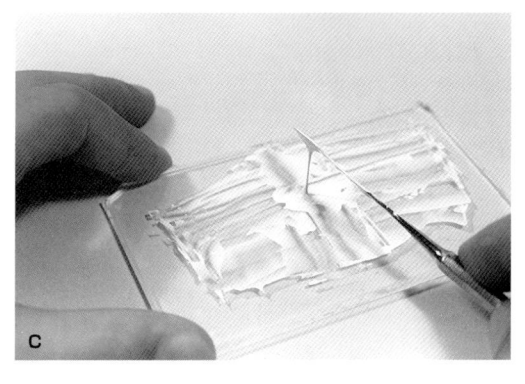

130　Ⅱ．歯内治療学

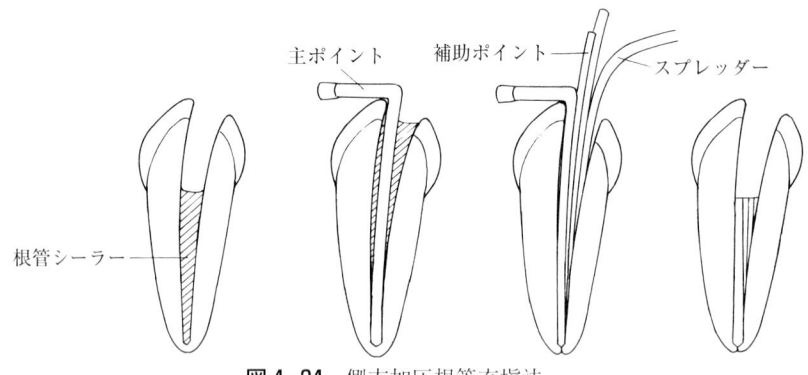

図4-24　側方加圧根管充塡法．

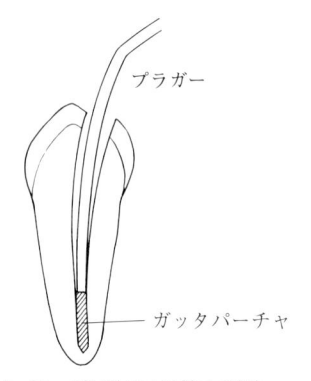

図4-25　垂直加圧根管充塡法．

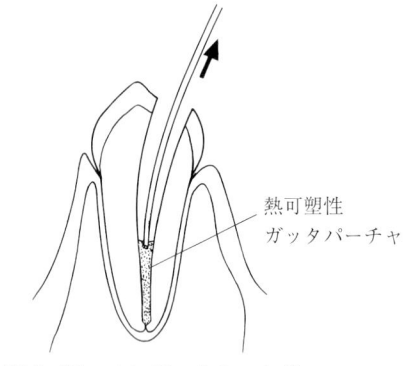

図4-26　インジェクション法．

リーポイント）と呼ぶ．

（1）単一ポイント法

拡大形成された根管にテーパーが少なく，リーマーやファイルとほとんど同じ形態を有する場合，マスターポイントとシーラーの併用だけで充塡を行う．

（2）複数ポイント法

マスターポイントだけでは根管壁との間に厚いシーラー層が存在する場合，その隙間にアクセサリーポイントを用いる方法である．

2）加圧の方向・方法

根管壁にポイントを圧接し，より気密に封鎖する方法である．

（1）側方加圧根管充塡法（図4-24）

スプレッダーと呼ばれる先細の金属針を根管とポイントの間に根管の走向に沿って挿入する．

スプレッダーをゆっくり引き抜いてできた隙間にアクセサリーポイントの追加を繰り返し，根管空隙を気密に充塞する．

（2）垂直加圧根管充塡法（図4-25）

最終拡大号数のマスターポイントを，熱したプラガーで根尖方向に加圧し，ガッタパーチャポイントを軟化させて根管壁に圧接する方法である．

（3）インジェクション法（図4-26）

ガッタパーチャの熱可塑性を用いて，専用の加温器具を用いて軟化したガッタパーチャポイントを，根管内に注入する方法である．根管壁にシーラーを塗布するほうが気密性は向上する．とくに根管形態が不定形の場合に有効で，根尖孔が大きい症例では根尖孔外への根管充塡剤の溢出が起こりやすい．

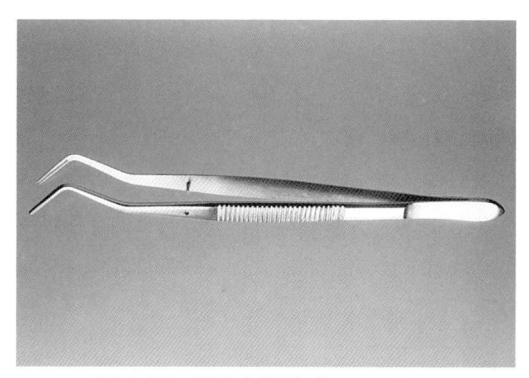

図4-27 根管充塡用ピンセット.

3）分割法
垂直加圧法と類似しており，はじめに根尖部のみを填塞した後，残りの根管をさらに充塞し，数回に分けて充塞する．

4）逆ポイント法
根尖孔が広い場合や根管が太い場合，ポイントを逆さ使用して根管充塡する．先端が太い状態で根管充塡を行うことがある．この場合，シーラーを併用し側方加圧が併用される．

5）ロールポイント法
規格マスターポイントでは形が不一致の場合，その根管に合ったポイントを作って使用する．数本のガッタパーチャポイントをガラス練板上で加圧軟化し，ローリング法により根管形態と同じ形態のポイントを作製して使用する．

b．糊剤根管充塡法
プラスチックシリンジやレンツロを使用し，根尖孔付近まで糊剤を送り込む方法である．

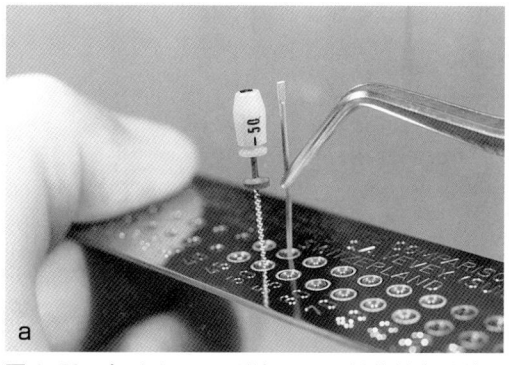

1）永久的なもの
乳歯の場合，歯根の吸収を想定して用いられる．糊剤は吸収し易いので術後の観察が必要である．

2）暫間的なもの
根尖閉鎖法（アペキシフィケーション）において，歯根未完成歯の無髄歯に使用される．水酸化カルシウム糊剤を根管内に充塞後，3〜6か月間のエックス線で経過観察を行う．エックス線的に根尖部に硬組織形成が明らかとなったり，あるいは糊剤を除去して根尖部の触診を行う．硬組織形成が確認されるまでの一次的な糊剤根管充塡である．根尖が閉鎖したらガッタパーチャポイントで加圧根管充塡を行い処置を終了する．

4-6．根管充塡用器具の取り扱い

常に無菌的処置に心掛け，無造作にポイント類を素手で触ったりすることは避けなくてはならない．常に滅菌した根管充塡用ピンセットで把持する（図4-27）．

A．種類

a．側方加圧
使用する主ポイントは，最終拡大号数のファイルと同じ太さのものを選択し，太さを確認す

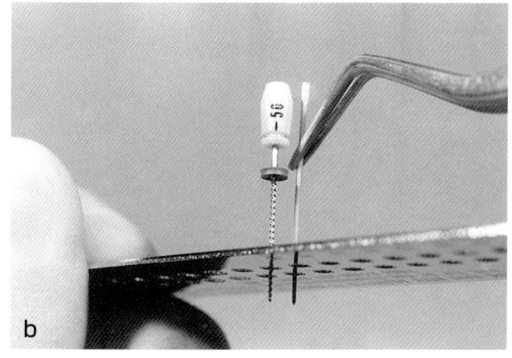

図4-28 主ポイントの選択．a：最終拡大号数のK-ファイルと同号数の主ポイントを穴に挿入する．b：ゲージからの飛び出しの長さを合わせる．

132　Ⅱ．歯内治療学

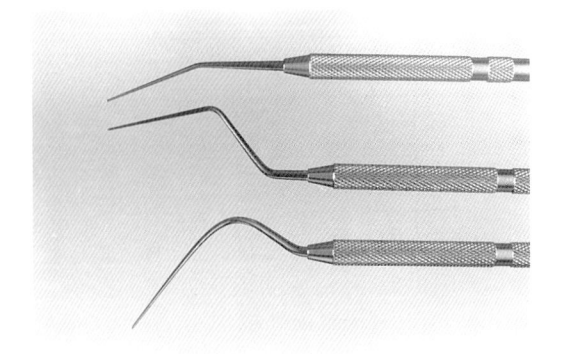

図4-29　根管充塡スプレッダー．

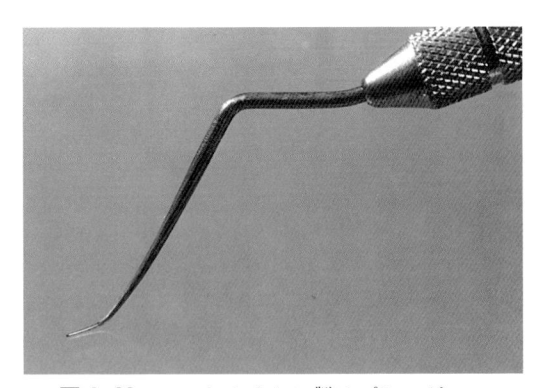

図4-30　ニッケルチタン製スプレッダー．

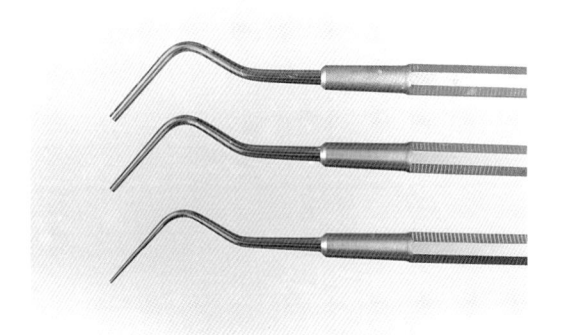

図4-31　根管プラガー．

る(図4-28)．スプレッダーには前歯用，下顎臼歯用，上顎臼歯用がある．ステンレススチール製(図4-29)とニッケルチタン製(図4-30)があり，後者は形状記憶合金で，湾曲根管にも容易に挿入できる．引き抜いた後に付着してくるシーラーをその都度拭き取り，繰り返し使用する．

b．垂直加圧

先端の平坦なプラガー(図4-31)は，ガッタパーチャポイントを根尖側に加圧するのに有用である．

余剰ガッタパーチャを除去し消毒しておく．

c．インジェクション法

ガッタパーチャポイントを加熱軟化する専用の機器があり，先端のノズルから軟化ガッタパーチャが押し出される．使用後は先端部の消毒を行う．

d．糊剤根管充塡法

専用のプラスチックシリンジを用いた場合は先端を消毒しておく．また，レンツロは糊剤を拭き取り，薬液にて消毒を行う．

B．術式

根管充塡器具は専用の金属製根管充塡セットに整理し，使用後はアルコール綿等でよく拭き，根管充塡セットの中に保管してホルムアルデヒドガス滅菌を行う．

参考文献

1) 安田英一，戸田忠夫編：歯内治療学．第2版，医歯薬出版，東京，1998．
2) 砂田今男，長田　保編：最新歯内治療アトラス．医歯薬出版，東京，1989．
3) WALTON & TORABINEJAD : PRINCIPLES AND PRACTICE OF ENDODONTICS. 2ND ed. W.B. SAUNDERS COMPANY, Philadelphia, 1996.
4) STEPEN COHEN and RICHARD C. BURNS : PATHWAYS of the PULP, 7th ed., Mosby, St. Louis, 1998.
5) FRANCLIN S. WEINE : ENDODONTIC THERAPY, 5th ed., Mosby, St. Louis, 1995.
6) 東　与光，青山　亘：ORAL RADIOLOGY，日本医事新報社，東京，1978．
7) 須田英明，戸田忠夫編集主幹：エンドドンティックス 21，永末書店，京都，2000．
8) 原　耕二，岡野博郎，池田正一：除痛の臨床，医歯薬出版，東京，1984．

索 引

ア

α-TCP	112
IPC 法	95
RC-Prep	103
アイボリー型	21
アイボリーシンプルセパレーター	18
アクセサリーポイント	102
アクリル酸／イタコン酸共重合体	51
アクリル酸／マレイン酸共重合体	51
アピットⅦ	127
アペキシフィケーション	104, 131
アペキソゲネーシス	97
アマルガム	29, 43
――カーバー	48
――キャリアー	48
――コンデンサー	48
――修復	43
――バーニッシャー	48
――ミキサー	47
アルギン酸ナトリウム	65
アルジネート印象材	59, 65
アルジネート印象法	66
アングルホーマー	23
アンモニア銀溶液	106
亜鉛華ユージノール製剤	104
亜ヒ酸糊剤	98, 114
圧子	55
圧排用綿糸	59
安頭台	125
罨法療法	105

イ

EDTA	103, 123
1％アシッドレッド・プロピレングリコール液	3
1級窩洞	8
1歯露出法	14
イオン導入法	106
インサイザルコーナーマトリックス	21
インジェクション法	130
インレーキャリアー	61
インレー修復法	58
インレーセッター	58
インレーの試適	60
一部性歯髄炎	84
移植	109
意図的再植術	109
印象採得	59

ウ

Wilson	50
ウェッジ	17
ウェットボンディング	38
――法	33
齲窩の消毒剤	94
齲蝕	2, 85
――原生菌	2
――症1度	5
――症2度	5
――症3度	5
――症4度	5
――象牙質第1層	3
――象牙質第2層	3
――検知液	3, 59, 110
――の好発部位	2
――の成因	2
――の分類	3
内開き形	10

エ

MFR型コンポジットレジン	30
MOD	9
SFR型コンポジットレジン	31
エアータービンハンドピース	24
エックス線写真	123
エッチング	32
エナメル質齲蝕	3
エナメル質窩壁	9
エナメル質形成不全	6
エバキュエーター	27
エリオットセパレーター	18
エンドドンティックゲージ	128
エンドドンティックメーターSⅡ	127
壊疽臭	89
円形穿下	10
炎症	84
遠心面窩洞	8

オ

オーディナリーハッチェット	23
オーディナリーホウ	23
オートマチックマレット	58, 61
オートマトリックス	21
オキシドール	103
オゾン療法	107

カ

γ-MPTS	30
カーバイドバー	22
カービング	48
カーボランダムポイント	22
カルボキシレートセメント	71
カンファーキノン	30
ガッタパーチャポイント	98, 103, 128
ガルバニーショック	45
ガルバニー電流	25
化学重合型コンポジットレジン	

	30	間接覆髄	25	**ク**	
化学重合型レジンセメント	73	──剤(材)	111		
化学的清掃	106	乾屍剤	97	クールトロン	71
──拡大剤	123	感水性	50	クランプフォーセップス	12
化学療法	105	感染根管治療	104, 105, 106	クリストバライト埋没材	64
可逆性歯髄炎	86, 110	感染根管の補助療法	106	クレオイド	23
可逆性歯髄反応	94	緩徐歯肉排除法	20	クレンザー	99
可視光線重合型コンポジットレジン	30	緩徐分離法	18	グラスアイオノマーセメント	29, 72
加熱加圧法	82	環状(輪状)齲蝕	5	──修復	50
仮着用セメント	60	簡易型乾熱滅菌	110	──の種類と組成	51
仮封	26, 60	簡易型嫌気培養カプセル	121	くさび	17
──材	120	簡易防湿法	12	──状欠損	6
──用セメント	60	**キ**		──分離	17
過酸化水素水	103	CAD/CAM(CIM)法	82	隅角	9
過酸化鉛	68	キャスタブルセラミックス	81	──の名称	9
過酸化ベンゾイル	30	キャスティングライナー	63	**ケ**	
窩縁	9	キャビティーライナー	45		
──形態	11	起始点	11	Kent	50
──隅角	11	基本セット	117	ケミカルサージェリー	103, 113, 114
──斜面	11	機械的清掃	106	外科的歯内治療	106, 107
窩底	9	技工操作	62	外科的療法	105
窩洞	8, 9	逆ポイント法	131	牽引分離	17
──外形	10	吸引洗浄法	106	原発性齲蝕	5
──形成	8	急性齲蝕	4	減形成	6
──の構成	9	急性壊疽性歯髄炎	85, 88	**コ**	
窩壁	9	急性化膿性根尖性歯周炎	91		
──の名称	9	急性化膿性歯髄炎	85, 87	5級窩洞	8
寡菌層	3	急性根尖性歯周炎	90, 105	コレステリン結晶	93
回転用切削器械	22	急性歯髄炎	85, 87	コンケーブ窩洞	78
開放角60°の原則	10	急性歯槽膿瘍	91	コンタクトゲージ	60
開放性仮封	121	急性単純性根尖性歯周炎	90	コントラアングルハンドピース	24
外側性窩洞	9	急性単純性歯髄炎	85, 87	コンポジットレジン	29
角形穿下	10	急性発作	91	──インレー修復	78
隔壁法	20	球状合金	43	──修復	29
紙練板	111	鳩尾形	10	──充塡・形成器	40
間接歯髄覆罩	25	頬面窩洞	8	──直接法	74
寒天	65	近心面窩洞	8	──ベニア修復	74
──アルジネート連合印象	59, 67	金銀パラジウム合金	56	糊剤	129
──コンディショナー	65	金合金	56	──根管充塡法	131
間接抜髄法	97	銀合金	56		

交互洗浄	120	作業模型	62	歯根切断法	108
抗生物質	123	再植	109	歯根肉芽腫	93
咬合採得	59	再発齲蝕	5	歯根嚢胞	93
──用シリコーンラバー印象材	59	細菌検査	107, 121	歯根分離法	108
咬合調整	60	削片状合金	43	歯根膜期	91
咬合法	126, 127	皿型窩洞	10	歯周ポケット	88
咬合面齲蝕	6	三元合金	43	歯髄	84, 89
咬合面窩洞	8	酸−塩基反応	50	──壊死	85, 89
咬耗症	6	酸蝕症	6	──壊疽	85, 89
咬翼法	126, 127	酸化亜鉛ユージノールセメント	95, 111	──刺激の原因	24
高周波電気メス	20	酸処理	32	──失活剤	114
高周波療法	107	暫間修復物	60	──疾患	85
高銅型アマルガム合金	44	暫間的間接覆髄法	95	──充血	85, 86
硬固物	128	暫間レジンインレー	60	──鎮痛消炎療法	94
硬組織疾患	1			──膿瘍	87
合着用セメント	71	**シ**		──の除去療法	96
国際規格化	99	C 1	5	──の鎮痛消炎剤	110
骨内期	91	C 2	5	──の保存療法	94
骨膜下期	91	C 3	5	──保護	24
根管充填	106	C 4	5	歯内骨内インプラント	109
──法	98	CR シリンジ	40, 55	歯肉圧排	59
──用セメント	129	G. V. Black	8	──器	19
──用ピンセット	131	シーラー	98, 129	──用綿糸	19
根管清掃剤	123	シェードガイド	37	歯肉側壁	9
根管洗浄	119	シネレシス	66	歯肉排除法	18
根管探針	98	シランカップリング剤	30, 76	歯肉排除用クランプ	18
根管通過法	106	シランカップリング処理	76, 77	歯面処理材	32
根管の消毒	106	シリコーンポイント	42	歯面保護材	38
根尖切除	108	シリコーンラバー印象	59	次亜塩素酸ナトリウム	102
根尖掻爬	108	──材	67	自浄域	10
根面齲蝕	4, 6	シリンジ	119	自発痛	84
混合型合金	43, 44	──用寒天	65	軸側壁	9
混汞比	45, 47	シルバーポイント	128	下掘性齲蝕	5
混濁層	3	ジスコイド	23	失活歯髄切断法	97
		ジャスティⅡ	127	失活抜髄法	97
サ		ジンジバルマージントリマー	23	斜面隅角	11
3級窩洞	8	歯牙分割一部保存療法	109	手用切削器具	22
サクション	27	歯科用レーザー	20	主ポイント	129
サブミクロンフィラー	31	歯間分離法	17	酒石酸	51
サンダラック	121	歯型可撤式模型	62	腫脹	90
作業長測定	118	歯頸部齲蝕	6	樹脂含浸象牙質	33
				重合開始剤	29

重合禁止剤	30
従来型アマルガム合金	44
従来型グラスアイオノマーセメント	51
従来型コンポジットレジン	30
縮合型シリコーンラバー印象材	67
初発齲蝕	5
小窩	10
───裂溝齲蝕	3
───裂溝窩洞	9
───裂溝部	2
焼成法ポーセレンインレー	81
上行性歯髄炎	85, 88
侵蝕症	6
浸潤麻酔	114

ス

スチールバー	22
ステンレススチール製	118
ストリップクラウンフォーム	21
ストリップスタイト	21
ストリップス類	42
ストレートハンドピース	22
スパイラルルートフィラー	102
スプーンエキスカベーター	23, 110
スプルー線	63
スプレッダー	102, 130, 132
スミア層	11, 32, 33, 55
スムースブローチ	99
スリーウェイシリンジ	27
水酸化カルシウム	96, 112, 123, 129
───製剤	104, 111
水平位診療	26
垂直加圧	132
───根管充填	130
髄下壁	9
髄室開拡	97
髄側壁	9

セ

セクブランド型	21
セパレーター	18
セミハイブリッド型コンポジットレジン	31
セメント質齲蝕	4
セラミックインレー修復	81
セラミックス	81
セラミング	81
セルフエッチングプライマー	33, 38
セルフプライミングアドヒーシブ	33, 38
セレイ	82
セレック	82
正方線投影法	126
生活歯髄切断法	97
生活断髄剤	114
生活反応層	3
生理学的根尖孔	97
制腐の処置	11
石灰化不全	6
積層印象法	70
接着性レジン系ライナー	45
接着性レジンセメント	73
接着性レジンモノマー	33
舌面窩洞	8
先駆菌層	3
穿下性	4
───齲蝕	5
穿通性齲蝕	4
線角	9
全寒天印象法	65
全部性歯髄炎	84

ソ

象牙質齲蝕	3
象牙質窩壁	9
象牙質橋	97
象牙質知覚過敏症	86
即時排除法	18

即時分離法	17
促進剤	29
側壁	9
側方加圧	131
───根管充填	130
外開き形	10

タ

WSD	6
タッフルマイヤー型マトリックスバンドリテーナー	21, 45
ダイヤモンドバー	22
ダウエルピン	62
多菌層	3
多数歯露出法	15
耐火模型	75
退行性変性	86
第3級アミン	30
第二象牙質	111
───形成	95
単一型合金	44
単一ポイント法	130
単純窩洞	8

チ

チゼル	23
チタン合金	56
超音波洗浄	119
超音波発生装置	99
超硬石膏	62
超微粒子フィラー	30
鋳造修復	55
───の適応症	56
鋳造用合金	56
鋳造リング	63
直接歯髄覆罩	26
直接抜髄法	97
直接覆罩	26
───剤(材)	112
───法	95
直接マーキング法	13

ツ

槌打	61

テ

Davis	8
TEGDMA	30
ディスペンサー	45
デンティンブリッジ	97
デュアルキュア型	33
────レジンセメント	73, 76
デンタルフロス	12
抵抗形態	10
点角	9
添窩	10
伝達麻酔	114
電気歯髄診断器	115
電気的根管長測定	127
電気炉内	64
電導性ペースト	115

ト

トレー用寒天	65
ドレーン	108
疼痛	90
透明層	3
特発性歯髄炎	86, 89

ナ

内側性窩洞	9
軟化象牙質	3, 112

ニ

2級窩洞	8
2段階印象法	68
ニッケル-クロム合金	56
ニッケルチタン	99, 118
────製	132
二次齲蝕	5
二重仮封	120, 121
二等分法	126

ネ

熱可塑性	130
粘膜下期	91
粘膜下浸潤麻酔	34

ノ

膿瘍切開	107

ハ

pulp tester	115
ハイドロキノン	30
ハイドロコロイド(寒天)印象材	65
ハイブリッド型コンポジットレジン	31
ハイブリッドセメント	51
ハイブリッド層	33
ハッチェット	23
ハンドピース	22
ハンドマレット	58, 61
バー	117
バーニッシュ	48, 55
バーブドブローチ	99
バインダーレジン	29
バキューム	27
パイロゾン針	119
パラフィンワックス	59
パラホルム糊剤	98, 114
排唾管	12
箱形	10
抜髄針	98
抜髄法	97, 105

ヒ

Bis-GMA	29
Bis-MEPP	30
BPO	30
PSS	123
ヒートキャリアー	102
ヒポクロリットソリューション	102

索 引　137

ビニルポリシロキサン	68
ピーソーリーマー	101
庇蓋硬組織	97, 112
被膜裏層	25
微粒子ダイヤモンドポイント	55
光硬化型グラスアイオノマーセメント	52
光重合型コンポジットレジン	30
光重合型レジンセメント	73
光増感剤	30
表面麻酔	114
標準撮影法	126

フ

Black による窩洞分類	8
ファイル	99
フィラー	29
────の役割	30
────表面処理剤	29
フィニッシングバー	48
フェニックス膿瘍	91
フェノール	103, 123
フェラーの層分け	3
フェリアーセパレーター	18
フォーハンドシステム	27
フッ化アルミノシリケートグラス	51
フッ酸処理	76
フラサコクラウン	21
フリーラジカル	30
フリクションリップ	24
フレアーアップ	91
ブローチ綿栓	119, 120
ブロットドライ	33
プライマー	32
プラガー	102, 130, 132
プラスチックシリンジ	131
プラスチックストリップス	43, 55
プラスチック製ウェッジ	37
プラディア	121
プレアマルガム合金	44
プロインレー	82

プロテクトバーニッシュ	38	ポリエステル製マトリックスバンド	37	**ミ**	
不可逆性歯髄炎	86, 94, 110	ポリカルボン酸水溶液	51	ミラー探針	99
不潔域	2	ポリサルファイドプレポリマー	68	ミリング法	82
付加型シリコーンラバー印象材	68	ポリサルファイドラバー印象材	68	**ム**	
腐敗臭	88			無翼型	12
孵卵器	121	ポリシロキサン	67	───クランプ	14
複雑窩洞	8	保持形態	10	**メ**	
複数ポイント法	130	保存修復学	1	メインポイント	102
覆髄法	95	補強裏層	25	メタルストリップス	55
筆積み法	113	補修修復	29		
分割法	131	補助ポイント	129	**モ**	
分散強化型	44	防護衣	124	モルホニン	103
		防湿法	12	目測法	13
ヘ		暴発性齲蝕	5		
ヘミセクション	109			**ヤ**	
ヘラ型充填器	12	**マ**		ヤングのフレーム	12
ベース	25	マイクロフィラー型コンポジットフィラー	30		
───レジン	29			**ユ**	
ペーストキャリアー	102	マイクロモーター増速ハンドピース	24	UDMA	30
ペーパーポイント	107, 119, 120			有機複合フィラー	31
ペッスル	45	マイクロモーターハンドピース	24	有翼型	12
平滑面齲蝕	3			───クランプ	15
平滑面窩洞	9	マクロフィラーコンポジットレジン	30	遊離エナメル質	10, 34, 112
平行法	126			誘発痛	84
辺縁漏洩	25	マトリックスバンド	20		
変色歯	7, 74	マトリックスレジン	29	**ヨ**	
偏心投影法	126	麻酔抜髄法	97	4級窩洞	8
便宜形態	11	摩耗症	6	四元合金	43
		埋没材	55	ヨードホルム製剤	129
ホ		慢性齲蝕	4	ヨードヨード亜鉛	106
Bowen	29	慢性潰瘍性歯髄炎	85, 88	予防拡大	10
ホウ	23	慢性化膿性根尖性歯周炎	92	余剰セメントの除去	61
ホルマリンクレゾール	103	慢性根尖性歯周炎	92, 105	羊皮紙様感	93
ホルムアルデヒド	123	慢性歯髄炎	85, 88	洋梨状カーバイドバー	45
───製剤	104	慢性歯槽膿瘍	92		
ホワイトポイント	42	慢性増殖性歯髄炎	85, 88	**ラ**	
ボンディング材	33	慢性単純性根尖性歯周炎	92		
ポーセレンアクチベーター液	77	慢性肉芽性根尖性歯周炎	92	ライティング	27
ポーセレンラミネートベニア法	74	慢性閉鎖性歯髄炎	85, 89	ライトチェッカー	41, 42
ポリエーテルラバー印象材	68			ライニング	25

ラウンドバー	110	リムロックトレー	65	レジンモディファイドグラスアイオノマーセメント	51
ラバーダムクランプ	12	リン酸亜鉛セメント	71	レジンラミネートベニア法	74
ラバーダムシート	12	裏層	25	レンツロ	102, 131, 132
ラバーダムテンプレート	12	離漿	66		
ラバーダムパンチ	12	隣接面齲蝕	6	**ロ**	
ラバーダムフレーム	12	隣接面窩洞	8	6級窩洞	8
ラバーダム防湿器具	117			ローリング法	131
ラバーダム防湿法	12	**ル**		ロールポイント法	131
ラミネート	76	ルーシーウェッジ	37	蠟型	55, 63
──ベニア修復	74	ルート ZX	127		
ランパントカリエス	5			**ワ**	
リ		**レ**		ワックスパターン	55, 63
リーマー	99	レジン強化型グラスアイオノマーセメント	51	椀形窩洞	10
リバースカーブ	10, 45	レジン系仮封材	60		

略　歴

東理　十三雄(かんり　とみお)

昭和38年	日本歯科大学歯学部卒業
昭和46年	日本歯科大学講師(歯学部口腔外科学)
昭和46〜48年	日本大学医学部麻酔学教室留学
昭和49年	日本歯科大学助教授(歯学部歯科麻酔学，新潟歯学部口腔外科学併任)
昭和54〜55年	ロンドン大学留学／イーストマン歯科病院麻酔科
昭和56年	日本歯科大学教授(新潟歯学部歯科麻酔学)，現在に至る
平成3〜12年	日本歯科大学新潟歯学部附属病院長
平成12年	日本歯科大学新潟歯学部歯学部長，現在に至る

五十嵐　勝(いがらし　まさる)

昭和55年	日本歯科大学新潟歯学部卒業
昭和59年	日本歯科大学大学院修了(歯内治療学専攻)
	日本歯科大学新潟歯学部歯科保存学教室第一講座助手
昭和60年	日本歯科大学新潟歯学部歯科保存学教室第一講座講師
平成4年	日本歯科大学新潟歯学部歯科保存学教室第一講座助教授
平成9年	米国ミシガン大学歯学部留学
	(Department of Cariology, Restorative Sciences & Endodontics)

新海　航一(しんかい　こういち)

昭和56年	日本歯科大学新潟歯学部卒業
	日本歯科大学新潟歯学部歯科保存学教室第二講座助手
昭和61年	博士(歯学)取得
昭和62年	日本歯科大学新潟歯学部歯科保存学教室第二講座講師
平成元年	日本歯科大学新潟歯学部歯科保存学教室第二講座助教授
平成4〜5年	米国アラバマ大学バーミングハム校歯学部客員講師

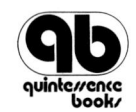

歯科臨床と診療補助シリーズ②
歯科保存学と診療補助

2001年3月10日　初版発行

　　　　　　　　　　　　　　監　修　　東理十三雄
　　　　　　　　　　　　　　　　　　　　かんりとみお
　　　　　　　　　　　　　　著　者　　五十嵐　勝
　　　　　　　　　　　　　　　　　　　　いがらし　まさる
　　　　　　　　　　　　　　　　　　　新海　航一
　　　　　　　　　　　　　　　　　　　　しんかい　こういち
　　　　　　　　　　　　　　発行人　　佐々木一高

　　発行所　　クインテッセンス出版株式会社
　　　　　　　〒101-0062
　　　　　　　東京都千代田区神田駿河台2-1
　　　　　　　廣瀬お茶の水ビル4F　電話(03)3292-3691
　　印刷・製本　サン美術印刷株式会社

　　ⓒ2001　クインテッセンス出版株式会社　禁無断転載・複写
　　Printed in Japan　　　　　　　ISBN4-87417-672-0 C3047
　　定価は表紙カバーに表示してあります